全身反射区按摩疗法

34种常见病证·80个特效反射区

580张清晰图示

2周尽可掌握按摩大师的技巧

王国顺　李元　张琳◎主编

北京科学技术出版社

图书在版编目（CIP）数据

全身反射区按摩疗法/王国顺，李元，张琳主编．－北京：北京科学技术出版社，2013.5

ISBN 978-7-5304-6527-1

Ⅰ.①全… Ⅱ.①王…②李…③张… Ⅲ.①按摩疗法（中医）Ⅳ.①R244.1

中国版本图书馆CIP数据核字(2013)第027807号

全身反射区按摩疗法

主　　编：王国顺　李　元　张　琳
策划编辑：赵　晶
责任编辑：唐晓波
责任校对：黄立辉
责任印制：张　良
封面设计：纸衣裳书装・孙希前
图文制作：樊润琴
出 版 人：张敬德
出版发行：北京科学技术出版社
社　　址：北京西直门南大街16号
邮政编码：100035
电话传真：0086-10-66161951（总编室）
0086-10-66113227（发行部）　0086-10-66161952（发行部传真）
电子信箱：bjkjpress@163.com
网　　址：www.bkjpress.com
经　　销：新华书店
印　　刷：北京捷迅佳彩印刷有限公司
开　　本：787mm×1092mm　1/16
字　　数：150千
印　　张：13
版　　次：2013年5月第1版
印　　次：2013年5月第1次印刷
ISBN 978-7-5304-6527-1/R・1581

定　价：49.00元

邱序

有没有见过这样一类人，在这个人人竭尽所能地追名逐利、“创造”或寻求暴利神话的物质社会，他们却能像“大隐隐于市”一般，拥有悠哉淡定的心境，每天从容不迫地做一些让自己自得其乐的事情，内心逍遥自在、怡然自得？

有没有见过这样一类人，明明是学富五车、才高八斗，已成为某个专业领域中被推崇、公认的翘楚，他们却常像刚跨进校门的小学生一般谦和低调，还拥有着与青春期的少年无异的求知若渴、孜孜不倦的学习精神？

有没有见过这样一类人，在这个人人难免自视甚高、自以为是的大都市里，他们却能率真地面对自己的诉求和欲望，坦诚地接受自己的错误和不足，积极地画圆那原本就不可能圆满的人生？

有没有见过这样一类人，斑白的鬓角掩盖不住他们青春跃动的眼眸，沧桑波折的经历熄灭不了他们从心底燃烧的激情，精彩纷呈的大千世界，层出不穷的各种诱惑，却阻碍不了他们“一事疯狂”的执著，以及不问功过成败的坚韧之心？

很幸运，我不仅常常能见到这样一位与众不同的“他”，能够有机会与他交谈，向他学习，又因他而受益；并且，几乎天天我都在使用他教给我们的那些“小诀窍”，为自己和家人的健康保驾护航。这个“他”，就是人体反射区保健按摩疗法的创始人、中国著名的保健按摩专家——王国顺教授。

一直忘记不了初识王教授的那一刻！记得那是一个阳光午后，也是一位业界的朋友领来一位鹤发童颜、瘦高个的“老小伙”

到我面前——说是“老小伙”，是因为王教授那顶可爱的鸭舌帽下钻出的银发，透露了这位优雅的绅士已经不年轻了；但是那一身条纹西服搭配米白色休闲裤，以及那顶我只在日、韩偶像剧中见过的鸭舌帽，这样的“潮”范儿只能以“老小伙”来称呼王教授。此后王教授的每一次出场，总是那种考究典雅的学院派，或是儒雅风度的英伦范儿，王教授的外形如同他的教学、他的技术一样，永远一丝不苟。

王教授信仰中国传统的医疗文化，他不遗余力地将自己的毕生献给这种文化，让它造福更多的人。我相信，他信仰的其实不是传统，而是一直流淌于我们骨血之中的、中华民族生生不息的创新精神和坚韧不拔的民族信仰。王教授优秀卓越的德才品性和笃定阳光的人生态度，无时无刻不在影响着我，影响着“京朋汇”的每一位王教授的学子们。

在此，我有幸能够把这样一位与众不同的学者，用我的理解推荐给各位书友、各位珍视自己健康、善于用自然疗法来维护自己健康的朋友。相信大家通过阅读这部凝聚王教授多年临床实践经验、结合中国传统医学及现代人体结构学、内容翔实、方法简单有效、易掌握的科普读本，学习使用他所介绍的各种各样的保健方法，定能拥有不一般的健康阳光路。

真心希望《全身反射区按摩疗法》能为更多的朋友带去福音，更重要的是，每一位读者能通过这样一本书，感受到信仰的力量。

京朋汇　邱　琳

廖序

全身反射区疗法是根据长期按摩经验，将中医传统按摩与现代反射区按摩相结合，特别是与当代足部反射区成熟研究成果有很好的结合。

我与王国顺先生相识良久。王国顺先生是国家职业技能鉴定专家委员会的委员、副主任委员，一直从事国家职业技能保健按摩师相关的培训工作。按摩保健是极具中医特色的养生方法之一，经络、穴位都分布在自己身上，通过对机体经络、脏腑、气血聚集和出入体表相关部位的按摩，以达到强身健体和治疗疾病的目的，关键在于如何去操作。王国顺先生在实践中，将反射区和中医的经络、穴位理论相结合，发现按摩反射区有独特的治疗效果，并总结出了一些行之有效的按摩手法，更适合广大普通的老百姓学习、使用。

本书是在王国顺先生所著的《人体特效反射区速查手册》的基础上，增加了相关反射区的解剖知识、操作手法时的注意事项等内容，精选了适合反射区按摩疗法的几十种病证，使之更有效、更便捷、更实用。本书语言简练，易懂易学，易于推广，可丰富按摩师及爱好者的知识。

反射疗法师国家职业技能鉴定专家委员会秘书长
中国足部反射区健康法研究会常务副会长、秘书长
廖海涛

前言

全身反射区按摩疗法是在长期的按摩实践中逐步发展并完善的一种行之有效的按摩方法。它与足部反射区按摩疗法一样，具有操作简便、易学易懂、效果快、易于推广的特点。

全身反射区疗法的发展、研究也经历了一条从最初摸索、探寻到逐步完善、成熟之路。本人在2002年中国足部反射区研究会的学术会上公布了关于“全身反射区”的研究成果，赢得了国内外专家的高度评价。以后陆续出版了《全身反射区疗法》《全身反射区疗法大全》《人体反射区速查手册》。全身反射区疗法的治疗对象、治疗规范也日益受到广大读者认可。

全身反射区按摩疗法的机制是将全身反射区与按摩手法相结合，针对人体常见不适症状，利用按摩手法作用于人体体表的特定部位，通过手法中力的作用、神经反射及血液循环等调整人体气血、津液、营卫、脏腑功能，进而恢复筋膜、肌肉、韧带、关节囊、关节、滑膜的功能。近年来，全身反射区按摩在越来越多的按摩机构、美容机构得到应用，效果显著。

本书主要介绍了基础手法、全身反射区位置、常见病的反射区按摩疗法等三大方面，配有全身反射区的插图，一步一图，便于读者学习和使用，一看就会，一试就灵。

编　者

目录

第三章　常见病证的全身反射区按摩治疗　/51

第一章

全身反射区按摩的基本手法

第一节 总 论

按摩手法是指用手或肢体的其他部位，按各种特定的技术和规范，在受术者体表进行操作，用来防治疾病的一些技巧、动作。

手法的基本要求是“持久、有力、均匀、柔和、深透”，其中“持久”是指术者手法的动作、力量和时间都能够有一定的持续性；“有力”是指术者的手法应具备一定的力量，这种力量是根据受术者具体情况所采用的、适合的、随时变化的技巧和功力，不能是蛮力；“均匀”是指术者的手法动作幅度、速度、压力都应该平稳而富有节奏；“柔和”是指术者的手法应稳、柔、灵活，从而和缓地达到治疗目的，轻而不浮，重而不滞；“深透”是指术者手法刺激的深度应达到筋骨和脏腑。

根据手法的动作形态可以将按摩手法归纳为以下六类。

（1）摩擦类手法：推法、抹法、摩法、擦法、搓法。

（2）挤压类手法：按法、点法、拨法、捏法、拿法、捻法、踩法。

（3）摆动类手法：一指禅推法、揉法、㨰法。

（4）振动类手法：抖法、颤法。

（5）叩击类手法：击法、叩法、拍法、啄法。

（6）运动关节类手法：屈伸法、摇法、拔伸法、扳法。

反射区疗法中主要应用的是上述的前五类手法，故本书将此五类手法中的重点手法进行详细介绍。

第二节 摩擦类手法

摩擦类手法是指以指、掌或肘贴附在体表做直线或环形移动的手法。常用的手法有推法、摩法、擦法、搓法等。

一、推法

推法是指用指、掌或肘部着力于机体的一定部位，做单方向的直线或弧形移动的手法。根据操作的方向可分为直推法、分推法和合推法。

【动作要领】术者的手指、手掌、鱼际、肘等部位要紧贴施术部位，用力着实，轻而不浮，重而不滞，推进速度和力度要均匀、持续、缓慢，沿一定的方向进行单方向操作，不可偏斜或跳跃，可根据情况适当涂抹按摩介质。

【作用】行气活血，消瘀散结，扶助正气，消积导滞。

（一）直推法

直推法是指术者用身体的一定部位按压在受术者特定部位上进行直线推移的手法。根据术者操作时使用的部位不同，可以分为以下几种手法。

1. 拇指直推法

以一手或两手拇指指腹着力于受术部位，沿经络方向或肌肉纤维平行方向，保持一定压力的单方向推动。

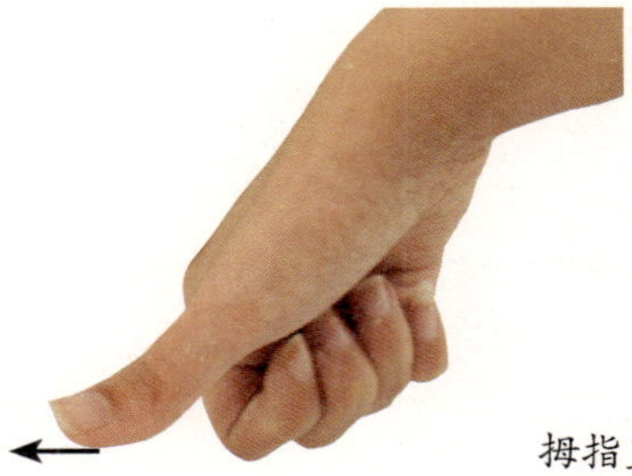
拇指直推法

2. 全掌直推法

术者以全手掌着力于施术部位，以单掌、双掌或叠掌加力做单方向推动。

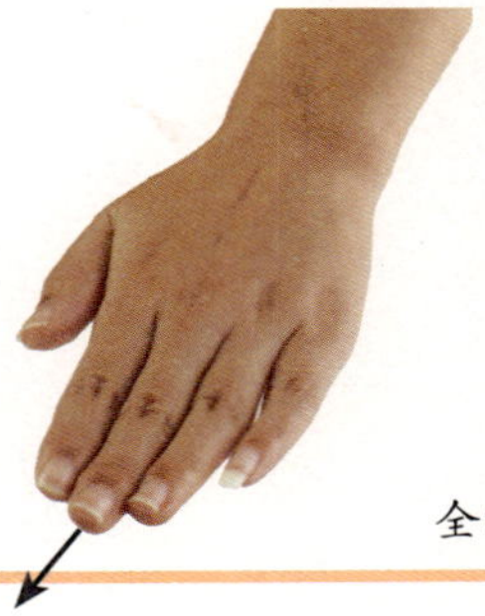
全掌直推法

3. 掌根直推法

术者手腕上翘，适度背屈，五指自然伸直，以单手、双手或叠掌掌根着力于施术部位直推。

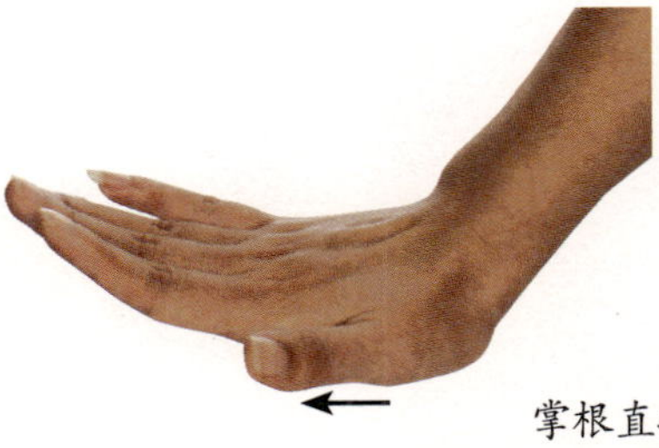
掌根直推法

4. 鱼际直推法

术者五指并拢，手腕伸直，以大鱼际或小鱼际着力于施术部位直推。

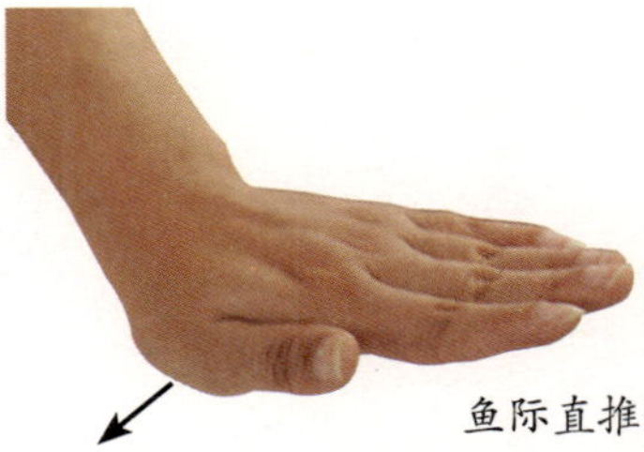
鱼际直推法

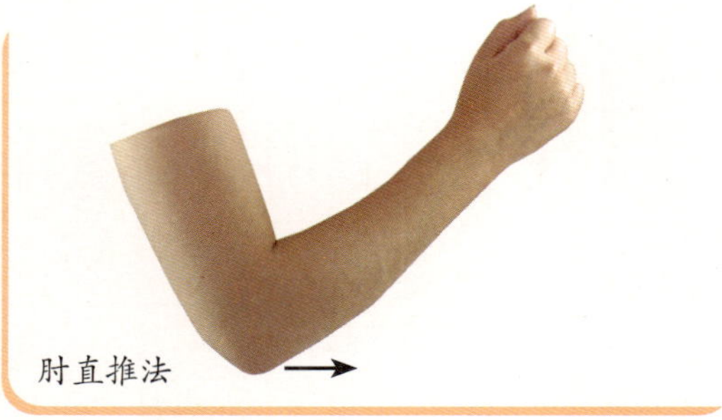
肘直推法

5. 肘直推法

术者屈曲肘关节，以肘尖着力于施术部位直推，是直推法中刺激量最强的手法。

（二）分推法

分推法是指术者以两手拇指或多指按压在施术部位，向两侧相反方向分开推动的手法。根据操作部位的不同，可分为指分推法和掌分推法。

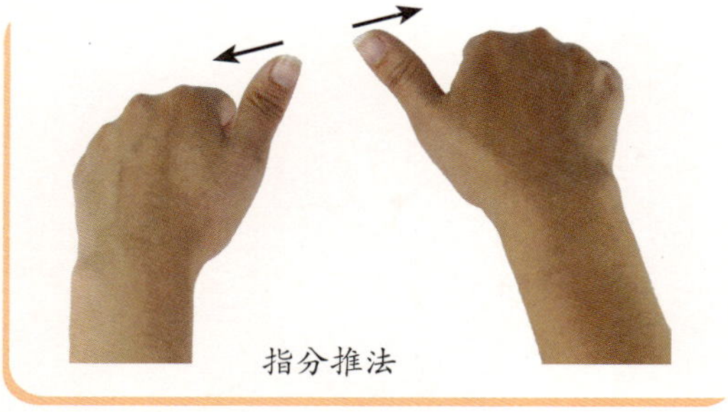
指分推法

1. 指分推法

术者以双手拇指或多指按压于施术部位，向两侧相反方向推动。主要适用于头部、四肢。

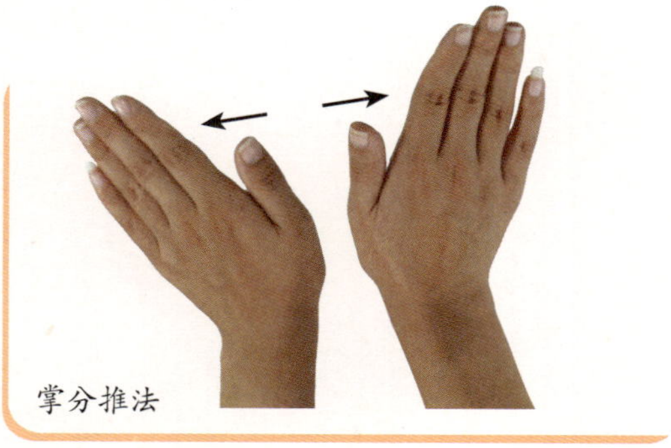
掌分推法

2. 掌分推法

术者以双手掌部按压于施术部位，自内向外沿相反方向同时分别推动。适用于全身各部位。

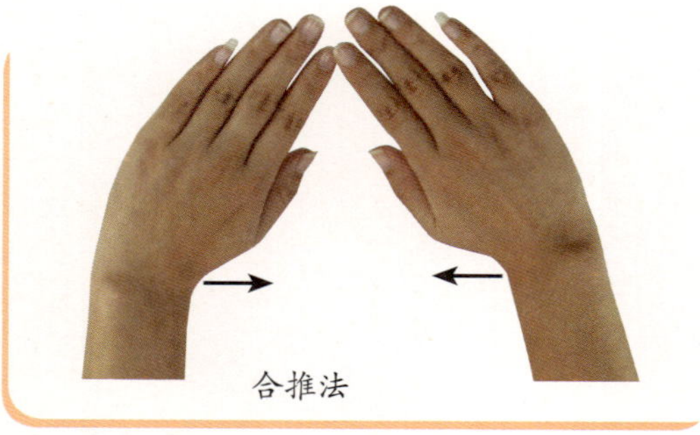
合推法

（三）合推法

是指术者以两手指或两掌从两个不同方向位置相对地向中间点合拢推进。主要适用于头部、胸腹部和上肢。

二、摩法

摩法是指术者以手指或掌贴附于受术者体表部位，有节律地做直线或环行摩擦的手法。根据操作部位的不同可分为指摩法和掌摩法。

【动作要领】摩法在摩动时要压力均匀、一致，动作轻柔，力度达于皮下，但不带动肌肉。指摩宜快，每分钟约 120 次；掌摩稍重、缓，以每分钟 100 次为宜。摩法可以顺时针摩动，也可以逆时针摩动，以顺时针为主，其中“顺时针摩为补，逆时针摩为泻”，“急摩为泻，缓摩为补”。

【作用】宽胸理气，健脾和胃，温经散寒，活血化瘀。

（一）指摩法

指摩法是指术者手指并拢，指和掌部自然伸直，腕微屈曲，以食指、中指、无名指和小指的中末节指腹贴附于受术部位的皮肤上，做直线或环旋摩动的手法。适用于全身各部位。

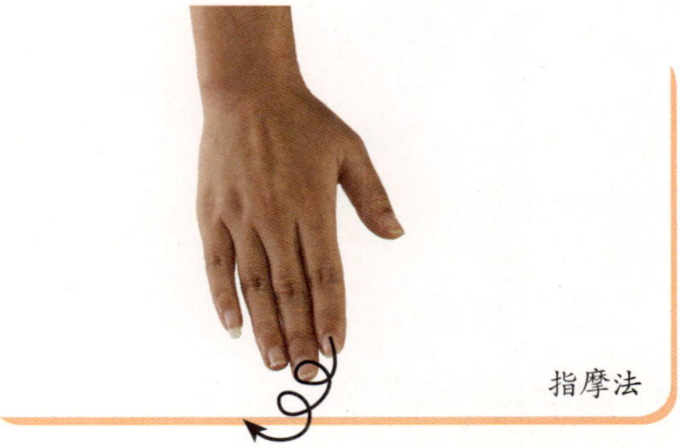

指摩法

（二）掌摩法

掌摩法是指术者手掌自然伸直，腕关节放松，贴附于受术部位，以掌心和掌根为着力点，在腕及前臂的带动下，持续、连贯、有节奏地环转摩动的手法。适用于腰背部及胸腹部，如脐周围等。

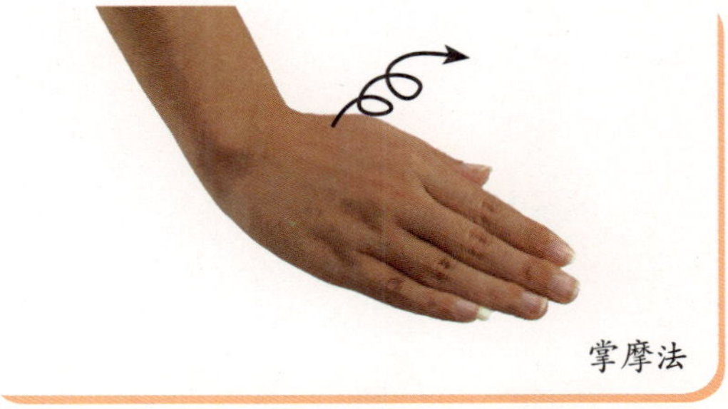

掌摩法

三、擦法

擦法是指术者以指腹或掌置于受术部位，稍用压力进行直线往返摩擦的手法。

【动作要领】擦法在操作时应肩部放松，肘关节自然下垂内收，发力于臂，蓄劲于腕，动作平稳而有节奏，压力均匀适中，距离适当，连续不断，不可忽快忽慢，忽大忽小。

【作用】活血祛瘀，温经散寒，健脾和胃，舒展皮肤。

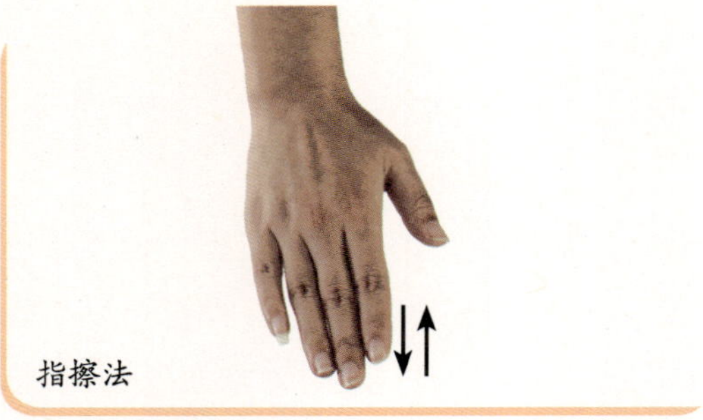
指擦法

（一）指擦法

指擦法是术者以四指指腹置于受术部位，腕与手臂自然伸直，以肩部为中心，前臂带动手指进行往返直线摩擦。适用于面积较小的部位，如上肢。

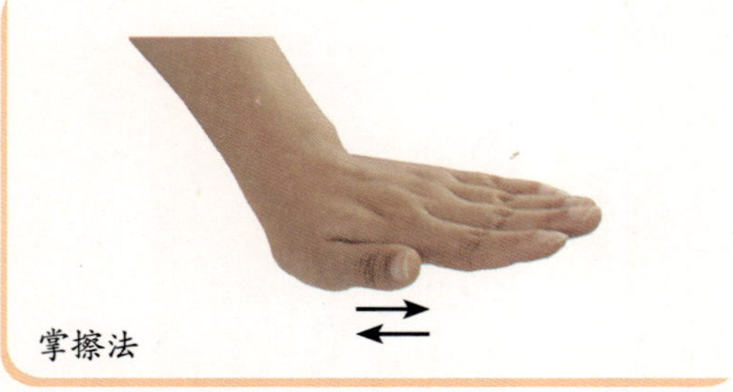
掌擦法

（二）掌擦法

掌擦法是术者以全掌大鱼际和小鱼际部置于受术部位，腕与手臂自然伸直，以肩部为中心，前臂带动全掌进行往返直线摩擦。适用于面积较大的部位，如腰骶部。

四、搓法

搓法是以指或双手相对用力，做相反方向的快速揉搓并同时向上、下方向往返移动的手法，可分为指搓法和掌搓法。

【动作要领】搓法操作时应腕关节放松，动作灵活、连贯，压力适中，夹持肢体时不可太紧。双指或双手用力均匀、深透，方向相反，搓动的速度宜快，但上下移动的速度宜慢。

【作用】舒筋通络，调和气血，疏肝理气，祛瘀散寒，解痉止痛。

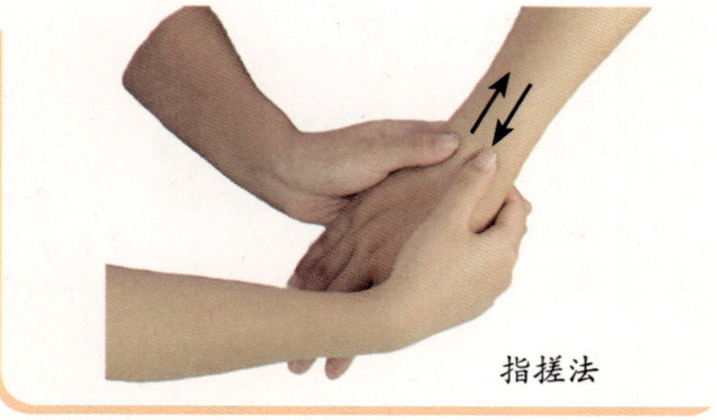
指搓法

（一）指搓法

主要应用双手拇指，术者将拇指置于受术部位，对称用力，交叉搓揉，顺经络为补，逆经络为泻。主要适用于面积较小的部位，如头部、腕部。

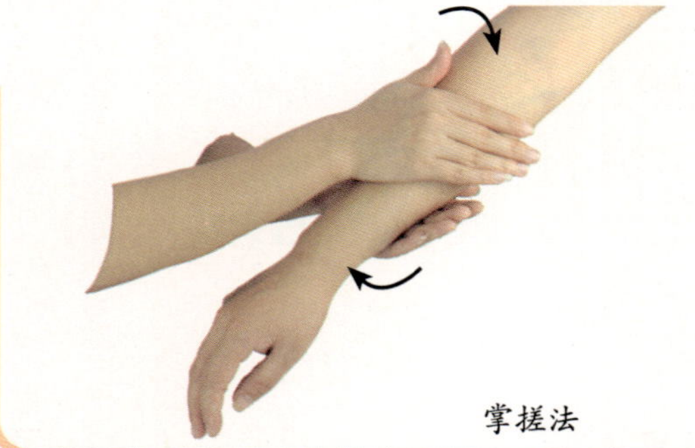
掌搓法

（二）掌搓法

术者双手分别合抱施术部位的前后，相对用力，一前一后，相对搓揉，并同时上下进行移动。多适用于四肢部，也可双手平放于腰骶部两侧腰肌上，做用力方向相反的上、下斜行的往返搓动。

第三节 挤压类手法

用指、掌或肢体其他部分按压或对称性挤压体表的一类手法，称为挤压类手法。主要包括按法、点法、拿法、拨法、切法、捏法、捻法、踩法等。

一、按法

按法是指术者以手指、掌的不同部位或肘尖着力于一定的部位或穴位上，沿体表垂直方向向深部逐渐用力加压的手法，可分为指按法和掌按法。

【动作要领】进行按法操作时，应垂直按压，固定不移，用力由轻到重，稳而持续，忌用暴力，可身体前倾，借体重增加力量，结束时不宜突然放松，而应停留片刻，“按而留之”后慢慢减轻力量。

【作用】舒筋通络，温中散寒，理筋整复，调和气血。

（一）指按法

指按法是指术者以拇指指腹或食指、中指、无名指指腹按压体表的施术部位的手法。为增加力量，也可用另一手拇指叠指按压。

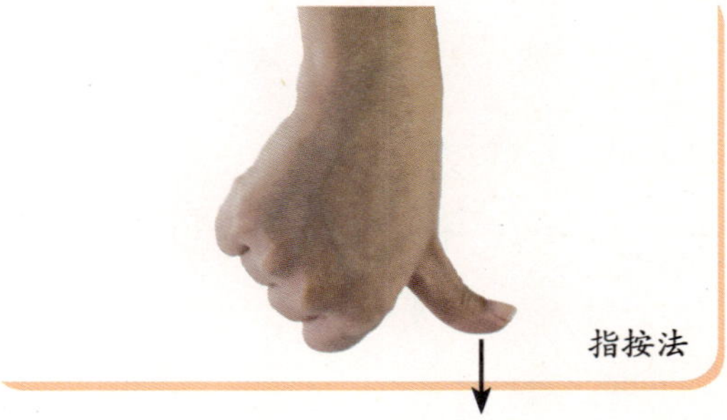

指按法

（二）掌按法

掌按法是指术者腕背屈，以掌根、全掌或鱼际部位着力于施术部位，进行按压的手法。

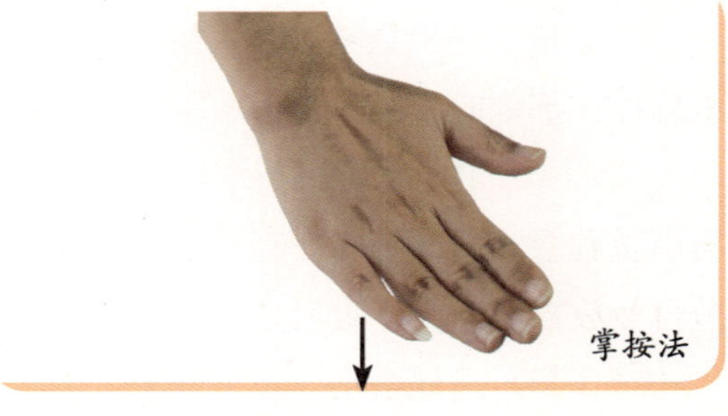

掌按法

二、点法

点法是指术者以指端、肘尖或屈曲指关节的突出部位着力于受术部位或穴位，按而压之、戳而点之的手法。与按法相比，点法的接触面积小而压力强。根据操作部位的不同可分为拇指指端点法、屈指点法和肘尖点法。

【动作要领】进行点法操作时，应垂直按压，固定不移，用力由轻到重，稳而持续，忌用暴力，可身体前倾，借体重增加力量，结束时不宜突然放松，而应慢慢减轻力量。

【作用】点穴开筋，消积散结，祛瘀。

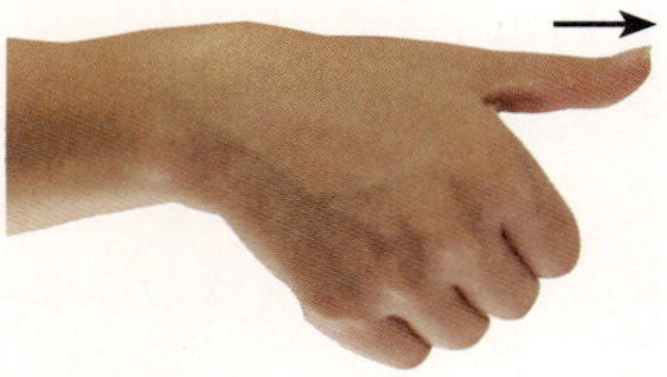
拇指指端点法

（一）拇指指端点法

拇指指端点法是指术者手握空拳，拇指伸直，以拇指指端点压受术部位的手法。为增加压力，可双手拇指进行点压施术。

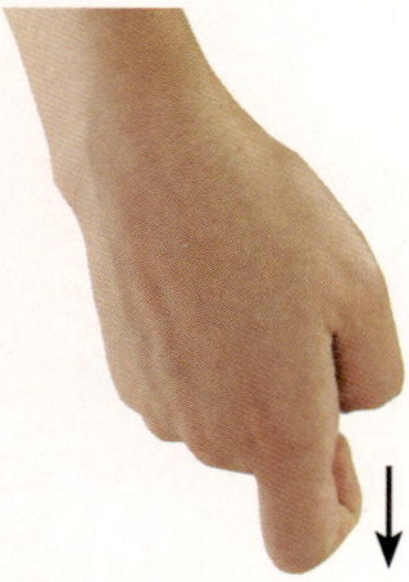
屈指点法

（二）屈指点法

屈指点法可分为屈拇指点法和屈食指点法，术者拇指或食指屈曲，以指关节突出部位垂直点压受术部位。

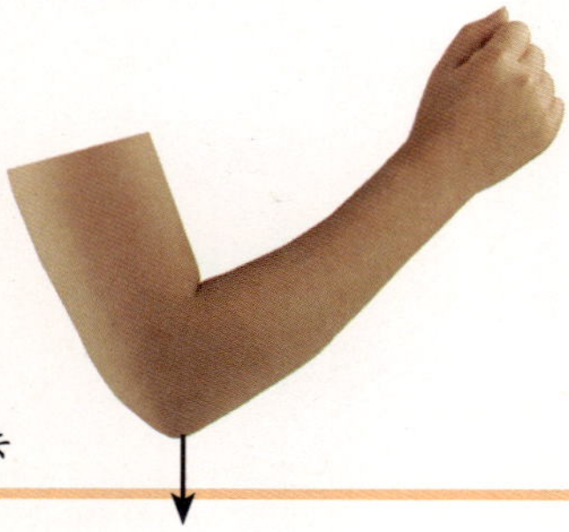
肘尖点法

（三）肘尖点法

术者屈曲肘关节，以肘尖着力于施术部位点按。适用于肌肉丰厚部位和肥胖者，是点法中刺激量最强的手法。

三、拿法

拿法是指用拇指和其余四指相对用力，持续且有节律地提捏受术者一定部位的手法。根据操作部位的不同可分为两指拿法、五指拿法和虎口拿法。

【动作要领】术者进行拿法操作时，拇指与其余四指对合着力应对称，用力由轻到重，再由重到轻，重而不滞，轻而不浮，动作要连续而有节律，用劲灵活，腕部放松，指间关节自然放松伸直，指腹用力，避免有指端内抠的现象出现。

【作用】通筋活络，散寒祛邪，顺气活血，调节胃肠，分离粘连，缓解痉挛，止痛开窍，消除疲劳，促进新陈代谢。

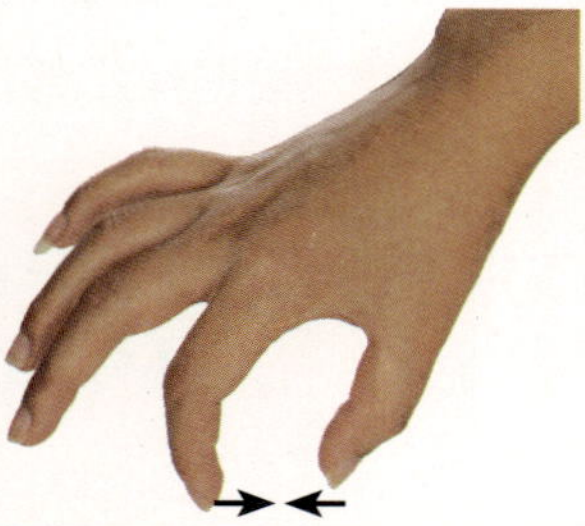
两指拿法

（一）两指拿法

术者以拇指与食指相对用力于受术部位，并做持续且有节律地提拿动作称为两指拿法。此法适用于头颈、肩及四肢。

（二）五指拿法

术者以单手或双手的拇指与其余四指相对用力于受术部位，并做持续且有节律的提拿动作称为五指拿法。适用于腹部及四肢。

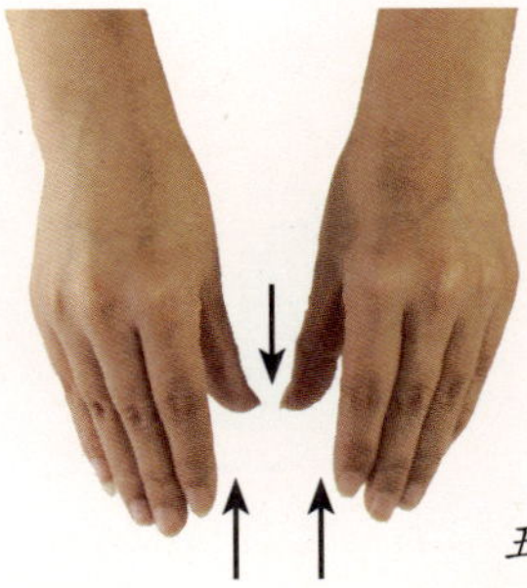

五指拿法

（三）虎口拿法

术者以掌心吸定受术部位，做持续且有节律的提拿手法称为虎口拿法。多用于四肢。

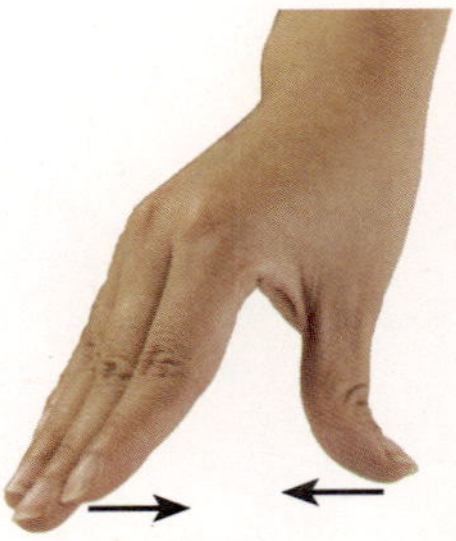

虎口拿法

四、拨法

拨法是指以指端或掌根按压受术部位，然后进行与经络及肌肉成垂直方向拨动的手法，可分为指拨法、掌拨法和肘拨法。

【动作要领】拨法要压住受术部位由浅入深，待到产生酸胀感时再垂直于肌肉进行拨动，要透达深处，用力由轻到重，均匀和缓，不要与皮肤表面产生摩擦，在一个部位连续拨动 2 ~ 3 次。

【作用】解痉止痛，疏理肌筋，通经活络，解除粘连。

（一）指拨法

指拨法可以分为拇指拨法、单指拨法和多指拨法。其中拇指拨法使用最为常见，轻手法时术者拇指伸直，其余四指分开扶持体表固定，屈伸拇指掌指关节，拨动施术部位的肌肉。重手法时术者伸直拇指，其余四指握空拳，拇指紧贴四指桡侧，用腕或肘部摆动屈伸，带动拇指拨动肌肉部位。单指拨法是术者食指微屈曲，拇指与中指抵于食指指端关节处加强力量，进行指拨。多指拨法则多用于腹部，是术者以食指、中指、无名指三指同时拨动施术部位。

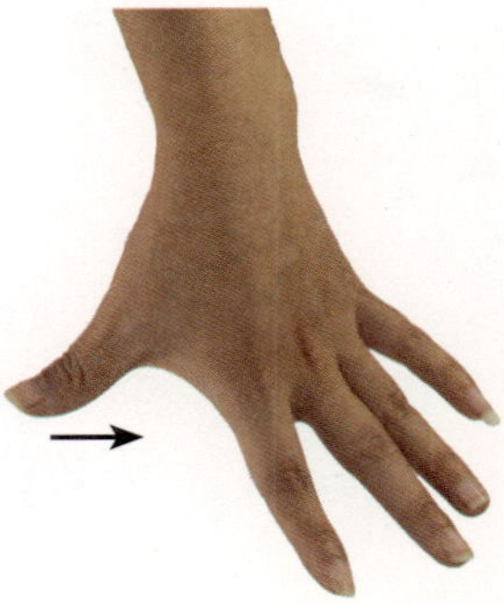

指拨法

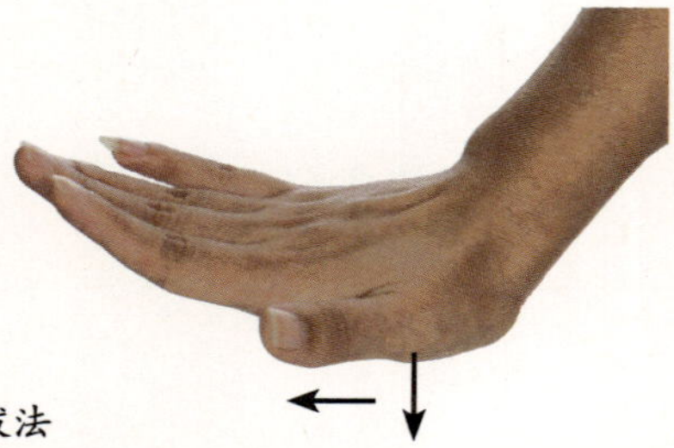
掌拨法

（二）掌拨法

术者以掌根压住受术部位，与肌肉进行垂直方向拨动的手法称为掌拨法。多用于腹部、腰部与大腿部。

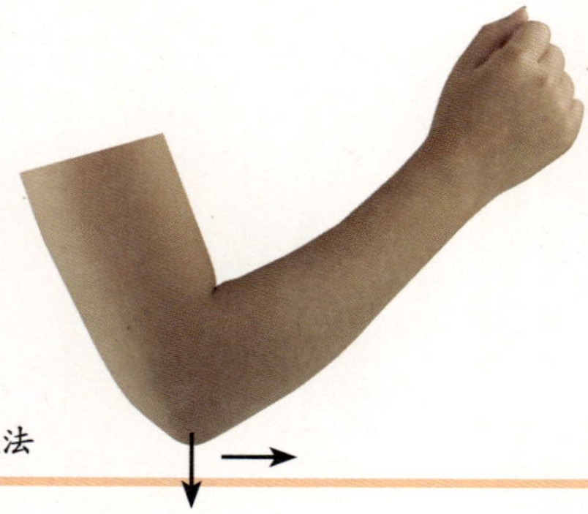
肘拨法

（三）肘拨法

术者以肘尖置于施术部位，进行有节律的拨动。此法多适用于肌肉发达者或肌肉发达的部位，如腰部、臀部及大腿部。

五、切法

切法是指术者以指端重压受术部位，而且要不断移动位置的一种手法。

【动作要领】切法是一个重手法，主要切的部位是各个穴位，因此穴位应辨认准确，进行手法操作时受术者有酸、麻、胀的感觉，切法后要进行揉法进行放松。

【作用】兴奋神经，温通血脉，养颜防雀斑。

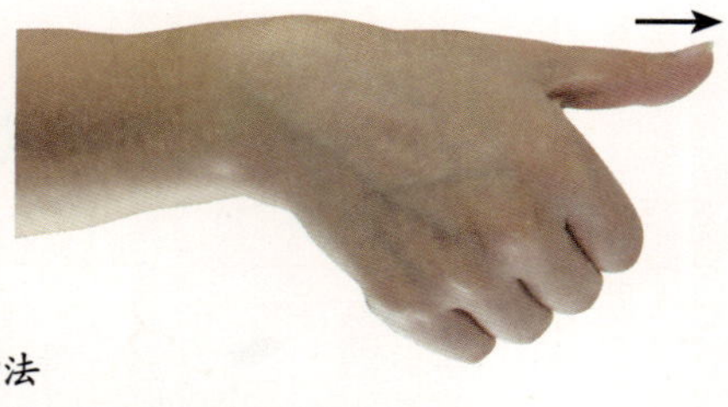
切法

术者以一指或多指指端重压受术部位，术时应垂直用力，由轻到重，不要用指甲直刺皮肤，避免抠破皮肤，稍稍停顿一下，再移动受术部位。

第四节　摆动类手法

以指、掌、腕或前臂做协调的连续摆动的一类手法，统称为摆动类手法，包括㨰法、揉法和一指禅推法等。

一、㨰法

㨰法指术者用小鱼际侧、掌指关节或前臂附着于一定部位上，通过腕关节的屈伸回旋或肘关节的旋前旋后的连续运动，使滚动产生的力持续作用于操作部位上的手法，可分为侧㨰法、立㨰法和前臂㨰法。

【动作要领】术者应放松肩背，肘部略屈，保持在 120° ～ 140° ，手腕放松，手自然屈曲，呈握空拳状，手背尺侧着力，动作连贯，要有一定的压力，动作要有节律，不可忽快忽慢，不能跳跃，侧㨰的滚动幅度在 120° 左右，立㨰的滚动幅度在前后 45° 左右，用力要均匀，使受术者有压和滚动的感觉，不可摩擦、撞击。

【作用】舒筋活血，缓解痉挛，通络止痛，滑利关节，改善血液循环，消除肌肉疲劳。

（一）侧㨰法

术者手握空拳，以手掌背部近小指侧及小鱼际部置于受术部位，术者腕关节一屈一伸，使前臂内旋外旋，使手掌背近小指侧及小鱼际部在受术部位往返滚动，频率每分钟 120 ～ 160 次，腕关节向外滚动约 80° ，向内滚动约 40° 。

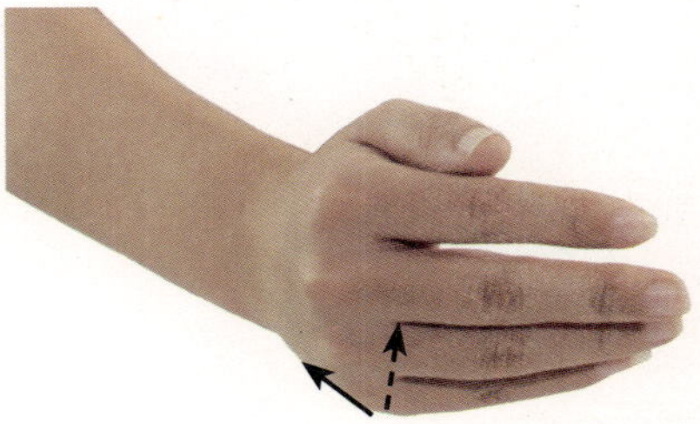

侧㨰法

（二）立㨰法

术者手握空拳，以手掌背部食指、中指、无名指和小指的近端指间关节置于受术部位，通过术者腕关节的屈伸，使指关节背面在受术部位往返滚动，前后约 45° 。

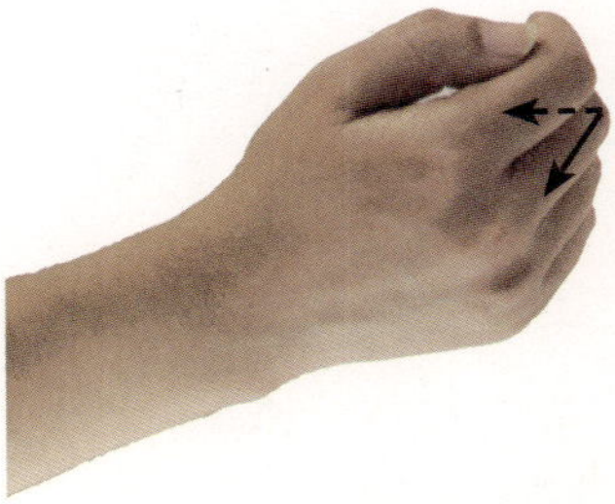

立㨰法

（三）前臂㨰法

术者以前臂尺侧置于受术部位，以肘关节的旋内旋外带动前臂往返滚动。适用于面积大、肌肉丰厚的部位，如腰背部、下肢后侧。

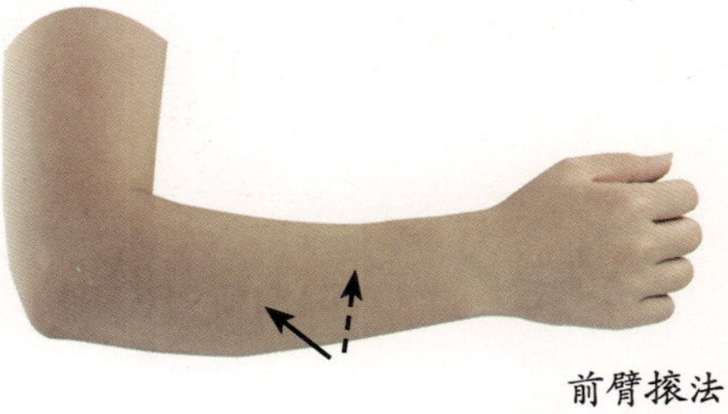

前臂㨰法

二、揉法

揉法是指术者以指、掌或前臂等处吸定受术部位，由浅入深地进行内外旋转运动的手法，可分为指揉法、掌揉法和前臂揉法。

【动作要领】术者指、掌、前臂皮肤与受术者受术部位皮肤相对位置不变，用力轻柔、和缓，由轻到重再到轻，动作以顺时针为主，要有节律，速度均匀，以每分钟 120 ~ 160 次为宜，在体表的移动宜慢不宜快。

【作用】活血化瘀，调整气血，舒筋活络，理气松肌，消肿止痛，消食导滞。

（一）指揉法

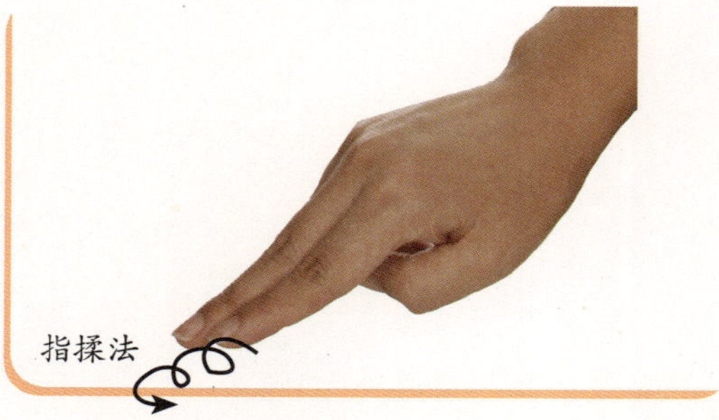
指揉法

指揉法是指术者以指腹吸定在受术部位，着力做轻柔、和缓的旋转揉动，带动皮下组织的手法。指揉法分为拇指揉法、二指揉法和三指揉法。其中拇指揉法最为常用，施术者以拇指进行旋转揉动，此手法着力均匀连贯，渗透力由小到大，作用面积小而集中，适用于全身各个部位。以食指、中指二指操作称二指揉法，以食指、中指、无名指三指操作称三指揉法。

（二）掌揉法

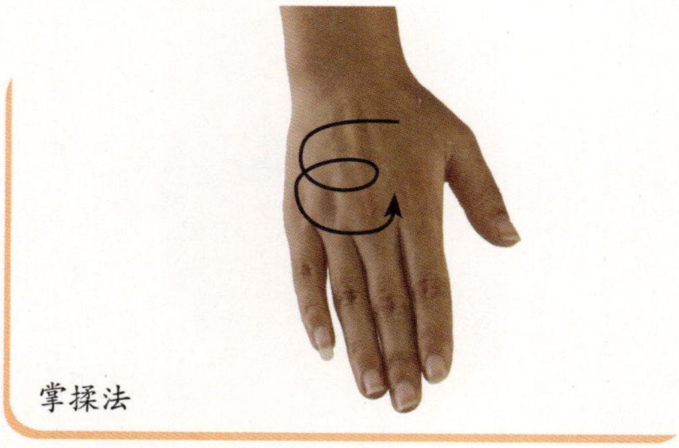
掌揉法

以全掌、掌根或鱼际部位吸定于受术部位，腕部放松，用前臂带动腕部，由浅入深地带动皮下组织做轻柔和缓旋揉的手法称为掌揉法。因手作用的部位不同，又分为鱼际揉法、全掌揉法和掌根揉法。以鱼际部位吸定受术部位持续进行揉动的手法称为鱼际揉法，常用于头、面、肩背部；以全掌着力于受术部位揉动的手法叫全掌揉法，多用于背腰和腹部；以掌根着力进行揉动的手法称为掌根揉法，主要用于腰臀部。

（三）前臂揉法

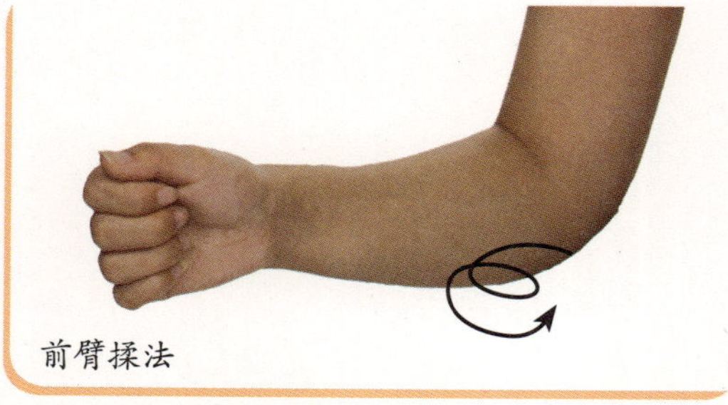
前臂揉法

术者以前臂吸定于受术部位，肩、肘放松，以肩带动前臂，做轻柔和缓旋揉的手法称为前臂揉法。主要适用于肌肉丰厚且面积大的位置，如臀及下肢后侧。

第五节 叩击类手法

叩击类手法是指用指、掌、拳或特制器械有节奏地叩打体表的一类手法。包括拍法、叩法、击法、啄法等。

一、拍法

术者手指自然并拢，以腕部带动掌着力于受术部位，进行有节律性拍打的手法称拍法。可分为虚掌拍打法和指背拍打法。

【动作要领】术者腕部要放松，手法要灵活而有弹性，以腕部带动五指进行拍打，动作协调一致，有节律性地交替施术，声音清脆，无疼痛感，有放松舒适感觉，可双手交替进行，亦可单手操作。

【作用】调和气血，发散邪气，消除疲劳，兴奋神经。

（一）虚掌拍打法

术者五指并拢呈虚掌状，以腕部带动虚掌进行有节律地拍打受术部位，使皮肤微红。

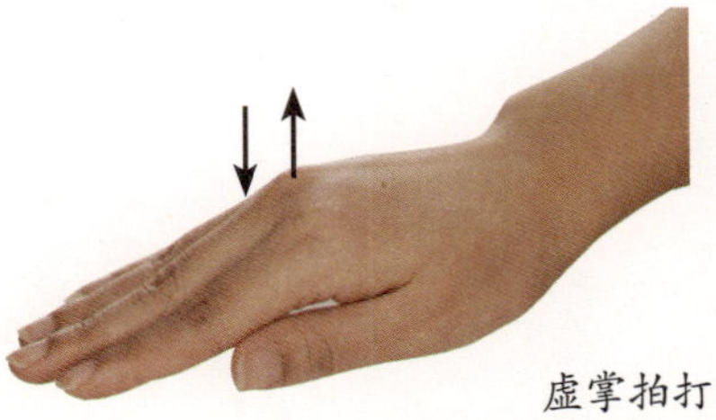

虚掌拍打法

（二）指背拍打法

术者五指自然弯曲，以腕部摆动带动五指，以指背拍打受术部位。

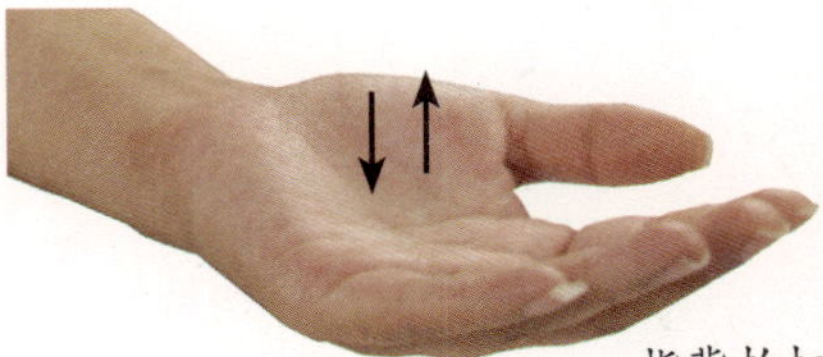

指背拍打法

二、叩法

叩法即为轻击法，指术者以空拳或双手合掌叩击受术部位的一种手法。

【动作要领】手法操作时应连续有序，手腕灵巧，动作轻快而富有弹性，用力均匀而柔缓，发出有节奏的“啪、啪”的声音。

【作用】通经活络，祛风散寒，疏松筋脉，消除疲劳。

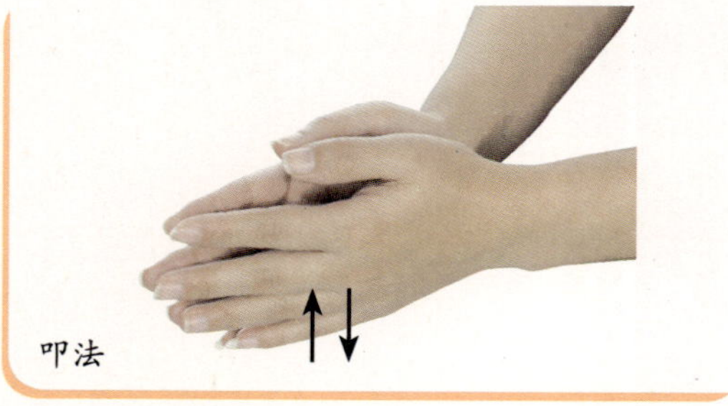

术者两手半握空拳，以腕部屈伸带动空拳，用小鱼际及小指的尺侧着力，两手交替叩击受术部位；或者以双手掌相合，掌心相对，五指略分开，用手部的指及掌的尺侧叩击施术部位。

三、击法

击法是指以拳背、掌根、掌侧小鱼际、指尖或桑枝棒击打体表一定部位或穴位的一种手法，是叩击类手法中较重的一种手法。可分为拳击法、掌击法、侧击法、指尖击法和棒击法。

【动作要领】击法应用力快速而短暂，刚中有柔，速度均匀而有节奏，击打时不要有拖、抽等动作，并严禁击打骨骼突出的部位，根据受术部位肌肉是否丰满、受术者体质强弱等情况确定施术的力量大小。

【作用】疏通经络，调和气血，祛风散寒，活血化瘀，开胸顺气，消除疲劳。

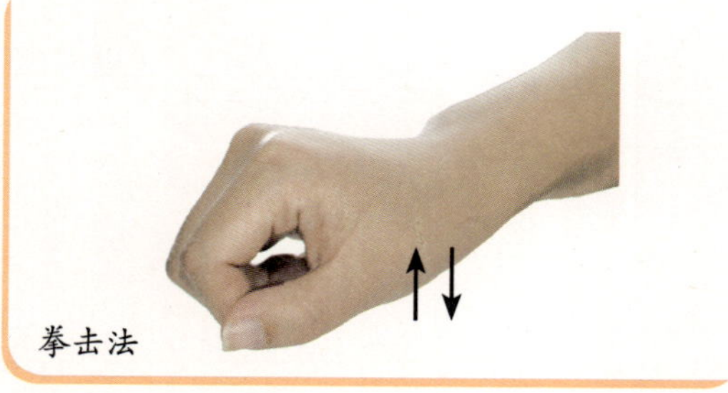

（一）拳击法

术者以单手或双手握拳，在臂力带动下，以空拳着力于受术部位，一起一落，有节奏地进行击打。或者以返拳（拳背）着力于受术部位，缓慢而轻松地击打，双手交替进行，用于肌肉丰满的臀部及腹外侧。

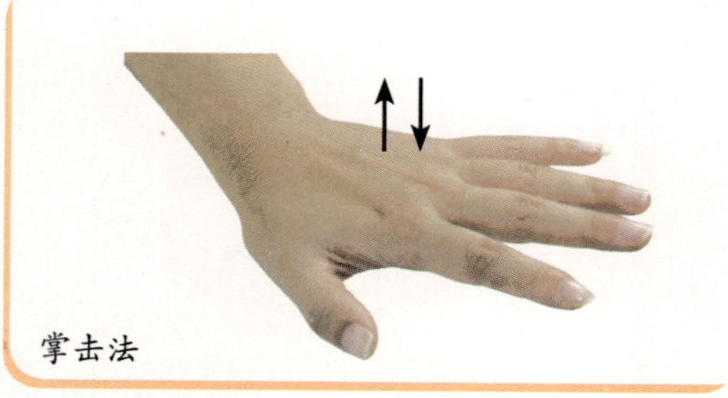

（二）掌击法

术者手指自然分开，微屈，腕关节伸直或背伸，以掌根或小鱼际部位着力在受术部位进行击打。用于腰部、背部及四肢。

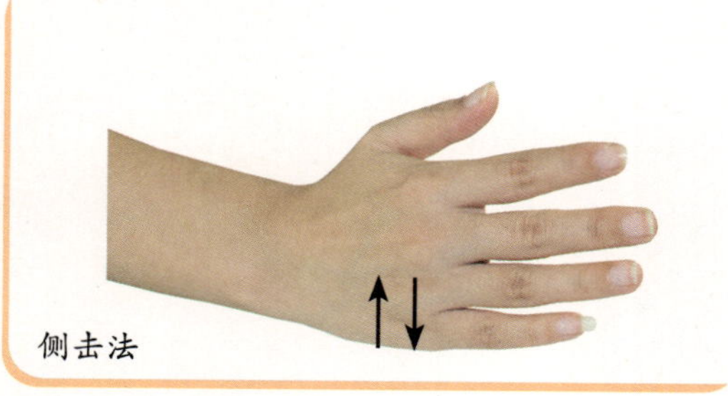

（三）侧击法

术者手指自然伸直，腕略背伸，用单手或双手小鱼际部位击打受术部位。主要用于项背部、腰臀及四肢。

（四）指尖击法

术者两手手指微屈曲，腕关节放松，运用腕关节做大（或小）幅度的屈伸，以指端重力（或轻轻）击打受术部位。

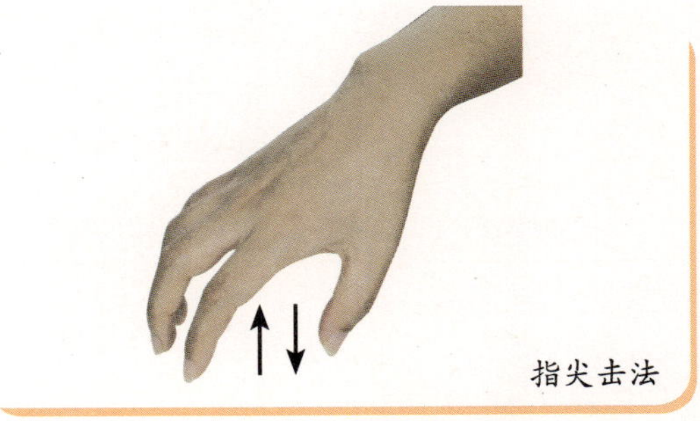

（五）棒击法

术者以桑枝棒、按摩棒或磁疗棒等工具，用棒体平击受术部位。此种手法属强刺激手法，特别要控制击打的力量及方向，用力由轻到重，适可而止，每个部位击打 3 ~ 5 次即可，棒与身体的接触面要大，应以棒体的大部分平稳击打受术部位，不能用棒尖，避开肺区、肾区等重点区域。

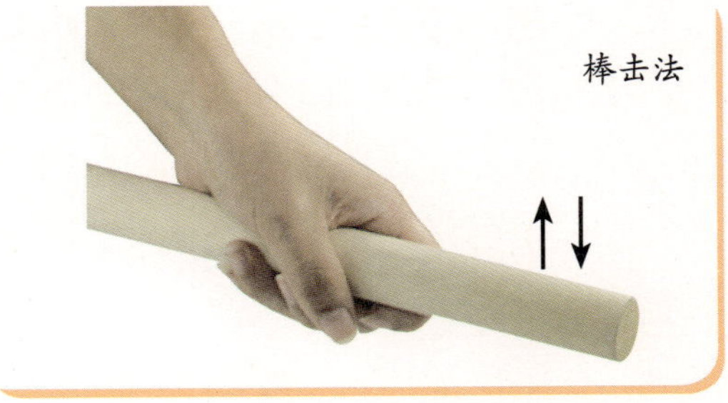

四、啄法

啄法是指手指自然屈曲，五指尖聚拢，以腕屈伸带动指端着力，垂直于受术部位体表，呈啄米状的手法。

【动作要领】该手法操作时应轻快灵活而有节奏性，腕部放松，以腕施力，均匀和缓，手指垂直于体表。

【作用】安神醒脑，疏通气血，活血化瘀，解痉止痛。轻啄法起抑制神经的作用，重啄法起兴奋神经的作用。

术者五指微屈曲呈爪状或聚拢呈梅花状，以指端着力，用腕部上下自然屈伸的摆动，带动指端啄击受术部位，形如鸡啄米状，以双手交替进行啄击。

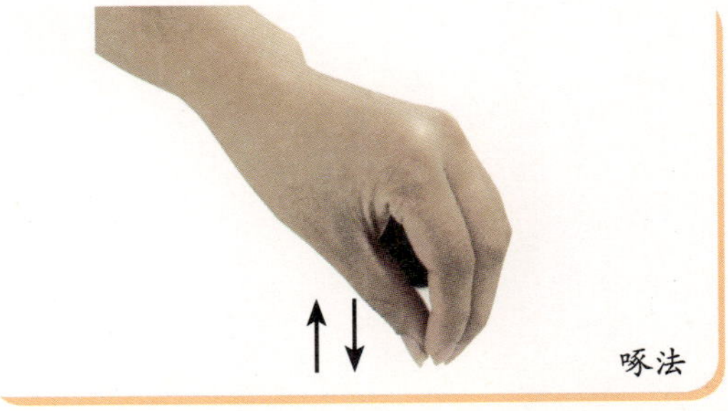

第六节　振动类手法

振动类手法是指以较高频率的节律性轻重交替刺激，持续作用于人体的一类手法。包括抖法、颤法等。

一、抖法

术者手握肢体远端做摇转导引，使整个肢体呈波浪起伏抖动，或以掌置于受术部位，做左右、前后的旋转抖动及往返的操作手法，均称抖法。

【动作要领】受术者肢体位置要自然，肌肉放松。术者抖动幅度要小，一般掌握在 2 ~ 3 厘米，抖动频率要快，上肢每分钟 300 次左右，下肢每分钟 150 次左右。

【作用】调和气血，顺理筋脉，舒筋通络，滑利关节，放松肌肉，消除疲劳。

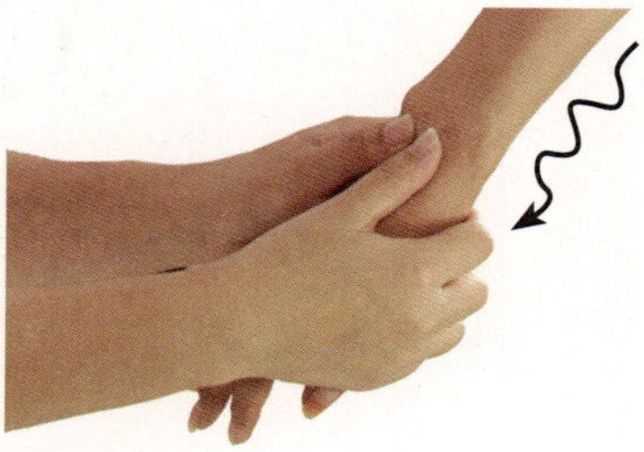
上肢抖法

（一）上肢抖法

受术者坐位，术者站其体侧前方，以双手握受术者手腕部，使其掌心向下，向体外前方抬肩 60° 然后做连续的上下方向的抖动，使抖动波传达到肩部。

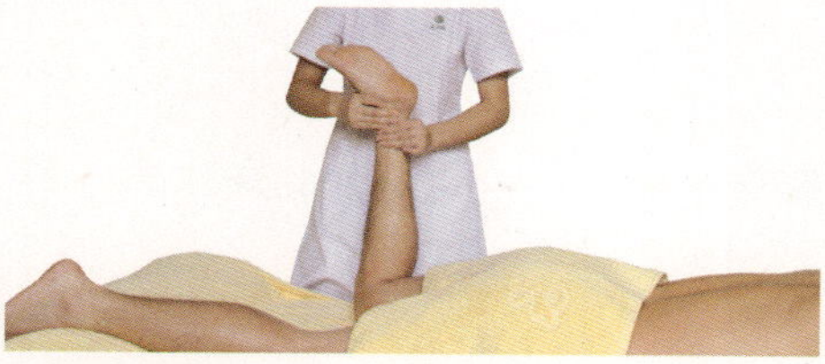
下肢抖法

（二）下肢抖法

下肢抖法可分为仰卧位及俯卧位的抖动。仰卧位抖动法：以双手握受术者双踝部，抬离床面 30 厘米，做上下方向的连续抖动，使腿及腰部放松。俯卧位抖动法：受术者屈膝关节 90° ，术者以一手握其踝，另一手掌贴附于其大腿或小腿后面肌肉部位，做左右方向的摇抖。

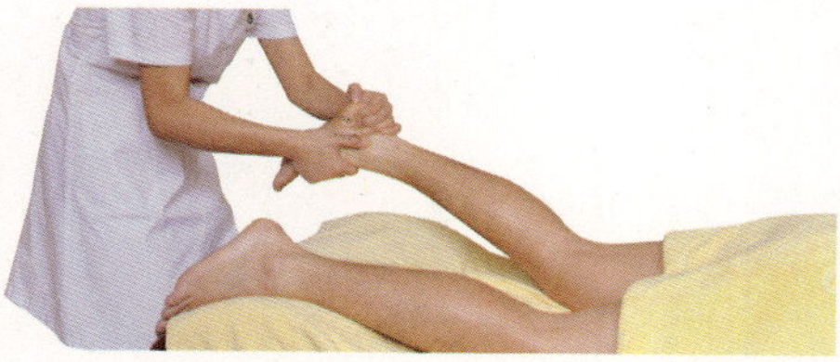
腰部抖法

（三）腰部抖法

受术者俯卧位，术者两手握其双踝，先进行拔伸牵引 1 分钟左右，摆动两下肢，待肌肉放松后，做突然的上下抖动数次以放松腰部。

二、颤法

以手掌或掌指自然伸直着力于施术部位，用腕部做急剧而细微的震动的手法，称为颤法。可分为指颤法、掌颤法。

【动作要领】术者应沉肩，屈肘，肩关节略外展，以食指、中指指端或掌面附着于体表，颤动应快速而强烈，渗透到深部，使施治部位的深层有温暖舒适感。手法频率要快而连续，每分钟可达 300 次左右，一般作用 2 ~ 5 分钟。

【作用】理气活血，消除郁闷，消积导滞，解除粘连。

（一）指颤法

术者腕关节悬屈，手指自然伸直，以食指、中指指端轻触施治部位，稍施压力，做上下快速的振颤动作，使受术部位产生温热、颤动、舒适、松弛的感觉。多用于穴位上。

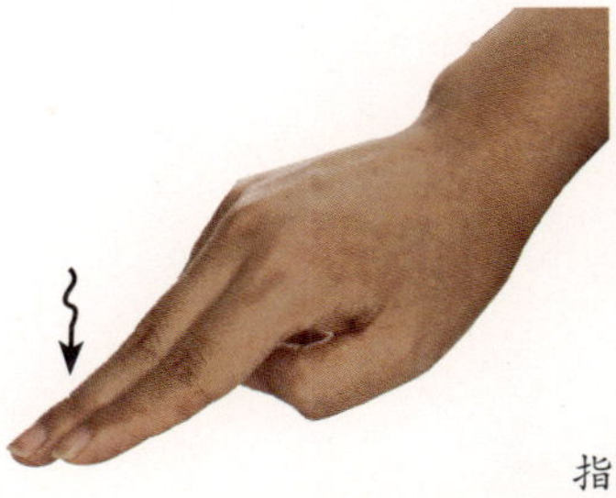

指颤法

（二）掌颤法

腕关节略背伸，手指自然伸直，以手掌掌面轻触施治部位，稍施加压力，做上下快速的振颤动作。

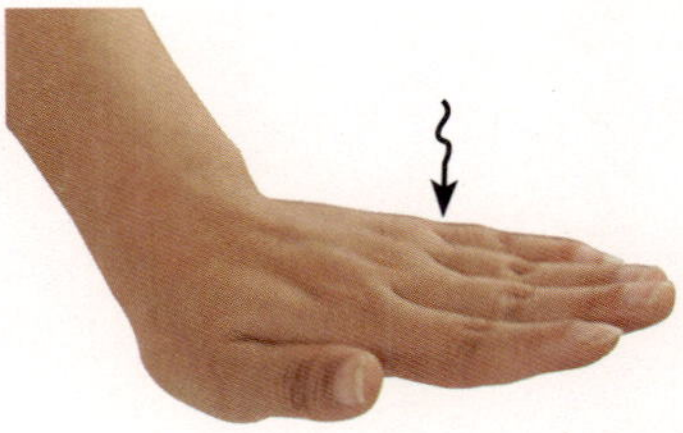

掌颤法

第二章

全身反射区的定位和主治

第一节 头面部特效反射区

一、头部反射区 1

【定位】在头两侧眉外梢与目外眦中点外 1 寸，半径为 0.2 寸的区域。

【解剖相关知识】分布有颞筋膜和颞肌，分布的血管有颞浅动脉及其肌支，并有上颌神经颧颞支和下颌神经肌支分布。

【主治】中风、头痛、视物不清、偏头痛、耳鸣。

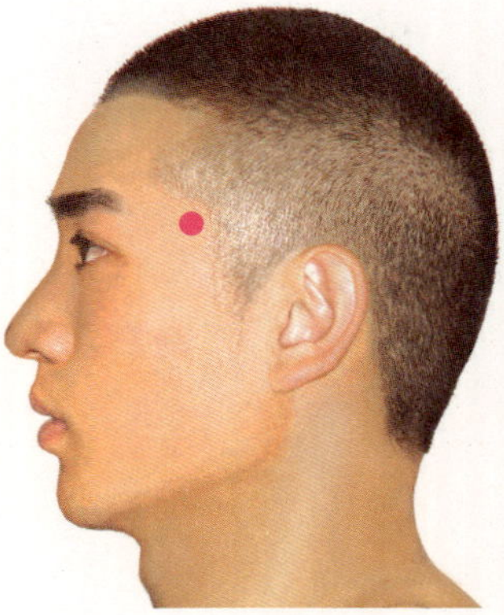
头部反射区 1

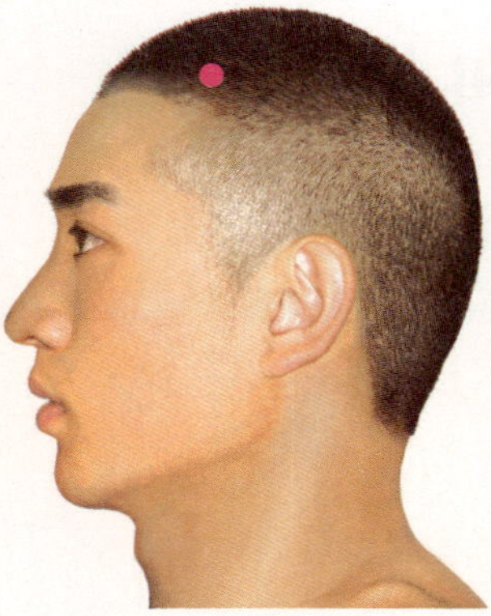
头部反射区 2

二、头部反射区 2

【定位】额角发际上 0.5 寸为中心处，半径为 0.2 寸的区域。

【解剖相关知识】分布有帽状腱膜，分布的血管有颞浅动、静脉的额支，并有眶上神经和耳颞神经分布。

【主治】中风、头痛、视物不清、偏头痛、耳鸣。

三、头部反射区 3

【定位】发际正中直上 5 寸处，半径为 0.2 寸的区域。

【解剖相关知识】分布在帽状腱鞘中，有左、右颞浅动、静脉及枕动、静脉吻合网血管分布，并布有枕大神经及额神经的分支。

【主治】中风、头痛、视物不清、偏头痛、耳鸣。

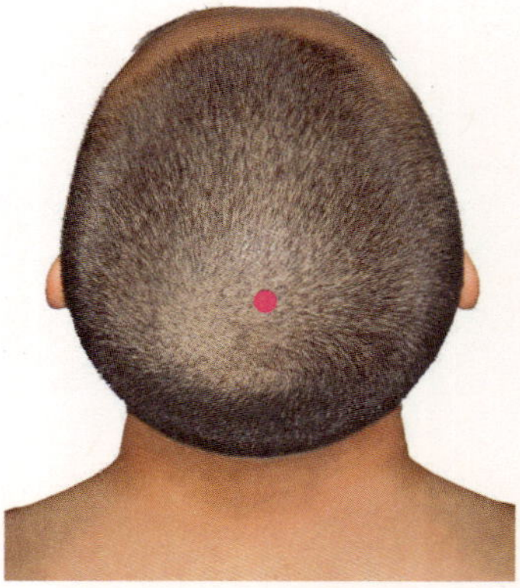
头部反射区 3

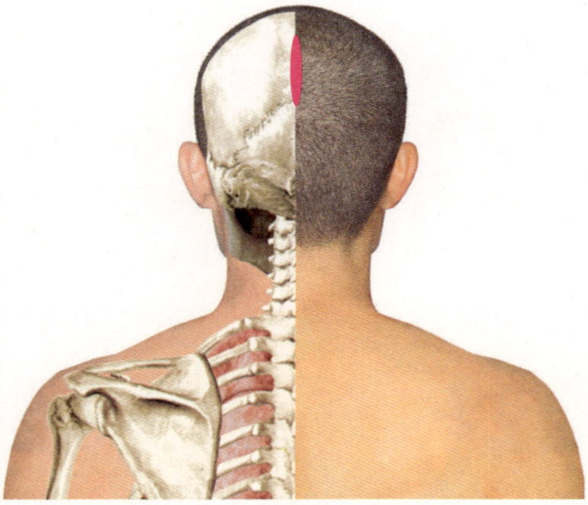

小脑反射区

四、小脑反射区

【定位】在脑后枕骨正中，沿后正中线长 2 寸、宽 0.5 寸的区域。

【解剖相关知识】反射区下分布有皮肤、皮下组织和帽状腱膜，有左右枕动、静脉吻合网通过，并分布有枕大神经分支。

【主治】运动疲劳。

五、安眠反射区 1

【定位】在两眉之间，半径为 0.1 寸的区域。

【解剖相关知识】该反射区下有皮肤、皮下组织和降眉间肌。皮肤有额神经的滑车上神经分布。肌肉由面神经的颞支支配，血液供应来自滑车上动脉和眶上动脉的分支及伴行同名静脉。

【主治】失眠、头晕耳鸣、多梦、神经衰弱、心悸及月经不调。

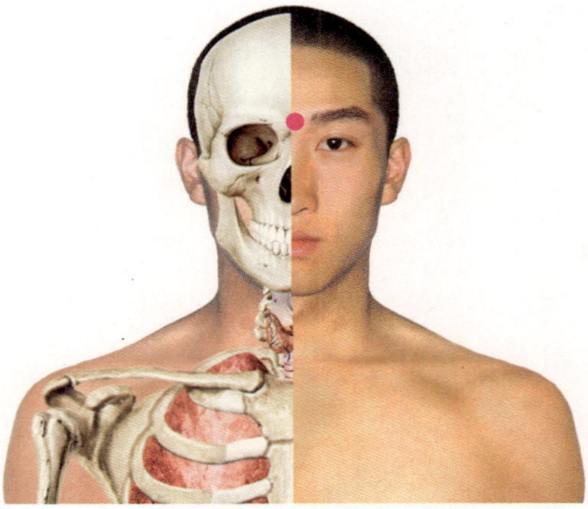

安眠反射区 1

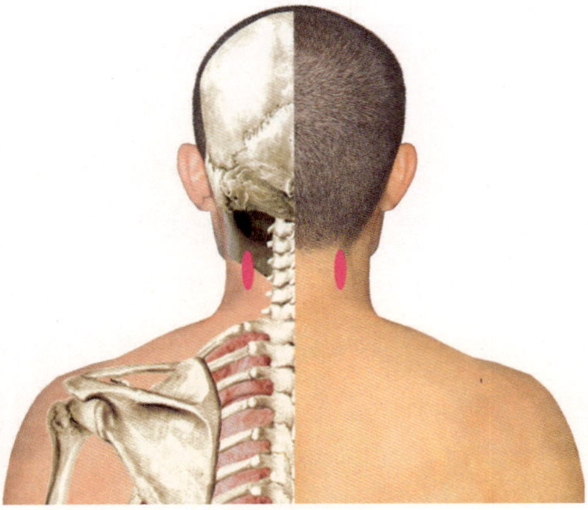

安眠反射区 2

六、安眠反射区 2

【定位】在枕骨下方，斜方肌和胸锁乳突肌的上方，长 1 寸和宽 0.2 寸的区域。

【解剖相关知识】深层为头夹肌，有枕动、静脉分支，分布有枕小神经分支。

【主治】失眠、头晕耳鸣、多梦、神经衰弱、心悸及月经不调。

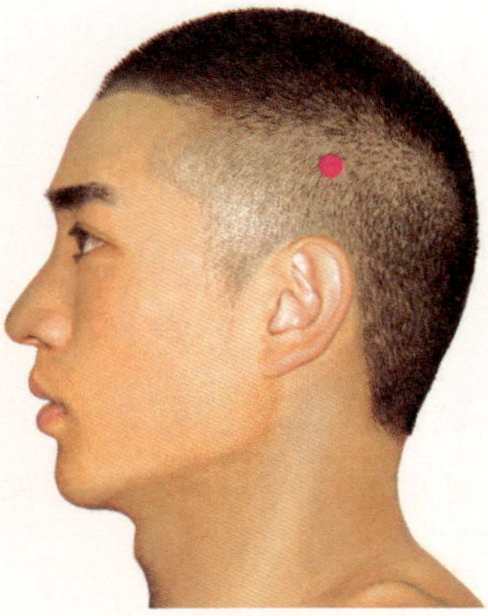
三叉神经反射区

七、三叉神经反射区

【定位】耳尖直上 1 寸的区域。

【解剖相关知识】反射区下分布有皮肤、皮下组织、耳上肌和颞肌，深层有颞浅动脉通过，并有耳颞神经皮支和肌支分布。

【主治】三叉神经痛。

八、耳反射区

【定位】在环耳周 0.5 寸的区域。

【解剖相关知识】反射区下分布有皮肤、皮下组织、颞肌、耳后肌、耳上肌，有颞浅动、静脉和耳后动、静脉通过，并分布有耳大神经、枕小神经、耳颞神经、面神经分支。

【主治】耳鸣、耳聋。

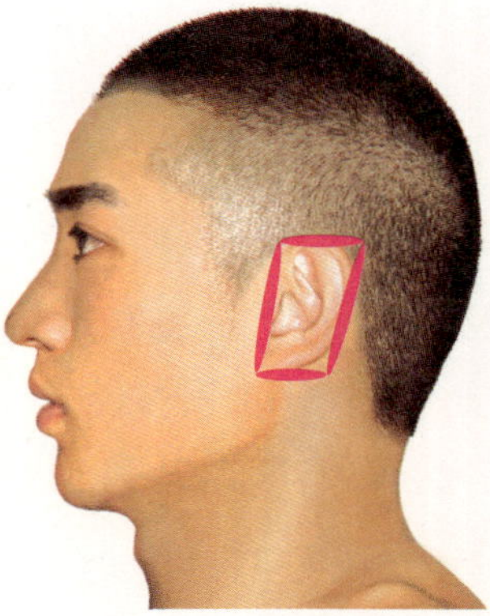
耳反射区

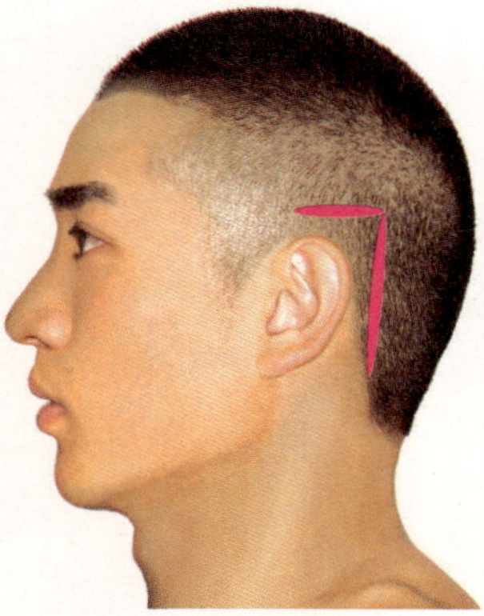
内耳迷路反射区

九、内耳迷路反射区

【定位】在耳反射区的后外侧区域。

【解剖相关知识】反射区下分布有皮肤、皮下组织、耳上肌、耳后肌、颞肌，下部为胸锁乳突肌附着部上方，有耳后动、静脉分支通过，并分布有枕大神经和枕小神经。

【主治】帮助身体平衡。

十、眼部反射区 1

【定位】在目内眦凹陷处的区域。

【解剖相关知识】在睑内侧韧带中，有眼轮匝肌和深处眼内直肌分布，有内眦动、静脉和滑车动脉经过，分布有滑车上神经、滑车下神经、面神经颞支和动眼神经。

【主治】视物不清、近视、色盲、眼睑下垂。

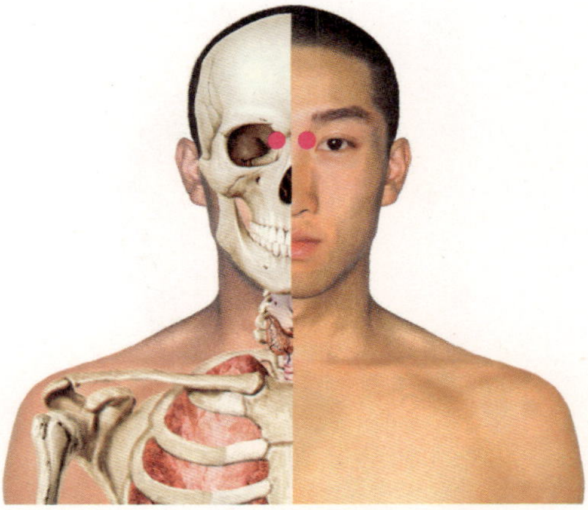

眼部反射区 1

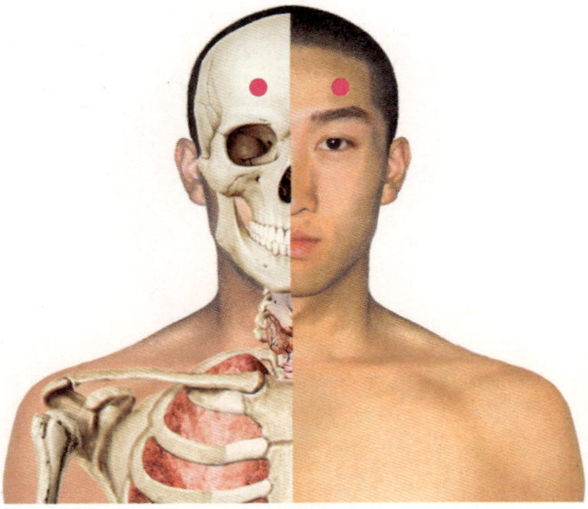

眼部反射区 2

十一、眼部反射区 2

【定位】在眉正中上 1 寸，半径为 0.2 寸的区域。

【解剖相关知识】在额肌中，有额动、静脉外侧支血管分布，并有滑车上神经和面神经的颞支分布。

【主治】视物不清、近视、色盲、眼睑下垂。

十二、眼部反射区 3

【定位】在眼球下 1 寸，半径为 0.2 寸的区域。

【解剖相关知识】该反射区下分布有眼轮匝肌与提上唇肌，有面动、静脉分支及眶下动、静脉分支血管分布，分布有眶下神经和面神经颧支。

【主治】视物不清、近视、色盲、眼睑下垂。

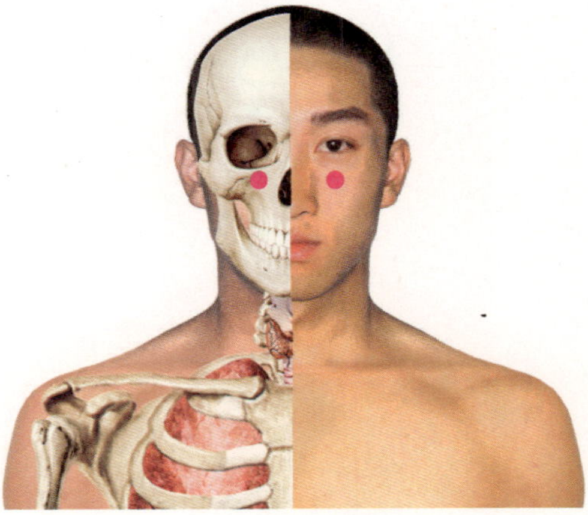

眼部反射区 3

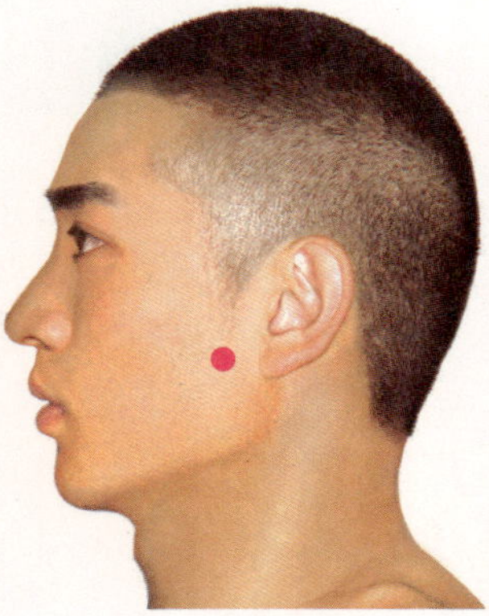

上颌反射区

十三、上颌反射区

【定位】在颧弓上缘，半径为0.2寸的区域。

【解剖相关知识】该反射区有皮下组织及提上唇肌分布，有面动静脉及眶下动静脉分布，并分布有面神经颧支。

【主治】上牙痛、面部神经麻痹。

十四、下颌反射区

【定位】位于颧弓后下缘，半径为0.2寸的区域。

【解剖相关知识】该反射区主要分布的肌肉为咬肌，有颞浅动脉分布，并分布有面神经颧支、耳大神经和耳颞神经，深层为下颌神经。

【主治】下牙痛、面部神经麻痹。

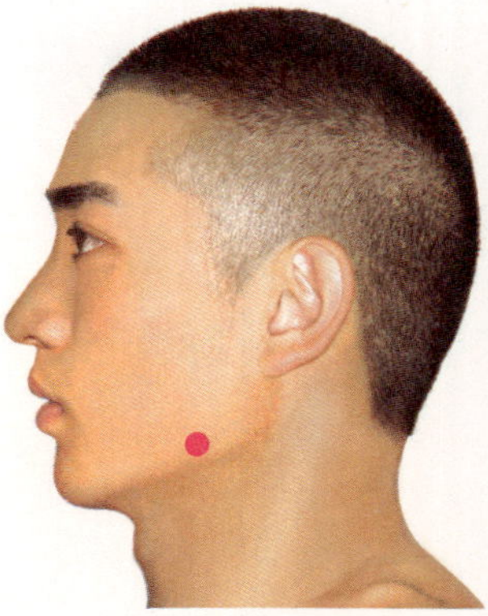

下颌反射区

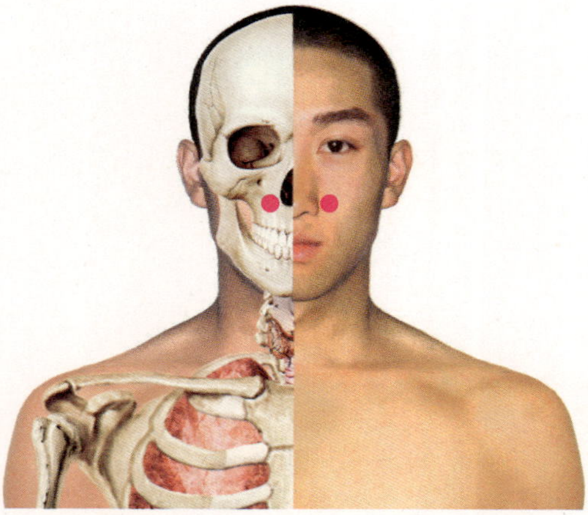

鼻部反射区

十五、鼻部反射区

【定位】在鼻翼旁0.5寸处，半径为0.2寸的区域。

【解剖相关知识】反射区下分布有皮肤、皮下组织和提上唇肌，有上唇动脉通过，并有眶下神经和面神经颊支通过。

【主治】鼻塞不通、流涕、慢性鼻炎。

十六、胸反射区 1

【定位】在头部正中旁开 1 寸和发际上 1 寸处，半径为 1 寸的区域。

【解剖相关知识】分布有额肌，有眶上动脉的分支分布，并分布有眶上神经和面神经颞支。

【主治】胸闷、呃逆、呕吐。

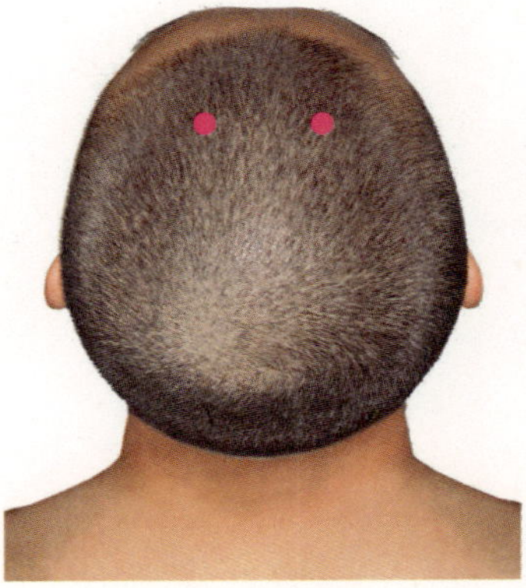

胸部反射区 1

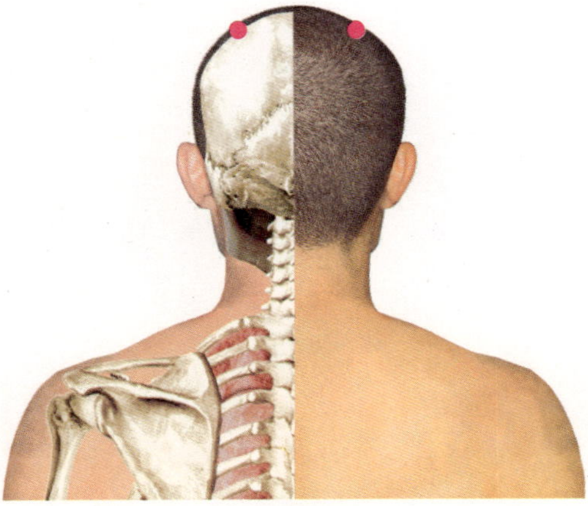

肾反射区 1

十七、肾反射区 1

【定位】在头后颅骨上角区域。

【解剖相关知识】位于帽状腱膜中，有枕动、静脉分支，并分布有枕大神经、耳颞神经和眶上神经。

【主治】耳鸣眼花、月经不调、咳喘、腰痛，可帮助排泄人体毒素。

十八、肺反射区 4

【定位】在头部胸反射区 1 后面的区域。

【解剖相关知识】在帽状腱膜中；有额动、静脉，颞浅动、静脉及枕动、静脉的吻合网；在额神经外侧支与枕大神经吻合处。

【主治】咳喘、胸闷、盗汗。

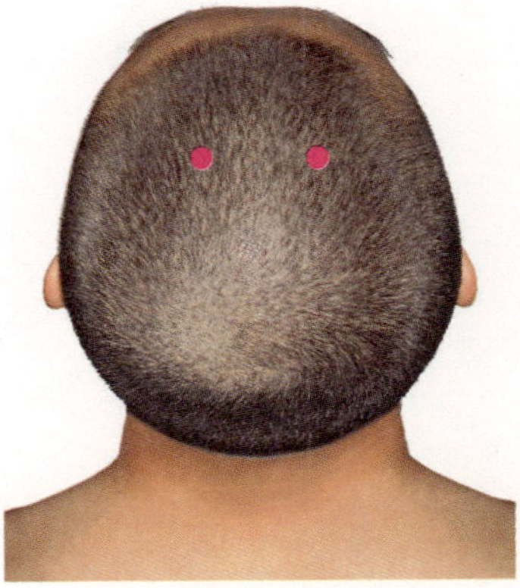

肺反射区 4

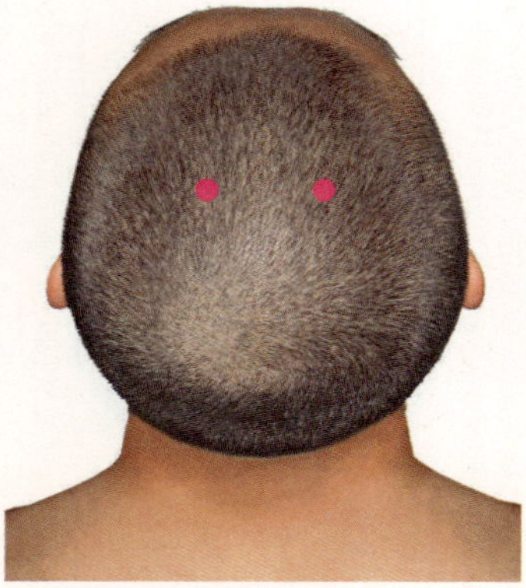

胃反射区 4

十九、胃反射区 4

【定位】在头部脾反射区 2 的后面，半径为 1 寸的区域。

【解剖相关知识】反射区下分布有皮肤、皮下组织和帽状腱膜，是枕肌停止处，有枕动、静脉分支通过，并分布有枕大神经分支。

【主治】胃痛、消化不良。

二十、脾反射区 2

【定位】在肺部反射区 4 后面，半径为 1 寸的区域。

【解剖相关知识】反射区下分布有皮肤、皮下组织和帽状腱膜，有颞浅动、静脉和枕动、静脉的吻合网，并分布有枕大神经分支。

【主治】胃脘痛、消化不良。

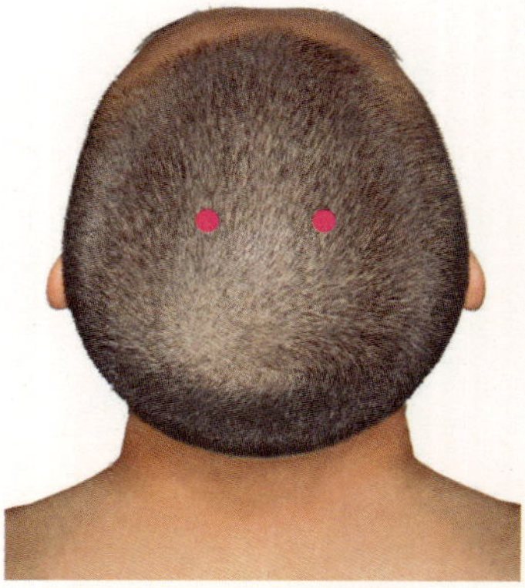

脾反射区 2

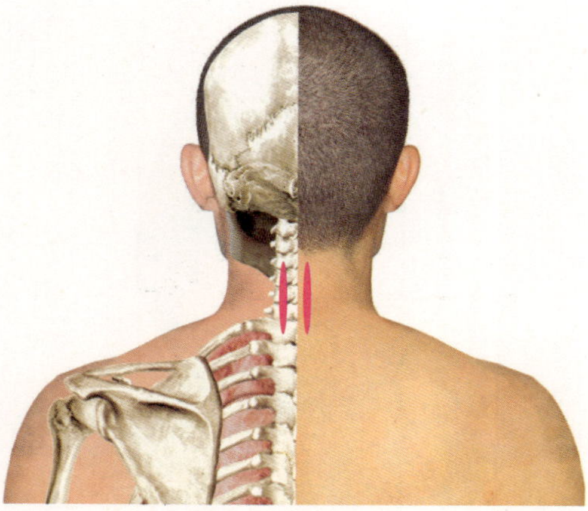

颈椎反射区 1

二十一、颈椎反射区 1

【定位】以第 3 颈椎横突至第 7 颈椎横突的区域为长度范围，颈椎旁开 0.2 寸到 0.5 寸为宽的区域。

【解剖相关知识】反射区下有皮肤、皮下组织、斜方肌、菱形肌和头夹肌通过，并有颈神经及伴行的动、静脉分布。

【主治】颈椎病、颈部疲劳、头痛、手麻。

二十二、主动脉窦反射区

【定位】在胸锁乳突肌中心，半径为0.2寸的区域。

【解剖相关知识】反射区下分布有皮肤、皮下组织，浅层为颈阔肌、胸锁乳突肌，深层为肩胛提肌的起点，深层内侧有颈升动脉通过，分布有耳大神经、颈皮神经、枕小神经及副神经。

【主治】颈部不适。此外，对于晕厥等症有开窍醒神的效果。

【注意事项】此区域为按摩禁忌区域。

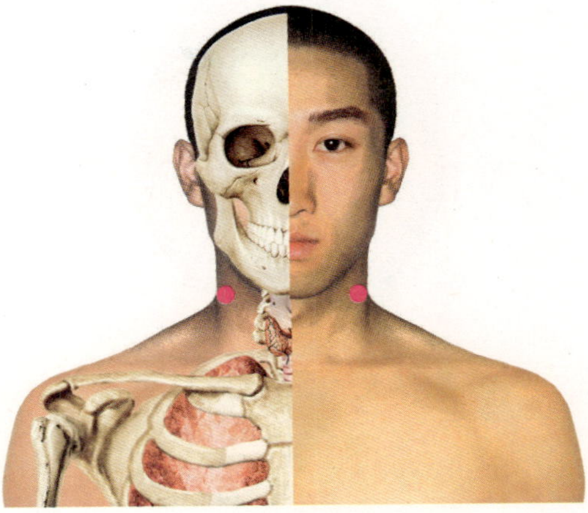

主动脉窦反射区

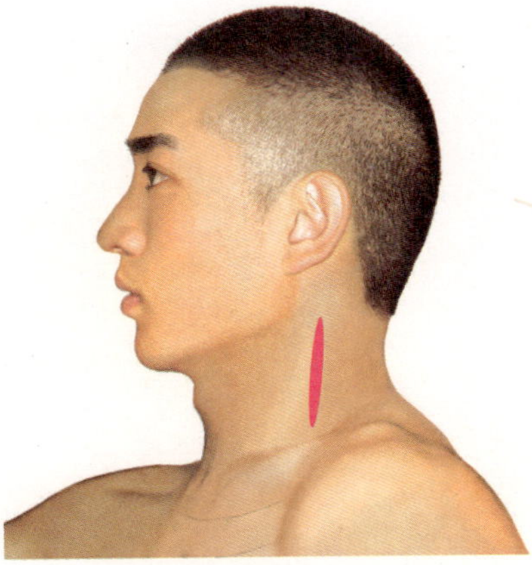

血压反射区 3

二十三、血压反射区 3

【定位】颈部两侧胸锁乳突肌。

【解剖相关知识】反射区下分布有皮肤、皮下组织、颈阔肌、胸锁乳突肌及头夹肌，有甲状腺上动脉，颈内、外动脉，颈内、外静脉和枕动脉通过，并分布有枕小神经、耳大神经、副神经、颈皮神经、面神经颈支，深层有颈动脉球，最深层有交感神经干，外侧有舌下神经降支及迷走神经。

【主治】高血压病，可有效降低高血压。

二十四、气管反射区

【定位】在喉结上下长2寸、宽0.5寸的区域。

【解剖相关知识】反射区下分布有皮肤，位于左、右胸骨舌骨肌之间，下颌舌骨肌和颏舌肌，浅层有颈前浅动脉和颈静脉属支通过，深层有甲状腺上、下动脉和舌动脉通过，并分布有颈皮神经的分支，深层为舌根，有下颌神经肌支、舌下神经及舌咽神经的分支。

【主治】气管炎、支气管哮喘等。

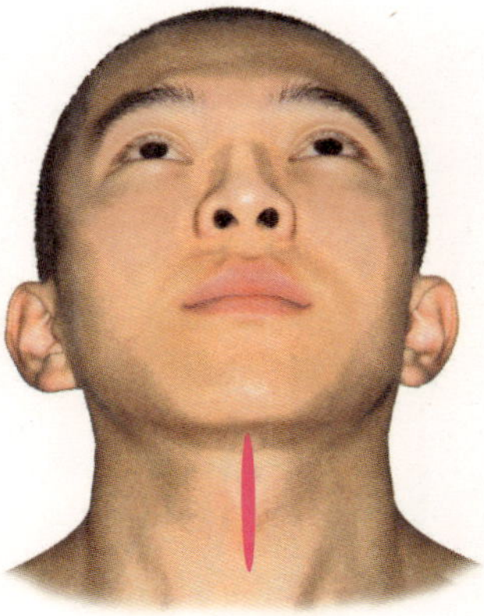

气管反射区

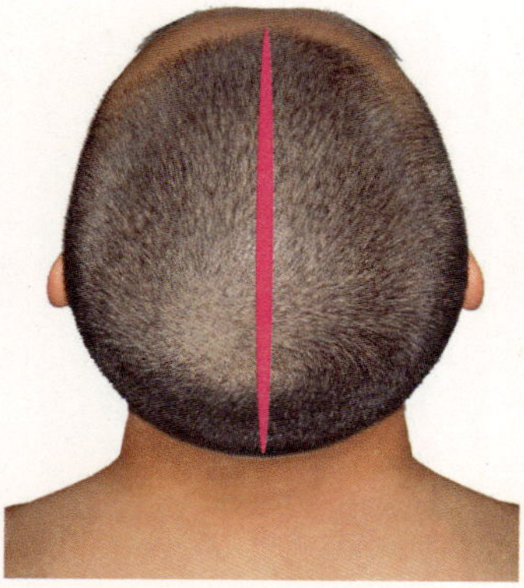

脊柱反射区

二十五、脊柱反射区

【定位】在头部正中前发际至后发际之间的区域。

【解剖相关知识】反射区下分布有皮肤、皮下组织、帽状腱膜，为左右枕额肌交界处，有左右颞浅动、静脉网及左右枕动、静脉吻合网，额动、静脉分支通过，并分布有枕大神经分支及额神经分支。

【主治】脊柱疾患。

第二节　胸腹部特效反射区

一、心脏反射区 2

【定位】在腋窝中心，半径为 0.2 寸的区域。

【解剖相关知识】位于胸大肌的外下缘，深层为喙肱肌，外侧为腋动脉，分布有尺神经、正中神经、前臂内侧皮神经及臂内侧皮神经。

【主治】心悸、失眠、多梦、健忘。

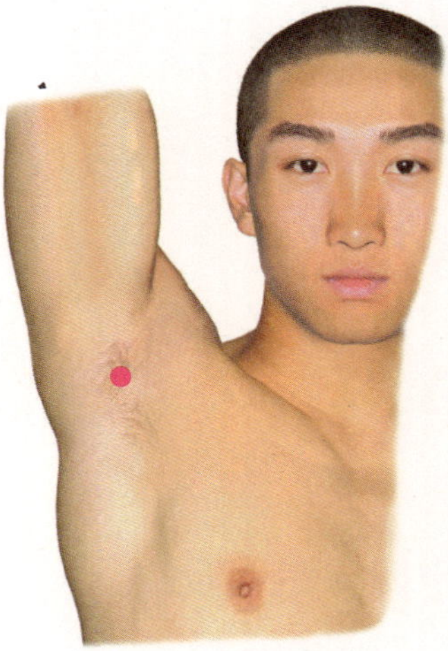

心脏反射区 2

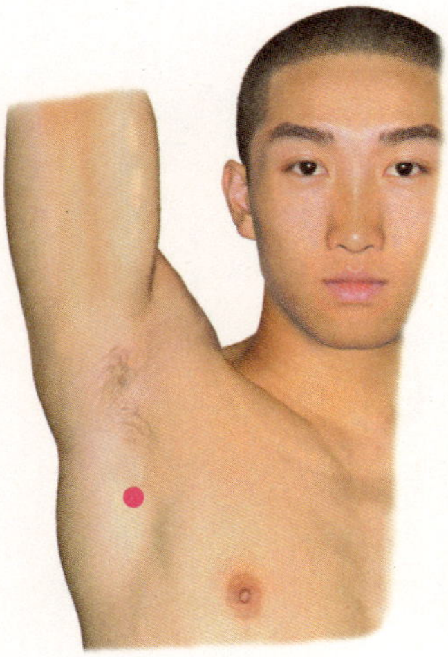

心脏反射区 3

二、心脏反射区 3

【定位】在腋窝下 3 寸，半径为 0.2 寸的区域。

【解剖相关知识】皮下有前锯肌和肋间内、外肌。分布有胸腹壁静脉，胸外侧动、静脉及第 4 肋间动、静脉；分布有第 4 肋间神经外侧皮支和胸长神经分支。

【主治】心悸、失眠、多梦、健忘。

三、上身淋巴反射区

【定位】在腋窝下，长2寸和宽0.2寸的区域。

【解剖相关知识】有胸大肌、胸小肌，胸外侧动、静脉，第2、3肋间动、静脉，第2、3肋间神经。

【主治】免疫力低下，可提高人体免疫能力。

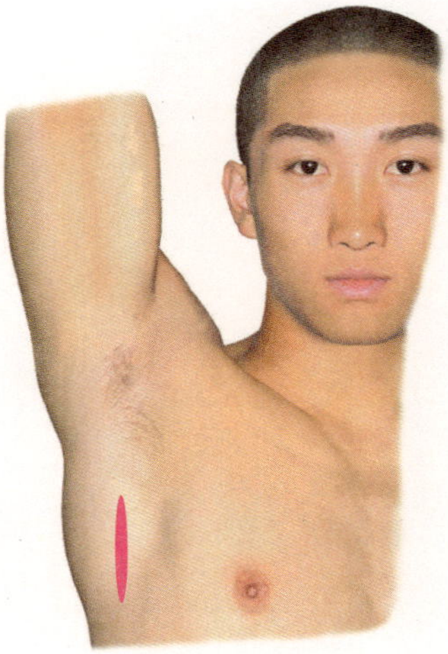

上身淋巴反射区

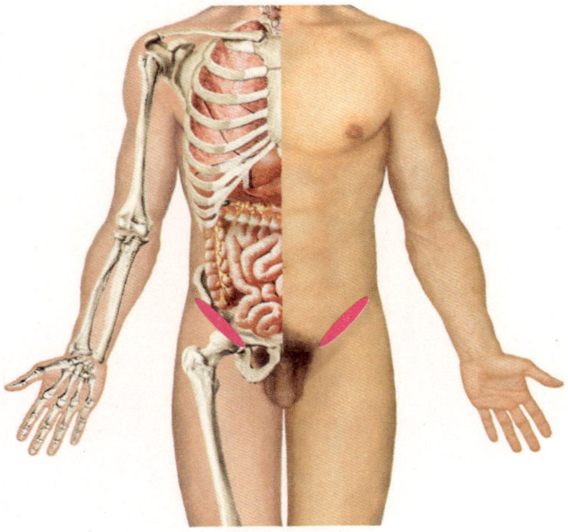

下身淋巴反射区

四、下身淋巴反射区

【定位】在双侧腹股沟中点上，沿腹股沟方向长2寸和宽0.2寸的区域。

【解剖相关知识】腹外斜肌腱膜、腹内斜肌、腹横肌下部，有腹壁浅、静脉分支，外侧有腹壁下动、静脉，分布有髂腹下神经。

【主治】免疫力低下，可提高人体免疫能力。

五、阑尾反射区

【定位】在肚脐与右髂前上棘连线的中点，半径为0.2寸的圆形区域。

【解剖相关知识】分布有腹直肌、腹内外斜肌及腹横肌肌部，分布有第11肋间动、静脉分支及腹壁下动、静脉分支；并有第11肋间神经分布。

【主治】慢性阑尾炎。

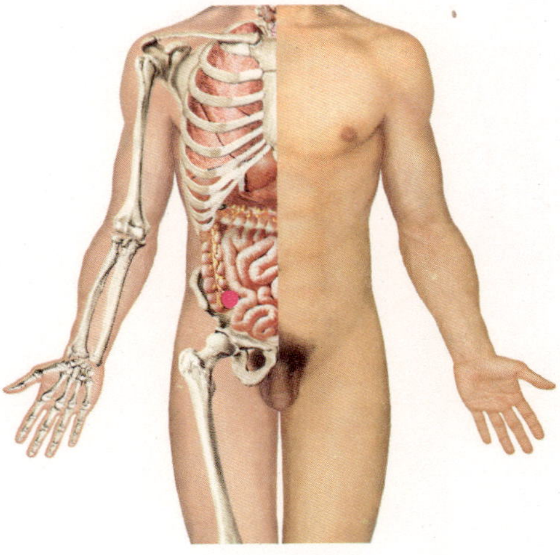

阑尾反射区

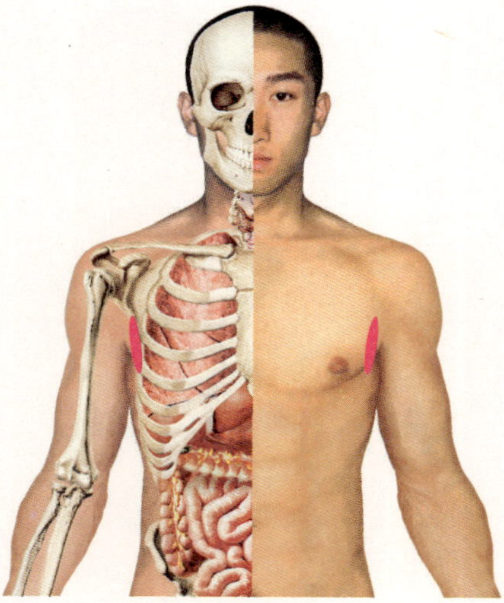

肩部反射区 3

六、肩部反射区 3

【定位】在肩关节前下方，腋前纹长 2 寸、宽 0.2 寸的区域。

【解剖相关知识】反射区下有三角肌和肱二头肌长头腱；分布有腋动、静脉，胸肩峰动、静脉；并有锁骨上神经外侧支、腋神经和肌皮神经分布。

【主治】肩周炎、肩部活动不利。

七、胸反射区 3

【定位】在两乳之间，前正中线上，长 1 寸、宽 0.2 寸的区域。

【解剖相关知识】反射区下分布有皮肤、皮下组织及胸骨，有胸廓内动脉前穿支通过，分布有第 4 肋间神经前皮支和第 4 肋间神经。

【主治】胸闷、呃逆、呕吐。

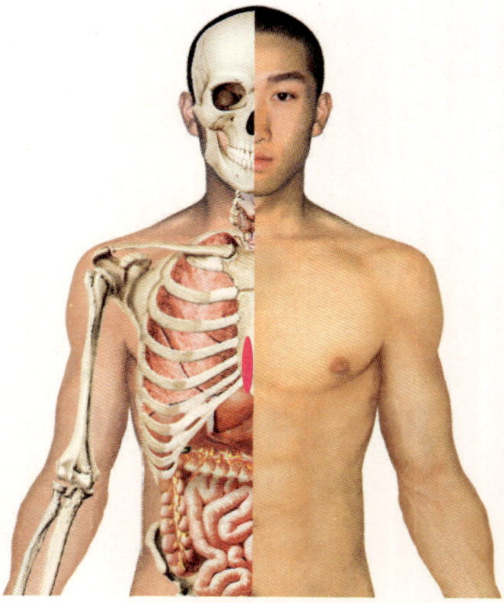

胸部反射区 3

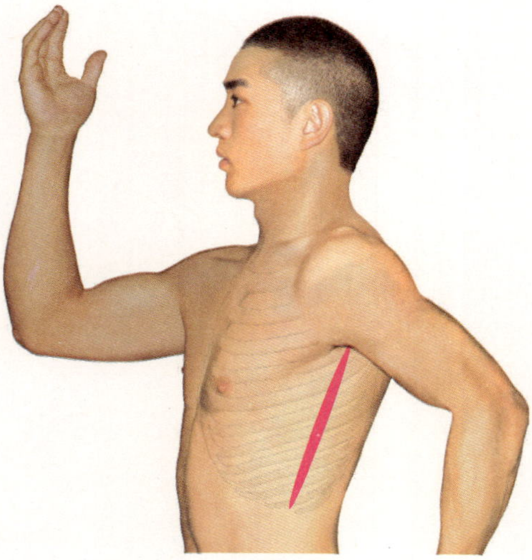

胸部反射区 4

八、胸反射区 4

【定位】在胸部两侧腋中线，平行于从腋部至第 10 胸椎的宽 0.5 寸的区域。

【解剖柞关知识】反射区下分布有皮肤、皮下组织、前锯肌和肋间外肌；有胸腹壁动、静脉，胸外侧动、静脉及肋间动、静脉通过；并分布有肋间神经外侧皮支和胸长神经分支。

【主治】胸闷、呃逆、呕吐。

九、腹腔反射区

【定位】在脐正中直下长3寸、宽0.2寸的区域。

【解剖相关知识】反射区下有腹壁浅动脉和腹壁下动脉通过，并分布有肋下神经前皮支和肋下神经。

【主治】呕吐、腹胀。

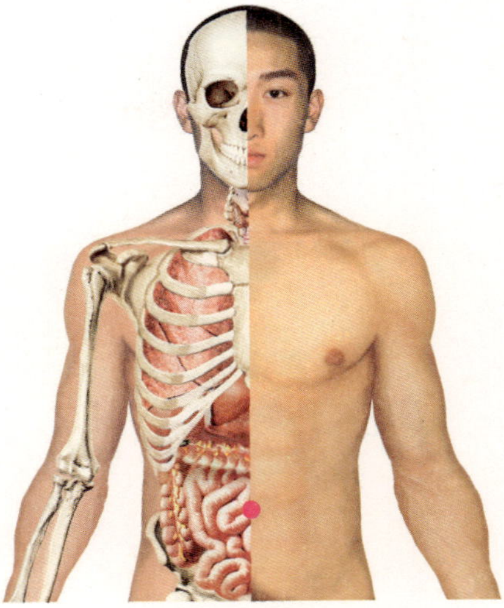

腹腔反射区

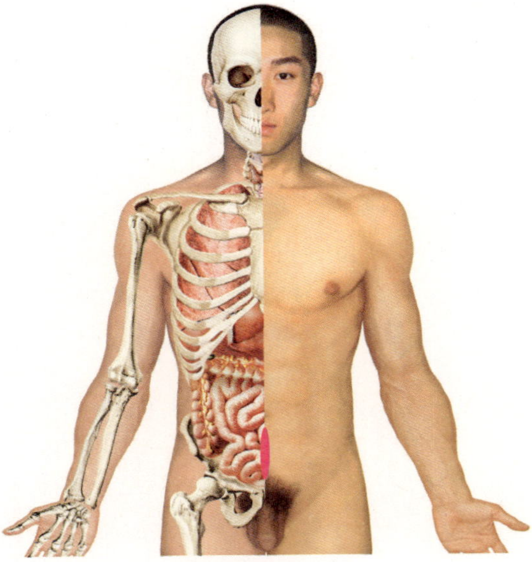

泌尿系统反射区

十、泌尿系统反射区

【定位】在脐直下3寸至4寸半、宽0.2寸的区域。

【解剖相关知识】反射区下分布有皮肤、皮下组织、腹白线和腹横筋膜，有腹壁浅动脉和腹壁下动脉通过，并分布有髂腹下神经皮支和髂腹下神经。

【主治】泌尿系统疾病。

十一、咽反射区

【定位】锁骨上窝中点，半径为0.2寸的区域。

【解剖相关知识】反射区下为皮肤、皮下组织和颈阔肌，浅层有颈外静脉，深层有锁骨下动、静脉通过，并分布有锁骨上神经内侧支、臂神经丛和面神经颈支分布。

【主治】咽喉疼痛。

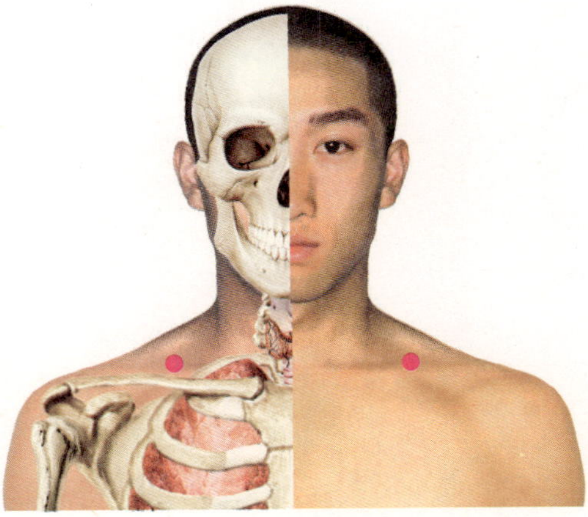

咽反射区

十二、肺反射区 2

【定位】在第 1 肋间隙距胸正中线旁开 6 寸处，各方向为 0.2 寸的区域。

【解剖相关知识】在胸大肌、胸小肌处，内侧深层为第 1 肋间内、外肌，上外侧有腋动、静脉及胸肩峰动、静脉，分布有锁骨上神经中后支、胸前神经分支及第 1 肋间神经外侧皮支。

【主治】咳喘、胸闷、盗汗。

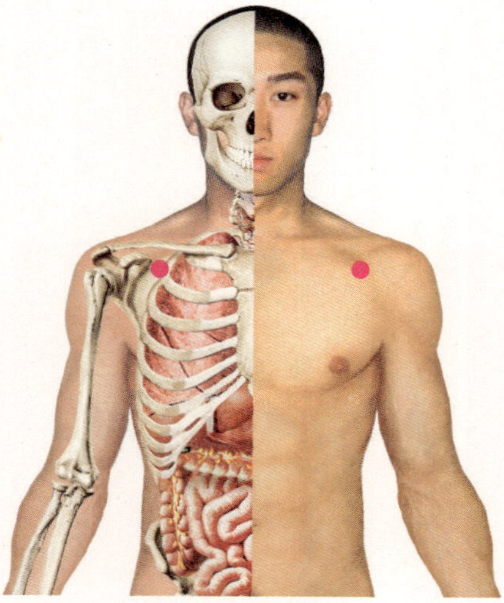

肺反射区 2

十三、膀胱反射区

【定位】在耻骨联合小腹正中，各方向为 0.2 寸的区域。

【解剖相关知识】两侧有锥状肌，有腹壁下动脉及闭孔动脉的分支，分布有髂腹下神经的分支。

【主治】尿失禁，小便不利。

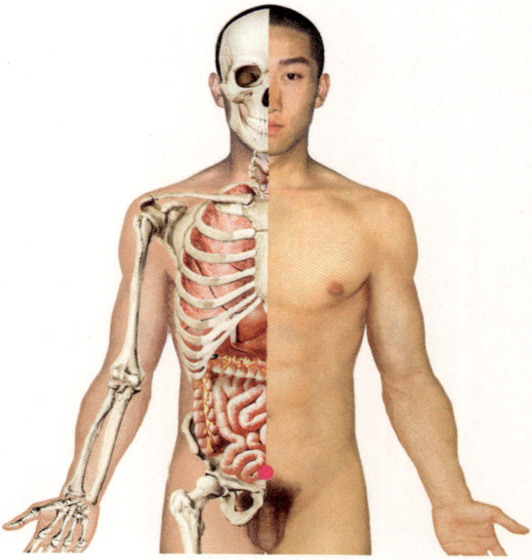

膀胱反射区

十四、胃反射区 3

【定位】脐直上 2 寸至 5 寸长、左右宽为 0.2 寸的区域。

【解剖相关知识】反射区下分布有皮肤、皮下组织、腹白线和腹横筋膜，有腹壁上动脉通过，并有肋间神经前皮支和肋间神经分布。

【主治】胃痛、消化不良。

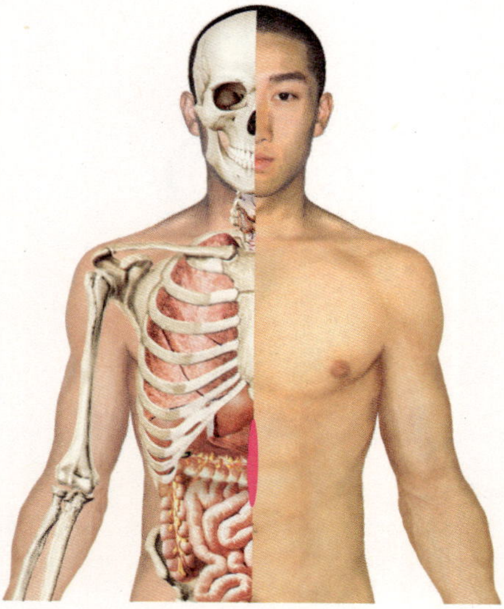

胃反射区 3

十五、腰部反射区 2

【定位】在脐下 2 寸腹中线旁开 0.5 寸处，半径为 0.2 寸的区域。

【解剖相关知识】反射区下分布有皮肤、皮下组织、腹直肌鞘前壁和腹直肌，有脐周静脉网和腹壁上、下动脉分支通过，并有第 10 肋间神经前皮支和肌支分布。

【主治】腰部疼痛、腰部扭伤、下肢屈伸不利。

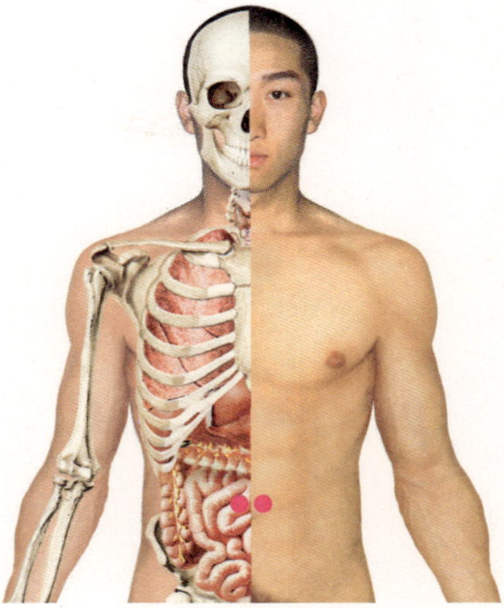

腰部反射区 2

十六、腰部反射区 5

【定位】腹部，髂前上棘前半径约为0.2寸的区域。

【解剖相关知识】腹外斜肌腱膜、腹内斜肌、腹横肌下部；下有腹壁浅动、静脉分支，外侧有腹壁下动、静脉；分布有髂腹下神经。

【主治】腰部疼痛，提高人体免疫能力。

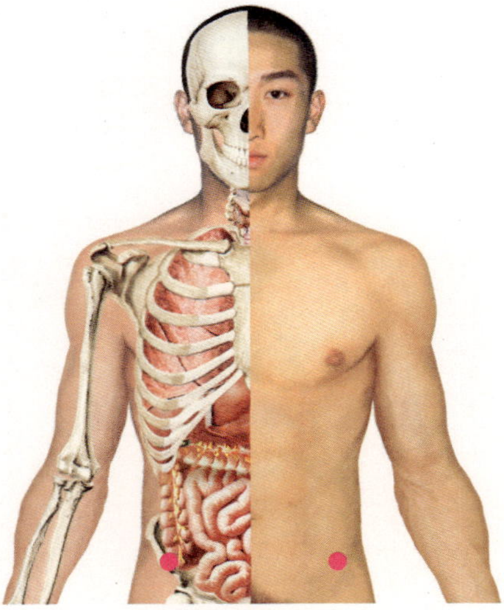

腰部反射区 5

十七、升结肠反射区

【定位】腹部脐右侧旁开 2 寸，平脐上下长各 2 寸、宽为 0.2 寸的区域。

【解剖相关知识】反射区下分布有皮肤、皮下组织、腹直肌鞘和腹直肌，有腹壁浅动、静脉、肋间动脉和腹壁上、下动脉通过，并分布有肋间神经前皮支。

【主治】消化不良、大便不畅。

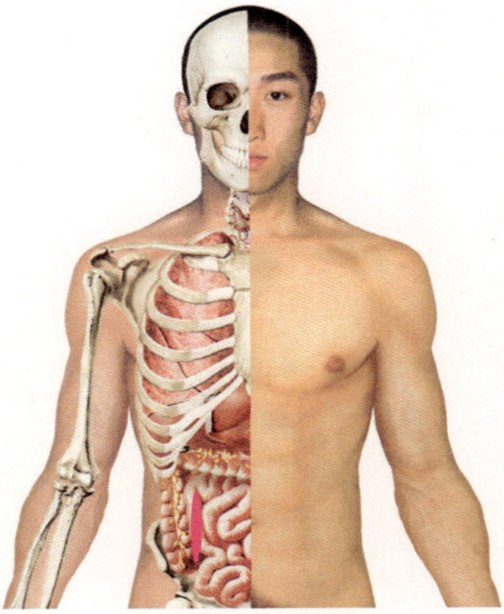

升结肠反射区

十八、横结肠反射区

【定位】在脐上 1 寸，左右各长 4 寸、宽 0.2 寸的区域。

【解剖相关知识】反射区下分布有皮肤、皮下组织、腹直肌鞘和腹直肌，有腹壁下浅动、静脉和肋间动脉通过，并分布有第 9 肋间神经分支。

【主治】消化不良、大便不畅。

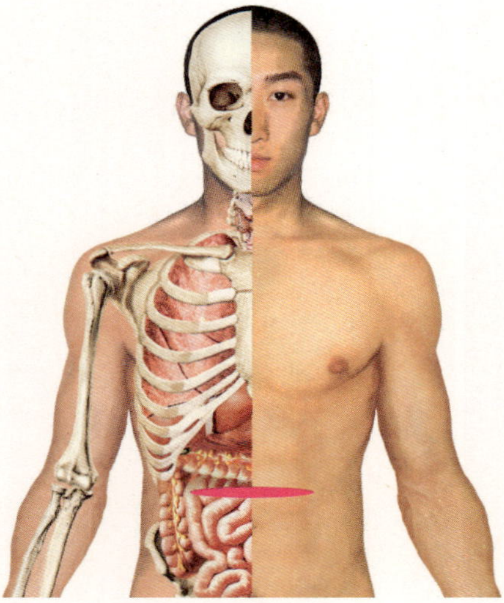

横结肠反射区

十九、降结肠反射区

【定位】在脐左侧旁开 2 寸，平脐上下长各 2 寸、宽 0.2 寸的区域。

【解剖相关知识】反射区下分布有皮肤、皮下组织、腹直肌鞘和腹直肌；有腹壁浅动、静脉，肋间动脉和腹壁上、下动脉通过；并分布有肋间神经前皮支和肋间神经。

【主治】消化不良、大便不畅。

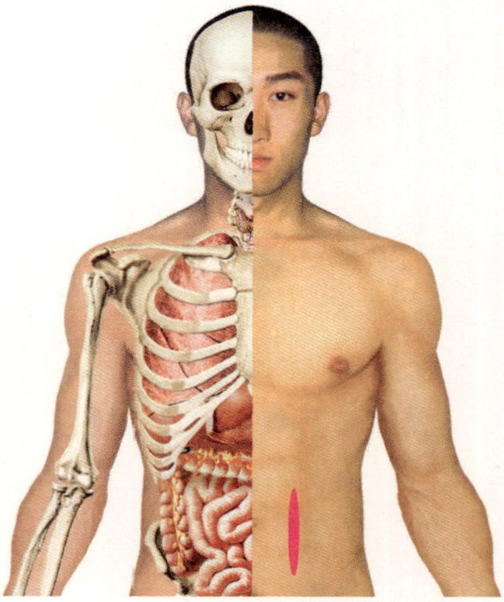

降结肠反射区

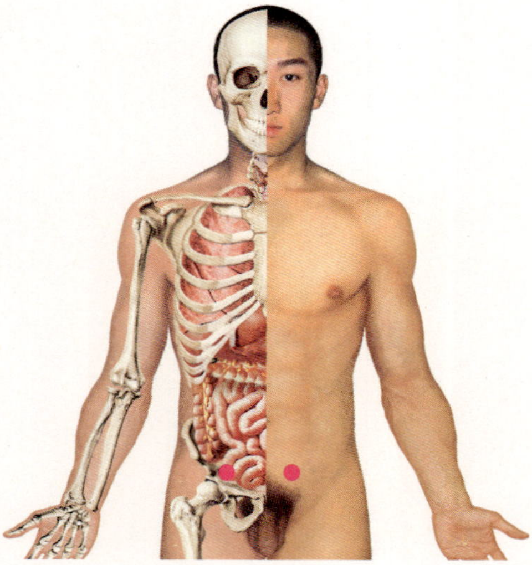

子宫、前列腺反射区

二十、子宫、前列腺反射区

【定位】脐下 4 寸，左右旁开 2 寸处，半径为 0.2 寸的区域。

【解剖相关知识】反射区下分布有皮肤、皮下组织、腹直肌及腹直肌鞘，有腹壁浅动、静脉和腹壁下动脉通过，并有髂腹下神经和肋下神经分布。

【主治】月经不调、不孕症、前列腺疾病。

二十一、髋反射区

【定位】在髂前上棘窝上，半径为 0.2 寸的区域。

【解剖相关知识】反射区下分布有皮肤、皮下组织、腹外斜肌、腹内斜肌及腹横肌，有旋髂浅动、静脉通过，并分布有髂腹下神经皮支和主干、髂腹股沟神经和股外侧皮神经干。

【主治】腰痛、髋关节疾病。

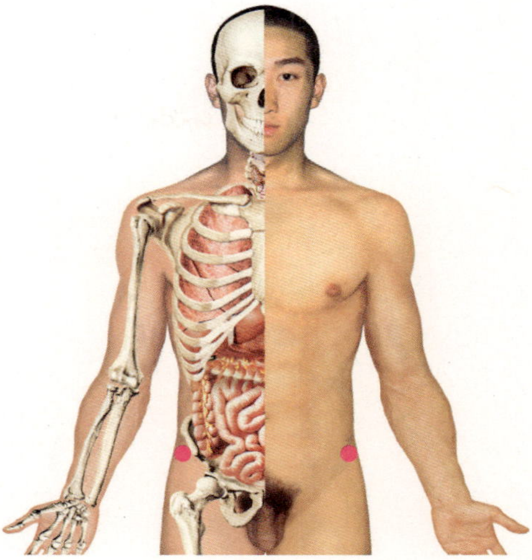

髋反射区

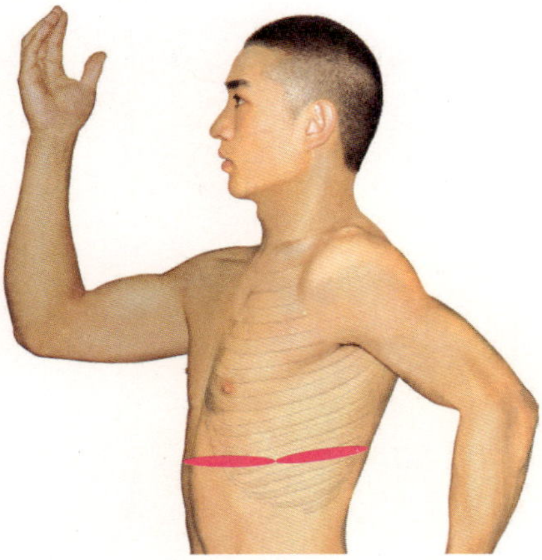

膈反射区

二十二、膈反射区

【定位】在第 7 至第 8 肋间隙前后胸的区域。

【解剖相关知识】反射区位于肋下缘腹外斜肌腱膜中，分布有腹内斜肌、腹横肌，深层为肋间内、外肌；有第 7 肋间动、静脉通过；并分布有第 7 或第 8 肋间神经。

【主治】呃逆。

第三节 腰背部特效反射区

一、心脏反射区 1

【定位】背部第 5 胸椎棘突下，各旁开 1.5 寸为中心，半径为 0.2 寸的区域。

【解剖相关知识】皮下有斜方肌、菱形肌，深层为最长肌；有第 5 肋间动、静脉背侧支的内侧支；分布有第 5 或第 6 胸神经后支内侧皮支，深层为第 5 胸神经后支外侧支。

【主治】心悸、失眠、多梦、健忘。

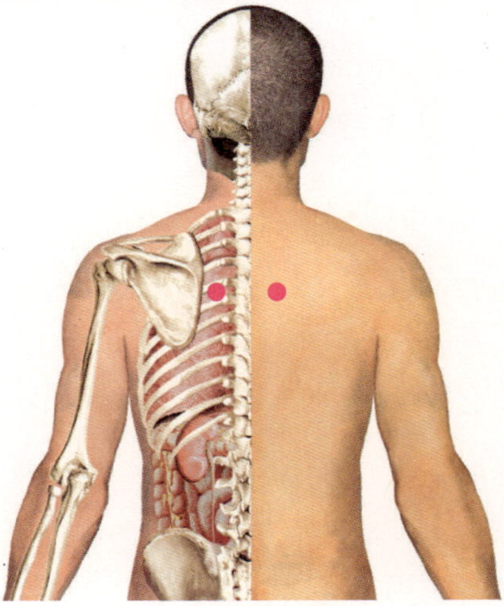

心脏反射区 1

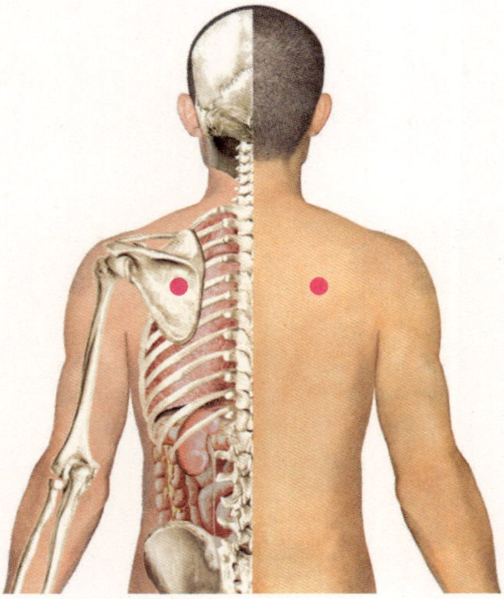
肩部反射区 1

二、肩部反射区 1

【定位】在肩胛冈下窝，各方向半径为 0.2 寸的区域。

【解剖相关知识】该反射区位于冈下肌中，有肩胛动脉网分布，并有锁骨上神经、肩胛上神经和副神经分布。

【主治】肩周炎、肩部活动不利。

三、肩部反射区 4

【定位】肩关节后下方，腋后纹上长 2 寸、宽 0.2 寸的区域。

【解剖相关知识】分布有肱三头肌长头和大圆肌，有旋肱后动脉的分支分布，并有第 2 肋间神经外侧皮支即肋间臂神经、腋神经和桡神经分布。

【主治】肩周炎、肩部活动不利。

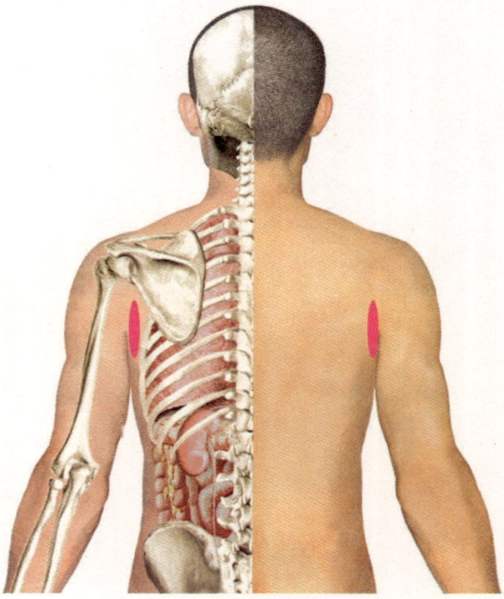
肩部反射区 4

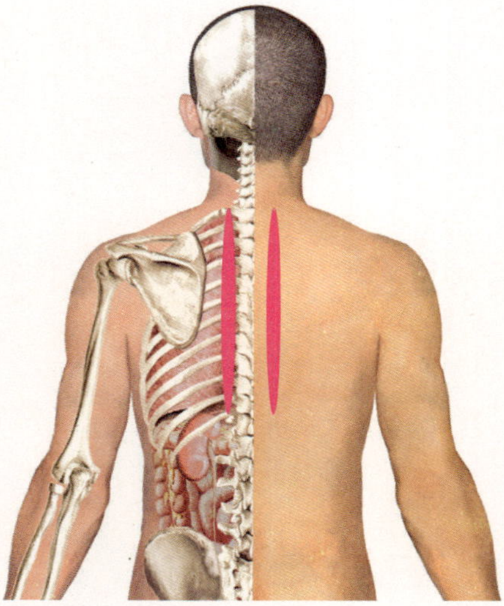
胸部反射区 2

四、胸反射区 2

【定位】位于第 1 胸椎至第 12 胸椎之间，距后正中线两侧旁开 0.5 寸至 1.5 寸的区域。

【解剖相关知识】反射区下分布有皮肤、皮下组织、斜方肌、菱形肌、背阔肌、竖脊肌；有相应肋间后动脉的背侧支通过；分布有第 1 至第 12 胸神经后支的皮支及肌支。

【主治】胸闷、呃逆、呕吐。

五、肾反射区 2

【定位】在腰部第 2 腰椎棘突下各旁开长 1.5 寸、宽 0.2 寸的区域。

【解剖相关知识】反射区下分布有皮肤、皮下组织、胸腰筋膜浅层和竖脊肌；有相应的腰动脉背侧支分支分布；并有第 2 和第 3 腰神经后支的内侧皮支和肌支分布。

【主治】耳鸣眼花、月经不调、咳喘、腰痛，可帮助排泄人体毒素。

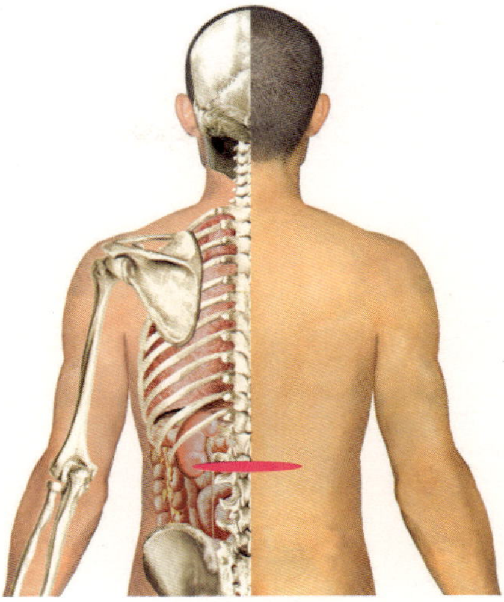

肾反射区 2

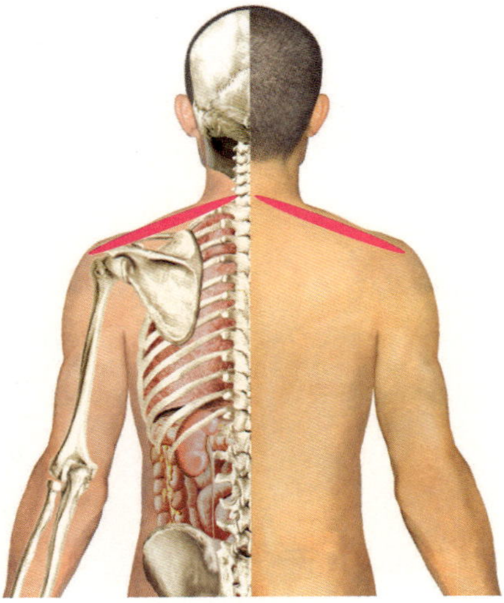

肩胛骨反射区

六、肩胛骨反射区

【定位】在肩峰至第 7 颈椎区域。

【解剖相关知识】反射区下分布有皮肤、皮下组织、斜方肌及肩胛提肌，有颈横动脉通过，并分布有锁骨上神经内侧支、副神经、肩胛背神经。

【主治】肩痛、肩胛骨活动不利、颈部不适。

七、腰丛神经反射区

【定位】在臀部，自髂后上棘至大转子连线上 1/3 处区域。

【解剖相关知识】反射区下分布有皮肤、皮下组织和臀大肌，有臀下动脉通过，并分布有臀下皮神经、髂腹下神经、臀上皮神经、股外侧皮神经、臀下神经及坐骨神经干。

【主治】腰痛、臀部酸胀。

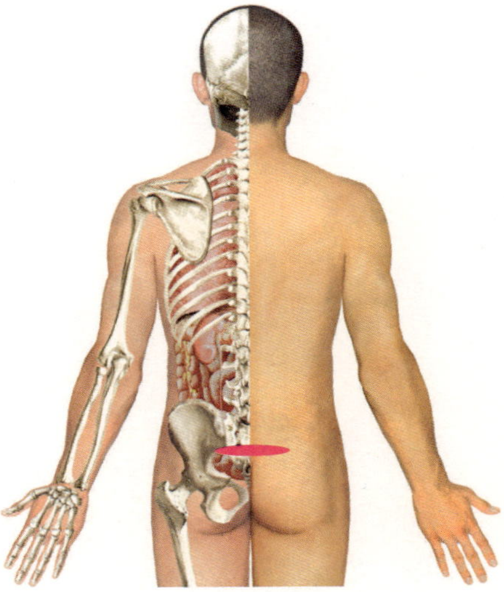

腰丛神经反射区

八、肺反射区 1

【定位】在第 3 胸椎棘突下左、右共长 3 寸，宽 0.2 寸的区域。

【解剖相关知识】有斜方肌、菱形肌，深层为最长肌；有第 3 肋间动、静脉背侧支的内侧支；分布有第 3 或第 4 胸神经后支内侧皮支，深层为第 3 胸神经后支外侧支。

【主治】咳喘、胸闷、盗汗。

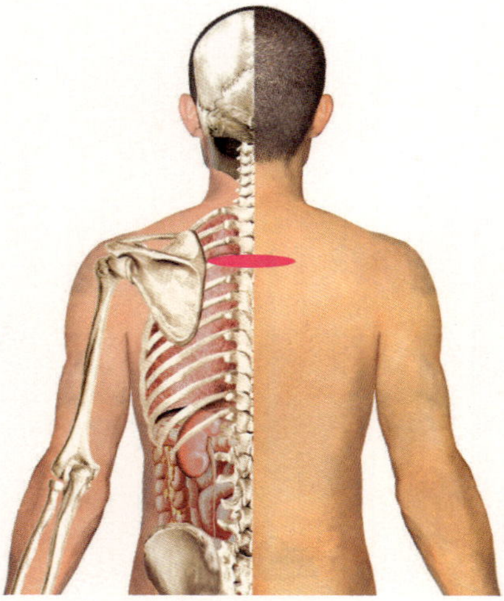

肺反射区 1

九、胃反射区 1

【定位】在背部第 12 胸椎棘突下左右长 3 寸、上下宽 0.2 寸的区域。

【解剖相关知识】反射区下分布有皮肤、皮下组织、棘上韧带、棘间韧带、背阔肌、下后锯肌和竖脊肌，有第 12 胸神经和第 1 腰神经的伴行动、静脉和相应肋下动脉背侧支分支通过，并分布有肌支，第 12 胸神经和第 1 腰神经后支的皮支和肌支，胸背神经分支。

【主治】胃痛、消化不良。

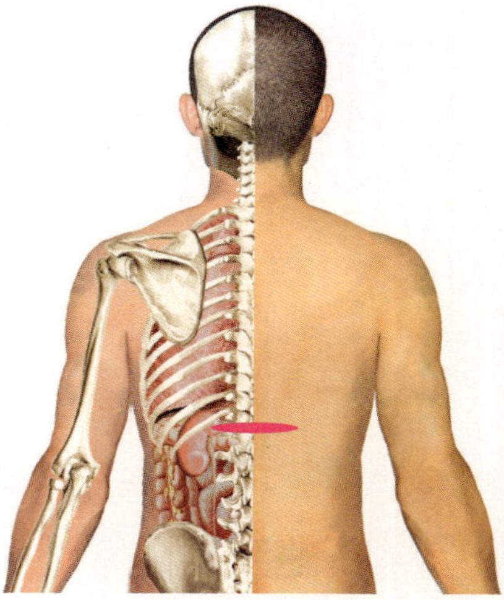

胃反射区 1

十、脾反射区 1

【定位】在背部第 11 胸椎棘突下左右共长 3 寸、上下宽 0.2 寸的区域。

【解剖相关知识】反射区下分布有皮肤、皮下组织、棘上韧带、棘间韧带、背阔肌、下后锯肌和竖脊肌，有第 11、第 12 胸神经的伴行动、静脉及相应肋下动脉背侧支分支通过，并分布有第 11、第 12 胸神经后支的皮支、肌支和胸背神经。

【主治】胃脘痛、消化不良。

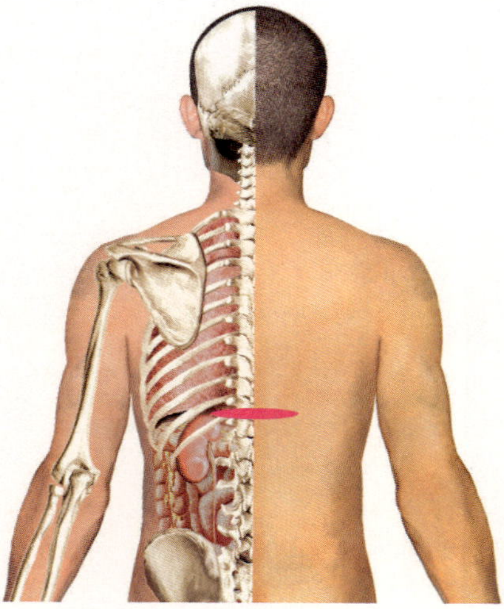

脾反射区 1

十一、肝反射区

【定位】在背部第 9 胸椎棘突下左右共长 3 寸、上下宽 0.2 寸的区域。

【解剖相关知识】反射区下分布有皮肤、皮下组织、棘上韧带、棘间韧带、斜方肌、背阔肌和竖脊肌，有第 9、第 10 胸神经的伴行动、静脉和肩胛背动脉的分支通过，并分布有第 9、第 10 胸神经后支的皮支和肌支、副神经、胸背神经。

【主治】胸肋胀满、肝气郁结、视物不清。

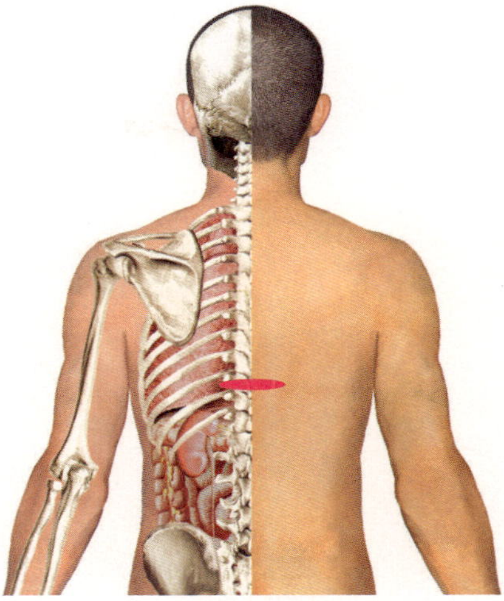

肝反射区

十二、胰反射区 1

【定位】在背部第 8 胸椎棘突下左右共长 3 寸、上下宽 0.2 寸的区域。

【解剖相关知识】反射区下分布有皮肤、皮下组织、棘上韧带、棘间韧带、斜方肌、背阔肌和竖脊肌，有第 8 胸神经伴行动、静脉和肋间后动脉通过，并分布有第 8 胸神经后支的皮支和肌支。

【主治】胰腺炎、糖尿病。

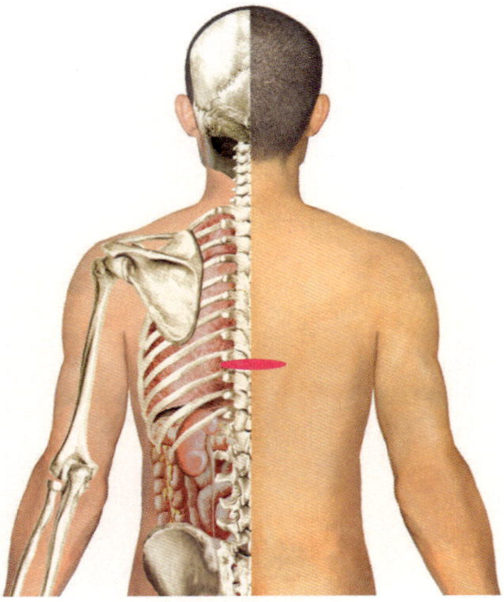

胰反射区 1

十三、胆反射区 1

【定位】在背部第 10 胸椎下左右共长 3 寸、宽 0.2 寸的区域。

【解剖相关知识】反射区下分布有皮肤、皮下组织、棘上韧带、棘间韧带、背阔肌和竖脊肌，有第 10、第 11 胸神经伴行动、静脉和相应肋间后动脉背侧支分支通过，并分布有第 10、第 11 胸神经后支的皮支和肌支及胸背神经。

【主治】厌油腻性食物、畏食、口苦。

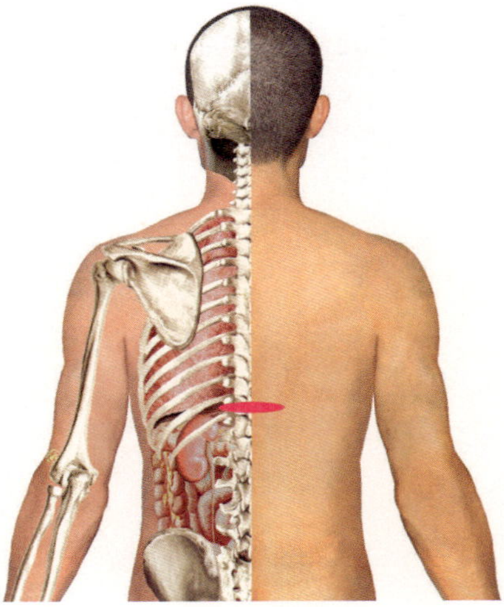

胆反射区 1

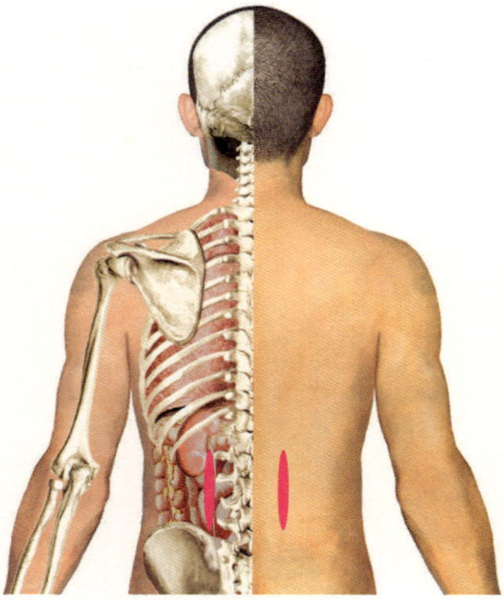

腰部反射区 1

十四、腰部反射区 1

【定位】在第 1 腰椎至第 5 腰椎之间，脊柱旁开 1.5 至 2 寸、宽 0.2 寸的区域。

【解剖相关知识】反射区下分布有皮肤、皮下组织、胸腰筋膜浅层和竖脊肌，有相应的腰动、静脉背侧支分支通过，并有相应腰神经的后支和肌支分布。

【主治】腰部疼痛、腰部扭伤、下肢屈伸不利。

第四节　上肢部特效反射区

一、安眠反射区 3

【定位】在前臂尺侧腕横纹上，长 1 寸、宽 0.2 寸的区域。

【解剖相关知识】位于尺侧腕屈肌与指浅屈肌之间，深层指伸屈肌和旋前方肌；有尺动脉的分支和主干通过；分布有前臂内侧皮神经、尺神经。

【主治】失眠、头晕耳鸣、多梦、神经衰弱、心悸及月经不调。

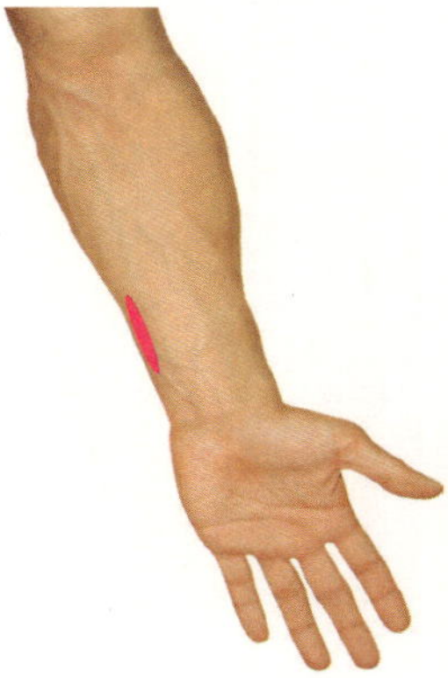

安眠反射区 3

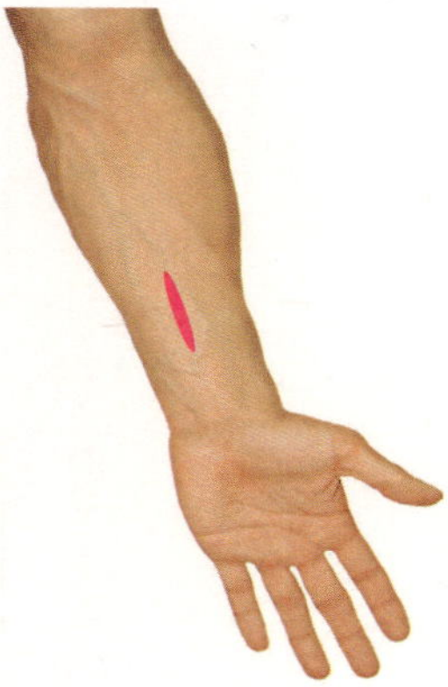

心脏反射区 4

二、心脏反射区 4

【定位】在腕横纹中点上 2 寸处，长 1 寸、宽 0.2 寸的区域。

【解剖相关知识】该反射区位于桡侧腕屈肌腱与掌长肌腱之间，浅层有指浅屈肌，深层为指深屈肌；分布有前臂正中动、静脉，深层为前臂掌侧骨间动、静脉；有前臂内侧皮神经分布，下为正中神经掌皮支，最深层为前臂掌侧骨间神经。

【主治】心悸、失眠、多梦、健忘。

三、肩部反射区 2

【定位】在前臂尺侧腕横纹上，长 2 寸、宽 0.2 寸的区域。

【解剖相关知识】位于尺侧腕屈肌与指浅屈肌之间，深层为指伸屈肌和旋前方肌；有尺动脉的分支和主干通过；分布有前臂内侧皮神经、尺神经。

【主治】肩周炎、肩部活动不利。

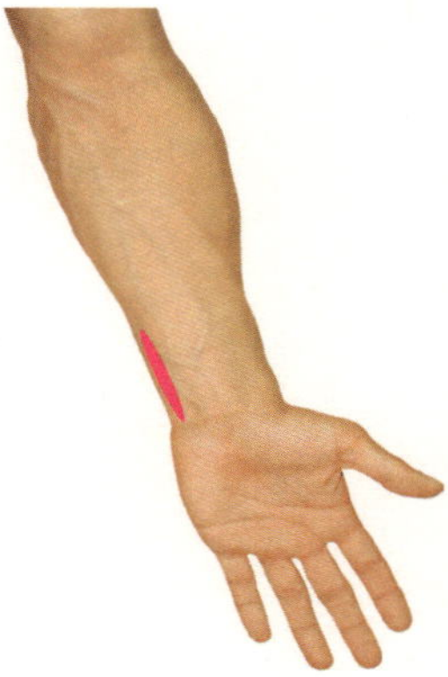

肩部反射区 2

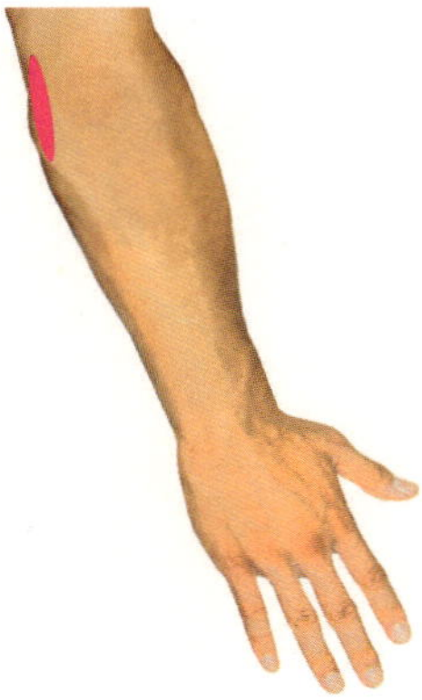

肘反射区

四、肘反射区

【定位】在手臂背面尺侧缘，肘尖上下长 2 寸、宽 1 寸的区域。

【解剖相关知识】反射区下分布有皮肤、皮下组织和肱三头肌腱；有肘关节动、静脉网，中间动、静脉副支通过；并分布有臂背侧皮神经及桡神经肌支。

【主治】屈肘不利、肘痛。

五、肺反射区 3

【定位】在肘横纹上外侧，各方向为 0.2 寸的区域。

【解剖相关知识】在肘关节处，肱二头肌腱的桡侧，肱桡肌起始部；有头静脉，桡侧返动、静脉分支；分布有前臂外侧皮神经，直下为桡侧神经主干。

【主治】咳喘、胸闷、盗汗。

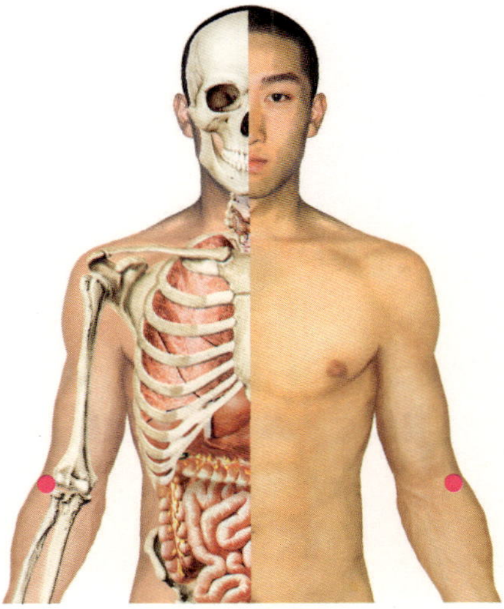

肺反射区 3

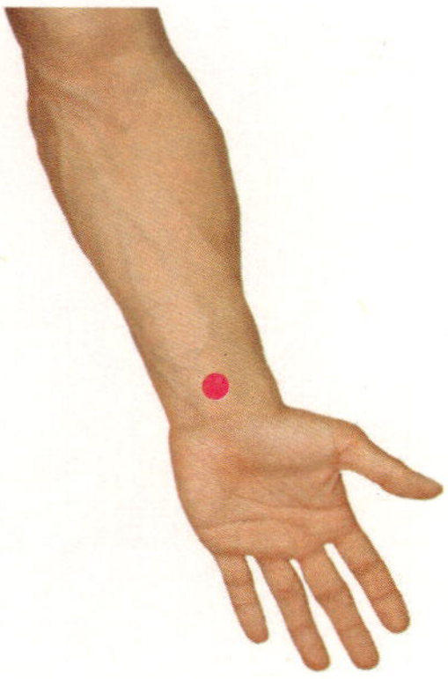

肛门反射区

六、肛门反射区

【定位】在腕横纹正中向上0.5寸，直径为0.2寸的区域。

【解剖相关知识】反射区下分布有皮肤、皮下组织和腕横韧带，在掌长肌腱与桡侧腕屈肌腱之间，深层有旋前方肌，有腕掌侧浅静脉网，腕掌侧动脉网和前臂正中静脉通过，并分布有正中神经及其掌皮支。

【主治】大便不通。

七、头面部反射区

【定位】在手部虎口外侧的中心，半径为0.2寸的区域。

【解剖相关知识】反射区下分布有皮肤、皮下组织、第1骨间背侧肌和拇收肌，浅层有手背静脉网、掌背动脉，深层有食指桡侧动脉通过，并分布有桡神经浅支、尺神经深支。

【主治】头痛、头晕、面部发紧。

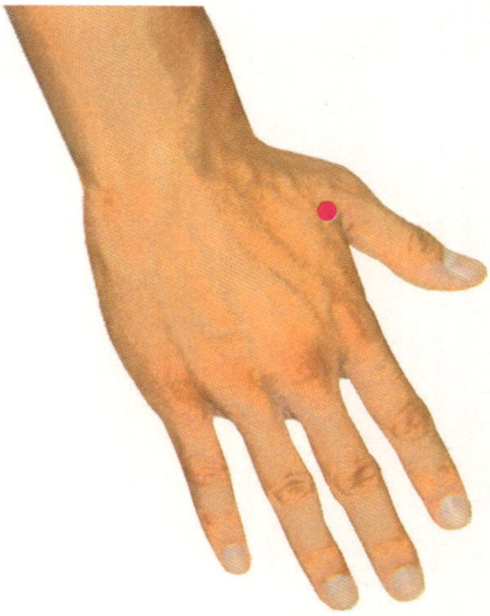

头面部反射区

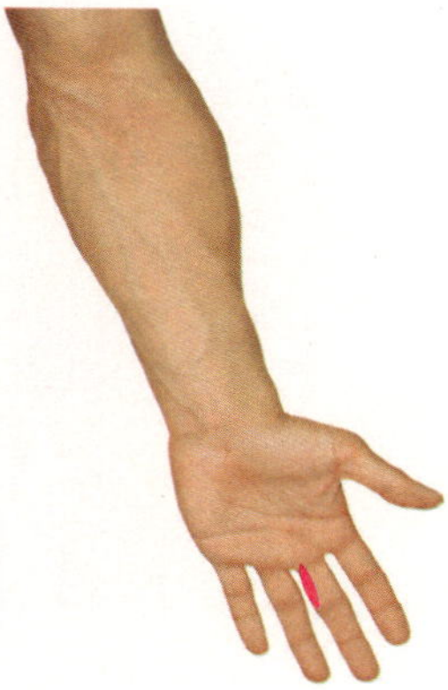

血压反射区 1

八、血压反射区 1

【定位】中指第1指间关节至根部桡尺侧。

【解剖相关知识】反射区下分布有皮肤、皮下组织、指深屈肌腱，有指掌侧固有动脉通过，分布有掌侧固有神经、正中神经肌支和尺神经肌支。

【主治】高血压、低血压。

九、血压反射区 2

【定位】腕横纹中点至上 2 寸处。

【解剖相关知识】反射区下分布有皮肤、皮下组织，在掌长肌腱与桡侧腕屈肌腱之间，深层有旋前方肌，有腕掌侧浅静脉网、腕掌侧动脉网和前臂正中静脉通过，并分布有正中神经及其掌皮支。

【主治】高血压、低血压。

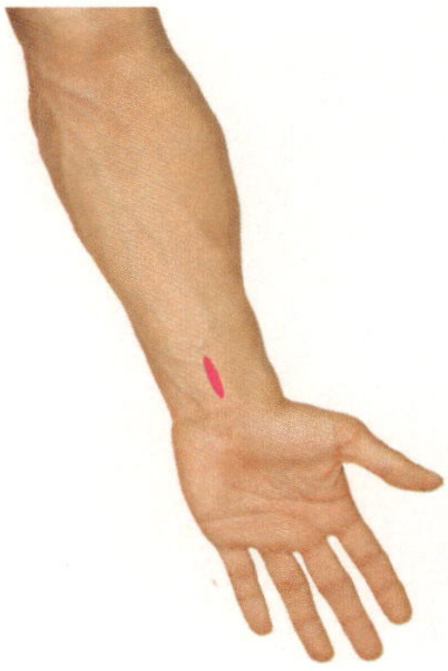

血压反射区 2

十、颈椎反射区 2

【定位】手背侧第 2、3 掌骨之间，掌指关节前后约 1 寸的区域。

【解剖相关知识】反射区下有皮肤、皮下组织及第 2 骨间背侧肌，有手背静脉网和掌背动脉通过，并有桡神经手背支和尺神经深支分布。

【主治】颈椎病、颈部疲劳、头痛、手麻。

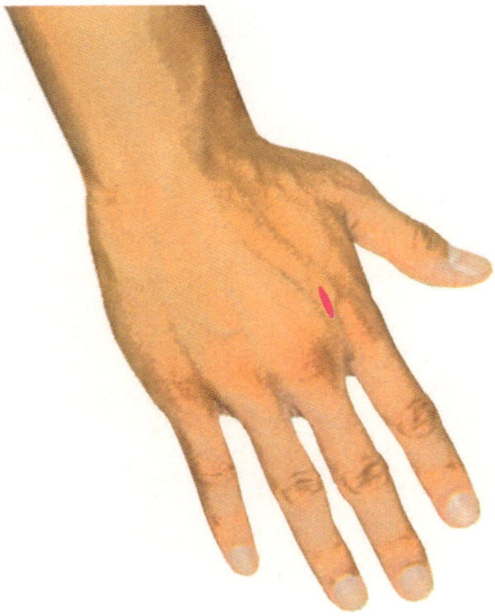

颈椎反射区 2

十一、颈椎反射区 3

【定位】手背侧靠近第 2 掌骨桡侧上端，第 2 掌骨小头下。

【解剖相关知识】反射区下分布有皮肤、皮下组织、第 1 骨间背侧肌肉、拇收肌，有掌背动脉、手背静脉网和食指桡侧动脉通过，并有桡神经浅支和尺神经深支分布。

【主治】颈椎病、颈部疲劳、头痛、手麻。

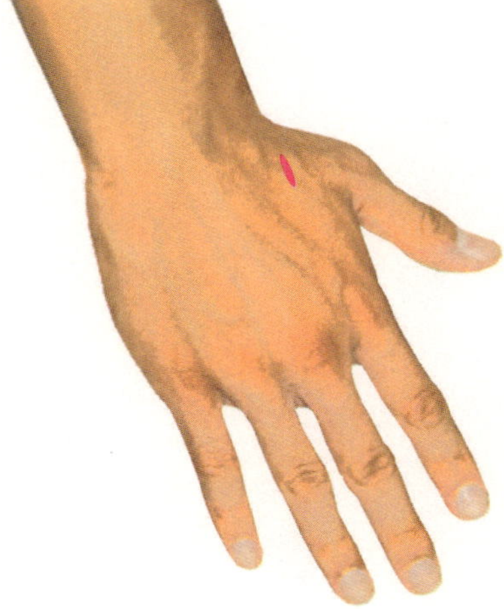

颈椎反射区 3

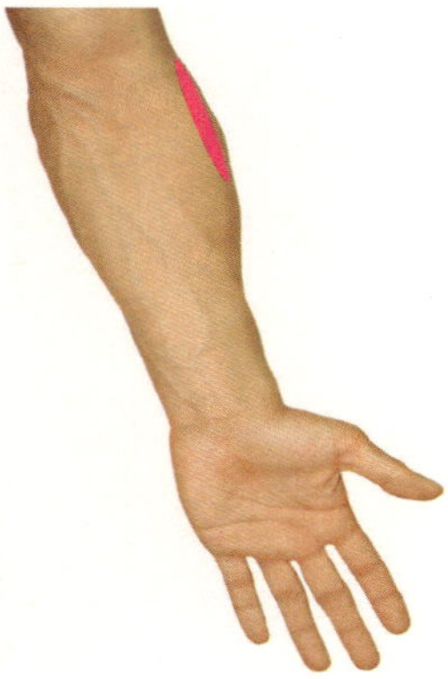

腰部反射区 7

十二、腰部反射区 7

【定位】前臂桡侧肘横纹外侧段下2寸，上、下长2寸的区域。

【解剖相关知识】反射区下分布有皮下组织，桡侧腕长、短肌，肱桡肌和肘肌，并有前臂外侧皮神经及桡神经分布，桡神经肌支和桡侧返动脉在此通过。

【主治】腰部疼痛、腰部扭伤、下肢屈伸不利。

第五节　下肢部特效反射区

一、安眠反射区 4

【定位】在双足内踝高点上3寸处，各长2寸、宽0.3寸的区域。

【解剖相关知识】反射区下为皮肤、皮下组织、趾长屈肌、胫骨后肌、踇长屈肌；分布有小腿内侧皮神经，深层后方为胫神经；并有大隐静脉，胫后动、静脉。

【主治】失眠、头晕耳鸣、多梦、神经衰弱、心悸及月经不调。

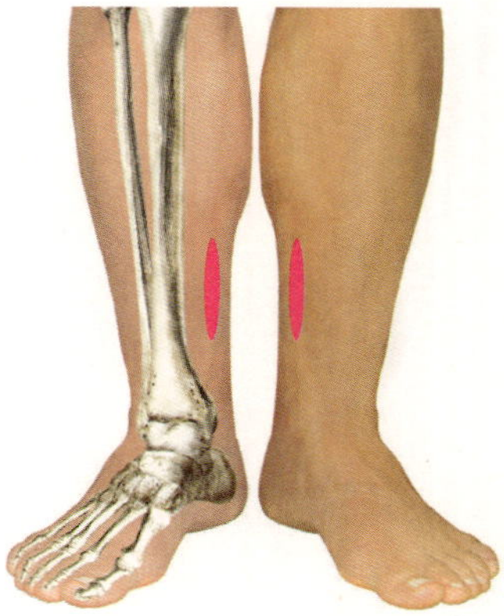

安眠反射区 4

二、肾反射区 3

【定位】在足底部，蜷足时足前部“人”字交叉点，半径为0.2寸的区域。

【解剖相关知识】反射区下分布有皮肤、皮下组织、跖腱膜、趾短屈肌腱及第二蚓状肌；分布有足底内侧动脉分支和第二跖底动脉主干，并有足底外、内侧神经皮支、肌支和第二趾底总神经干通过。

【主治】耳鸣眼花、月经不调、咳喘、腰痛，可帮助排泄人体毒素。

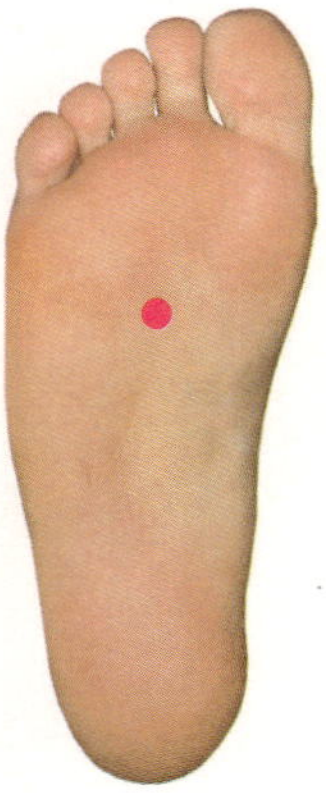

肾反射区 3

三、踝反射区 1

【定位】自腘窝正中直下，长3寸、宽0.2寸的区域。

【解剖相关知识】反射区下分布有皮肤、皮下组织、腓肠肌、比目鱼肌，有胫后动脉分支及主干、小隐静脉通过，并分布有腓肠内侧皮神经分支及主干、胫神经干。

【主治】踝关节活动不利。

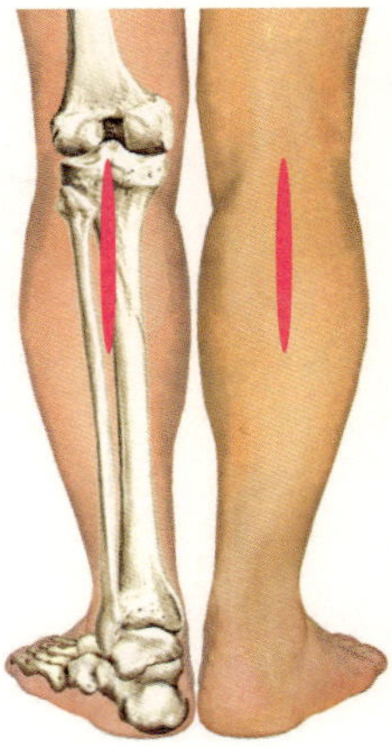

踝反射区 1

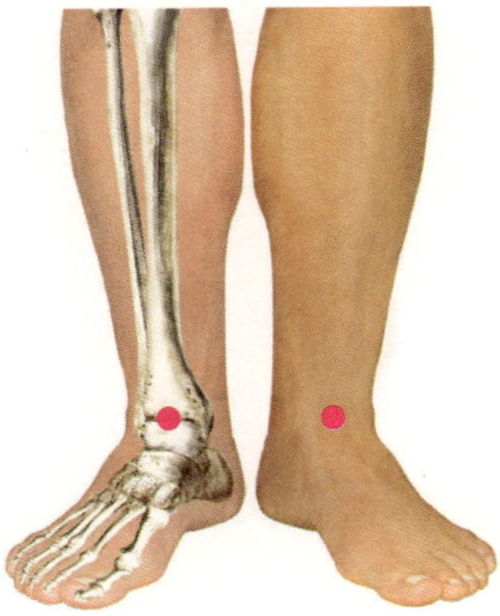

踝反射区 2

四、踝反射区 2

【定位】在踝前横纹中点半径为0.2寸的区域。

【解剖相关知识】反射区下分布有皮肤、皮下组织、趾长伸肌、踇长伸肌、小腿骨间膜及胫骨后肌，有胫前动脉和腓动脉通过，并分布有腓肠外侧皮神经、腓深神经和胫神经。

【主治】踝关节活动不利。

五、生殖腺反射区

【定位】以足跟、足跟直上长2寸、外踝高点连线的三角形区域。

【解剖相关知识】反射区下分布有皮肤、皮下组织、腓骨短肌腱和跟腱，有小隐静脉属支和主干、外踝后动脉通过，并分布有腓肠神经分支和主干。

【主治】生殖系统疾病。

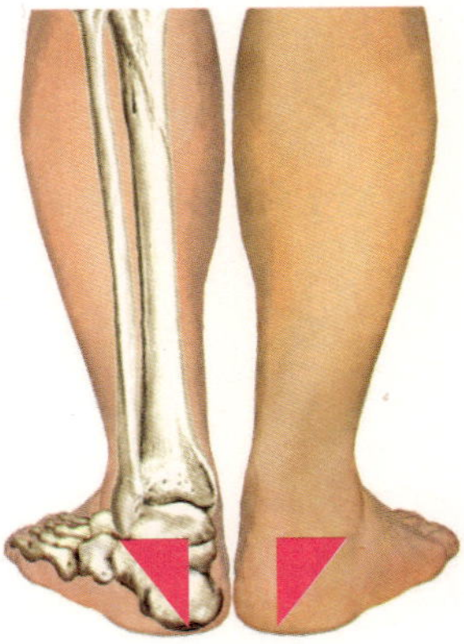

生殖腺反射区

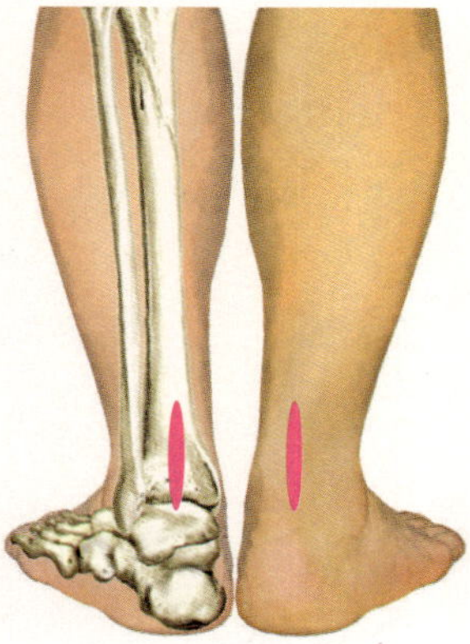

足跟反射区

六、足跟反射区

【定位】在足跟直上2寸，长3寸、宽0.2寸的区域。

【解剖相关知识】反射区在腓骨后方，跟腱外前缘，深层为踇长屈肌；有小隐静脉和腓动脉分支通过；并分布有腓肠神经、腓浅神经和胫神经。

【主治】足跟痛、足跟骨刺。

七、胃反射区 2

【定位】在小腿外侧，胫骨前缘外，外膝眼下3寸处，上下长1寸、前后宽0.2寸的区域。

【解剖相关知识】反射区下分布有皮肤、皮下组织、胫骨前肌、趾长伸肌、小腿骨间膜和胫骨后肌，有胫前动脉和胫后动脉通过，分布有腓肠外侧皮神经、腓深神经肌支和胫神经。

【主治】胃痛、消化不良。

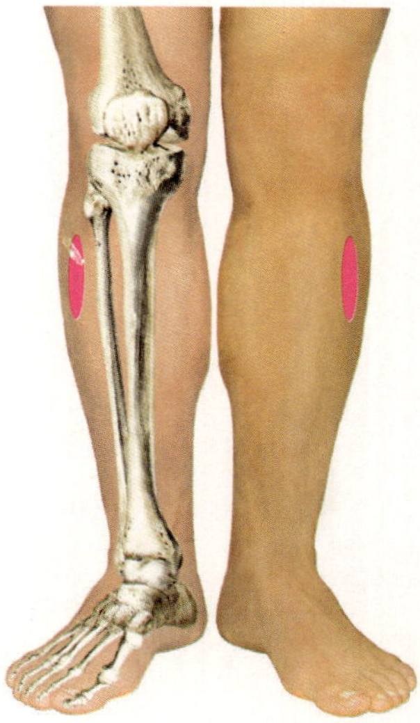

胃反射区 2

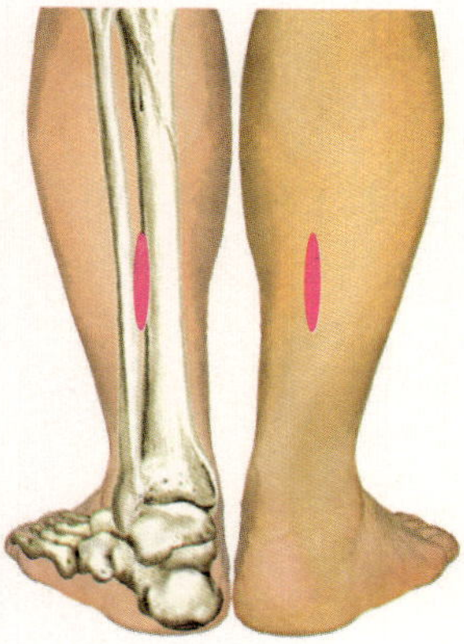

胰反射区 2

八、胰反射区 2

【定位】在胫骨后缘下1/3处，长2寸、宽0.5寸的区域。

【解剖相关知识】在胫骨后缘与比目鱼肌之间，反射区下有皮肤、皮下组织、腓肠肌，深层有屈趾长肌；有小隐静脉，深层有胫后动脉分支和主干通过；分布有腓肠内侧皮神经分支及主干和胫神经干。

【主治】胰腺炎、糖尿病。

九、胆反射区 2

【定位】在下肢外侧，腘窝中点直下 2 寸再向外 2 寸的区域。

【解剖相关知识】反射区下分布有皮肤、皮下组织，位于腓骨长、短肌中，有膝下外侧动、静脉通过，腓总神经在此处分为腓浅神经及腓总神经。

【主治】厌油腻性食物、畏食、口苦。

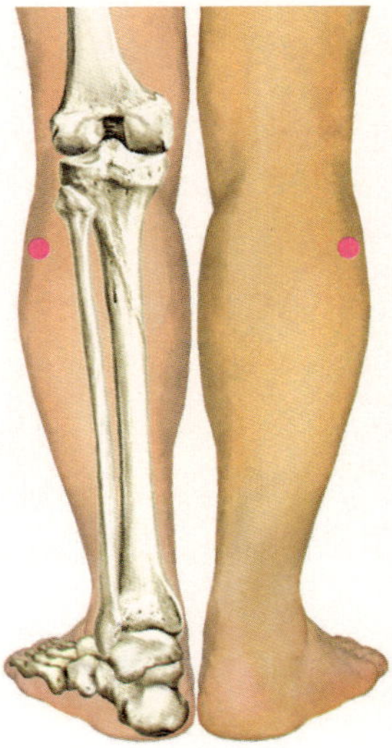

胆反射区 2

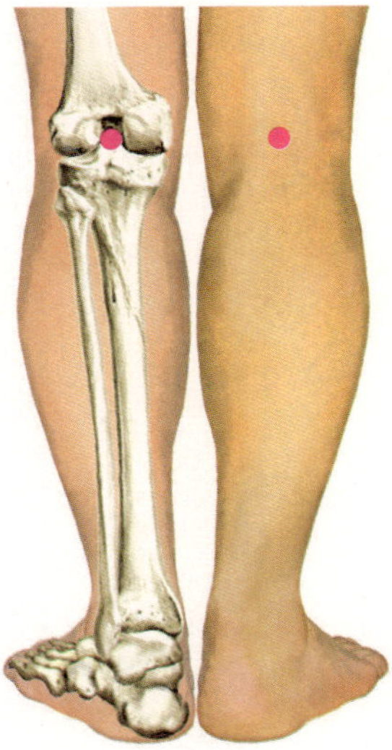

腰部反射区 3

十、腰部反射区 3

【定位】在腿部腘窝横纹中，半径为 0.1 寸的区域。

【解剖相关知识】反射区下分布有皮肤、皮下组织和腓肠肌内外侧头，有腘动、静脉通过，并有股后皮神经、腓肠内侧皮神经起始端和胫神经干通过。

【主治】腰部疼痛、腰部扭伤、下肢屈伸不利。

十一、腰部反射区 4

【定位】在足跟上面外踝后侧，半径为 0.1 寸的区域。

【解剖相关知识】反射区下有皮肤、皮下组织，位于腓骨短肌腱和跟腱之间，有小隐静脉和外踝后动脉通过，并分布有腓肠神经分支和主干。

【主治】腰部疼痛、腰部扭伤、下肢屈伸不利。

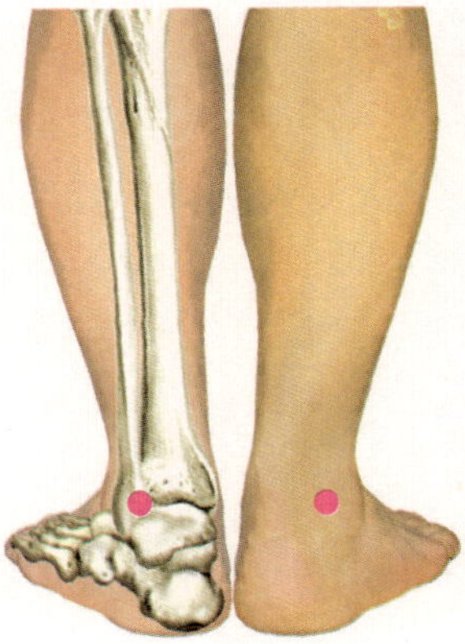

腰部反射区 4

十二、腰部反射区 6

【定位】在臀部，与腰部反射区 5 相对的半径约 0.2 寸的区域。

【解剖相关知识】反射区下有皮肤、皮下组织、臀大肌及梨状肌，有臀下动脉通过，并有臀中皮神经和臀下神经分布。

【主治】腰部疼痛、腰部扭伤、下肢屈伸不利。

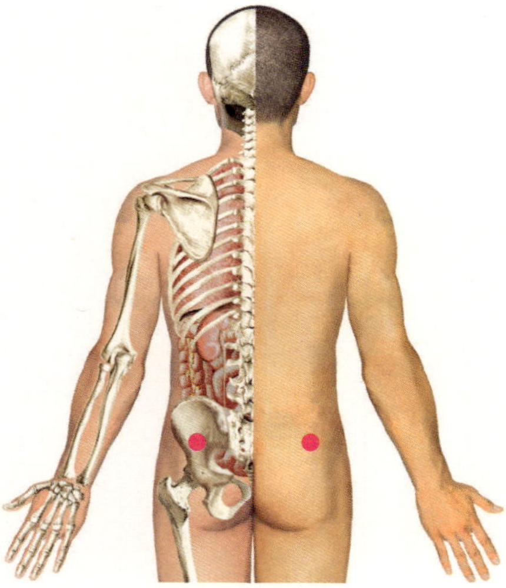

腰部反射区 6

十三、膝部反射区 1

【定位】在腿部腘窝横纹上。

【解剖相关知识】反射区下有皮肤、皮下组织、腓肠肌内外侧头，有腘动、静脉通过，并有股后皮神经、腓肠内侧皮神经起始端和胫神经干分布。

【主治】膝关节屈伸不利、膝关节骨性关节炎。

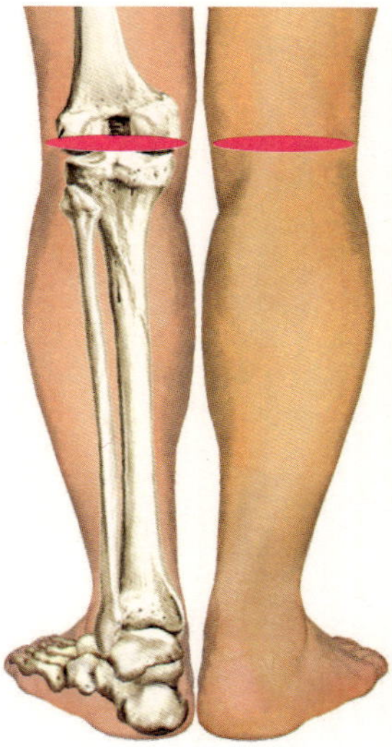

膝部反射区 1

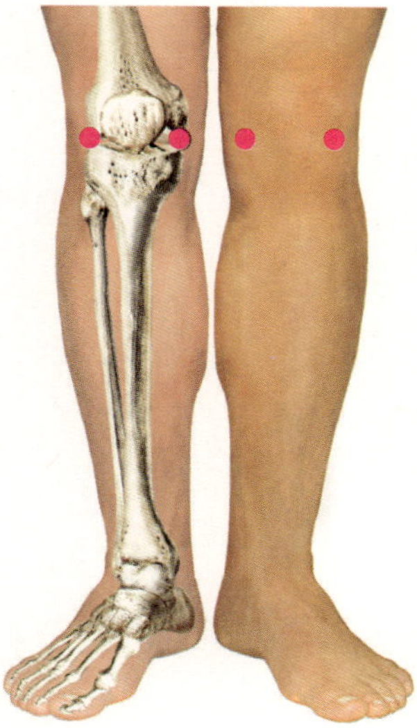

膝部反射区 2

十四、膝部反射区 2

【定位】在膝前部，外膝眼与内膝眼半径为 0.1 寸的区域。

【解剖相关知识】反射区下分布有皮肤、皮下组织、膝关节囊和翼状皱襞，有膝关节动脉网通过，并有隐神经分支、股神经前皮支和胫神经关节支分布。

【主治】膝关节屈伸不利、膝关节骨性关节炎。

十五、糖尿病反射区

【定位】在小腿腓肠肌内侧低点，长 2 寸、宽 0.5 寸的区域。

【解剖相关知识】反射区下分布有皮肤、皮下组织，深层有趾长屈肌、踇长屈肌和胫骨后肌；浅层有大隐静脉，深层有胫后动脉通过；浅层有隐神经，深层后方有胫神经分布。

【主治】糖尿病。

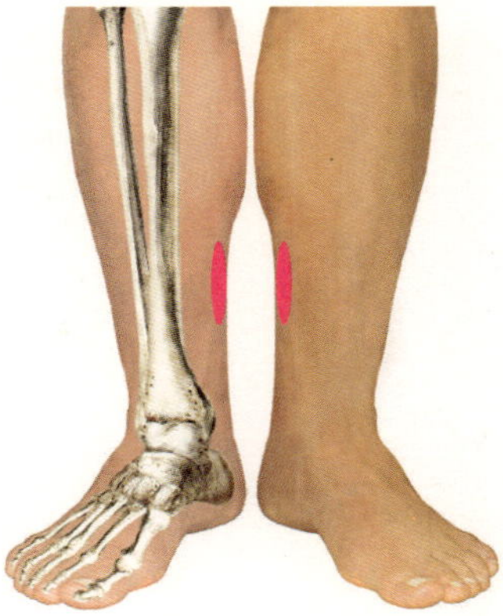

糖尿病反射区

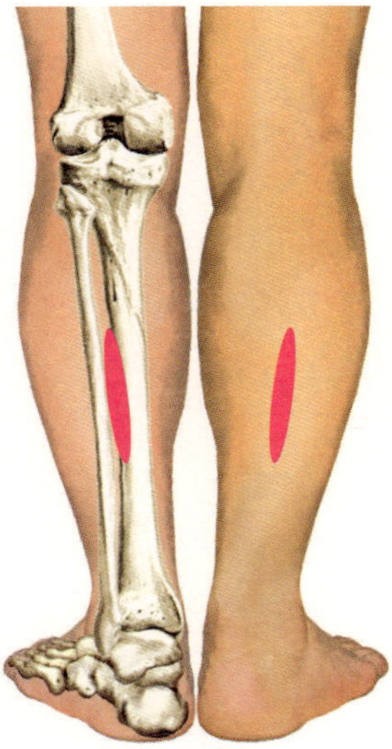

颈椎反射区 4

十六、颈椎反射区 4

【定位】外踝直上，3 寸到 4 寸之间的区域。

【解剖相关知识】反射区下分布有皮肤、皮下组织、趾长伸肌和踇长伸肌，有胫前动脉和腓动、静脉干通过，并分布有腓肠外侧皮神经、腓深神经。

【主治】颈椎病、颈部疲劳、头痛、手麻。

第三章

常见病证的全身反射区按摩治疗

第一节　概　述

一、全身反射区疗法的适应范围

全身反射区疗法可以适用于临床保健及许多常见疾病的调理，尤其适合以下疾病：内科类疾病，如感冒、咳嗽、哮喘、头痛、偏头痛、胃痛、消化不良、呕吐、泛酸、呃逆、慢性胰腺炎、心慌、失眠、健忘、眩晕等；伤科疾病，如颈椎病、肩周炎、腰痛等；妇科疾病，如月经不调、不孕症等；五官科疾病，如鼻炎、牙痛、耳鸣、近视眼等。

二、全身反射区疗法的禁忌证

全身反射区疗法虽然具有适用范围广泛、安全性高的特点，但是对于一些情况仍然是忌用或不宜使用，需要在临床中注意辨别。主要有：

（1）有接触性传染病者（如疥疮和体癣等）。

（2）皮肤肿瘤或皮下有不明包块者，局部忌用。

（3）有出血倾向疾病（血小板减少、白血病）者。

（4）妊娠期妇女和月经期妇女的腹部、腰部不宜使用。

另，精神高度紧张，过度疲劳、过饥、酒后或抽搐不能合作者忌用拔罐。

三、全身反射区疗法使用后的注意事项

按摩后饮用温开水 300 毫升可提高反射区疗法的作用效果。

第二节　常见病证的反射区按摩疗法

一、感冒

（一）概述

感冒是感受风邪或时行疫毒，引起肺功能失调，出现鼻塞、流涕、喷嚏、头痛、怕冷、发热、全身不适等一组表现的一种疾病，是日常生活中的常见疾病。一年四季均可发病，也可反复发作，冬、春季较多，对患者的日常生活和工作可造成很大的影响。

外感六淫病邪均可导致感冒，特别是其中的风邪更是感冒的主因，几种邪气经常相互夹杂影响人体而感冒。如果受到时行病毒的感染，就可能出现人群众多、症状类似的感冒，即时行感冒。

感冒常见症状有怕冷、发热、头痛、身痛、全身不适、鼻塞、流涕、喷嚏、喉痒、咽痛等。其中怕冷重、发热轻、无汗、头痛、肢节酸疼、鼻流清涕、咳清痰、舌苔薄白、脉浮或浮紧的感冒偏于风寒型；而发热、微怕冷、或有汗、鼻塞流稠涕、头痛、咽喉疼痛、咳嗽痰稠、舌苔薄黄、脉浮数的感冒偏于风热型；发于夏季，头昏沉重、鼻塞流涕、怕冷发热、或热势不扬、无汗或少汗、胸闷泛恶、舌苔黄腻、脉濡数的感冒为暑湿型；呈流行性发生，寒战高热、全身酸痛、酸软无力、有化热传变之势的即为时行感冒。

感冒一般预后良好，但是老年人、婴幼儿、体弱患者和时行感冒重症者，可以诱发其他原有疾病而出现严重的后果。

（二）反射区按摩手法

1. 仰卧位

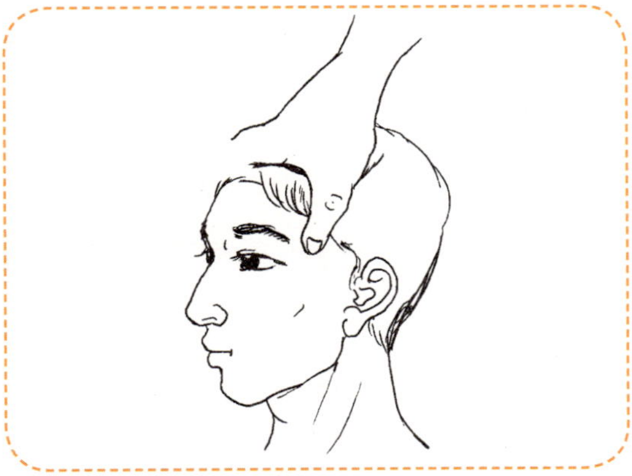

(1) 以拇指揉头部反射区 1，反复 3 ~ 5 分钟。

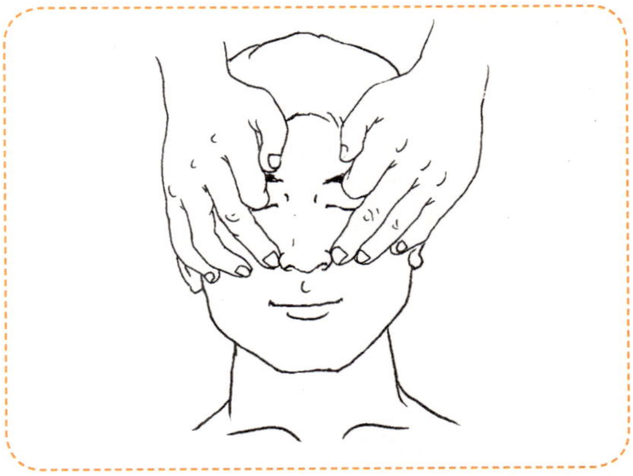

(2) 以双手中指对揉鼻部反射区，反复 5 ~ 10 次。

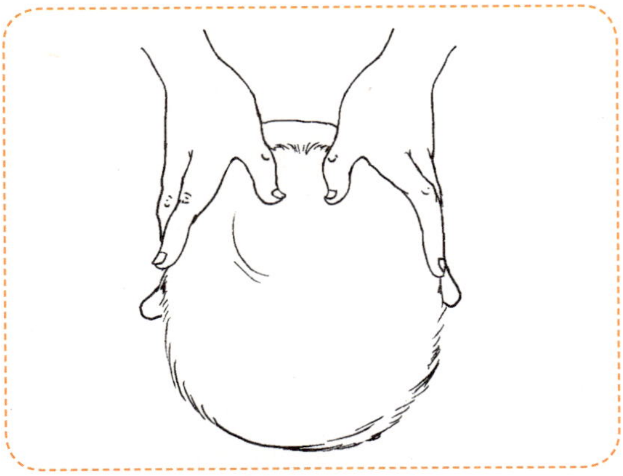

(3) 以拇指揉胸部反射区 1，反复 3 ~ 5 次。

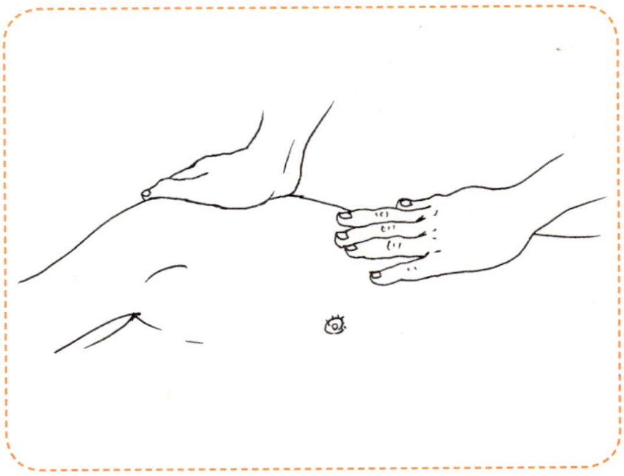

(4) 以掌直推胸部反射区 4，反复 5 ~ 8 次，力度要轻。

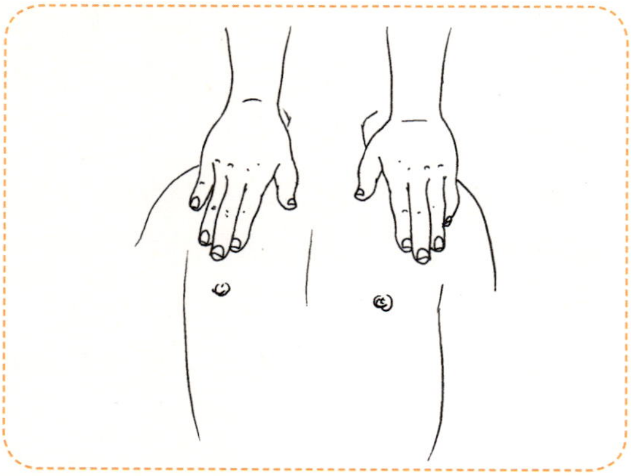

(5) 以掌揉搓肺部反射区 2，温热为度。

2．俯卧位

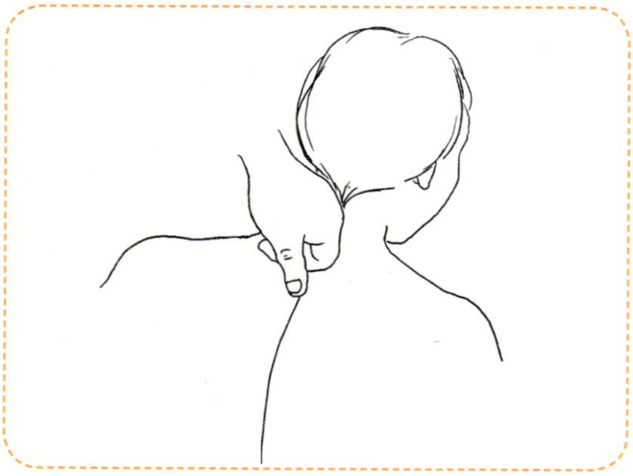

（1）以拇指指腹搓肺反射区 1，以热为度。

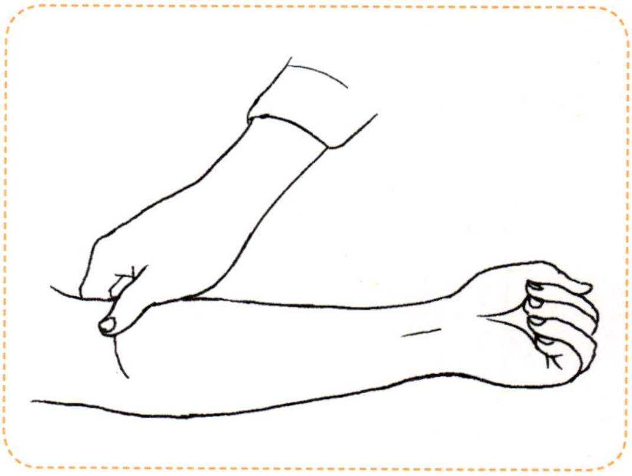

（2）以拇指揉上肢肺反射区 3，反复 10 ～ 20 次。

（三）辨证选取反射区

风寒型感冒宜多用搓擦类手法，以帮助机体疏风散寒，并配合拔罐、走罐等疗法。

风热型感冒可加用拇指揉咽反射区

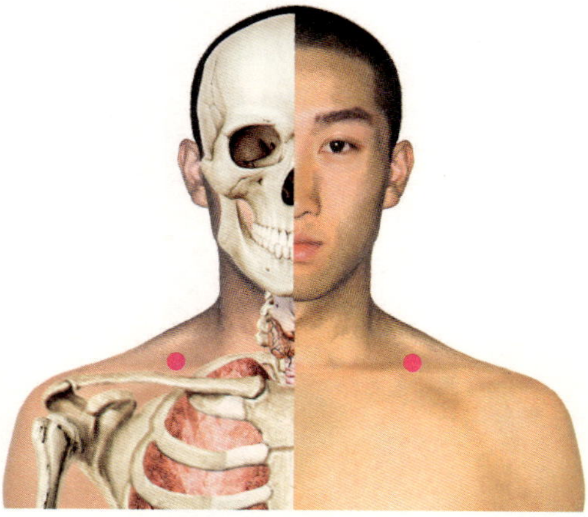

咽反射区

暑湿型感冒可加用拇指揉胃反射区1、脾反射区1

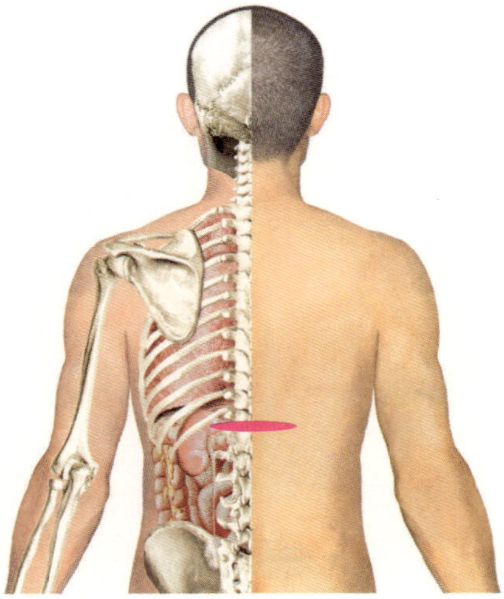

胃反射区1

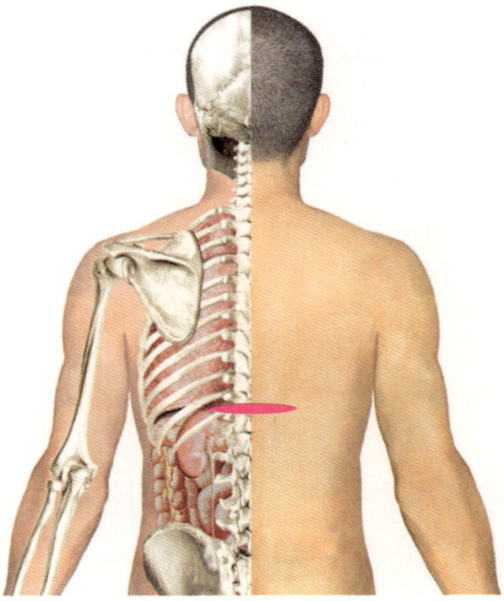

脾反射区1

时行感冒手法可加用拇指揉气管反射区、头部反射区2、头部反射区3、头面部反射区

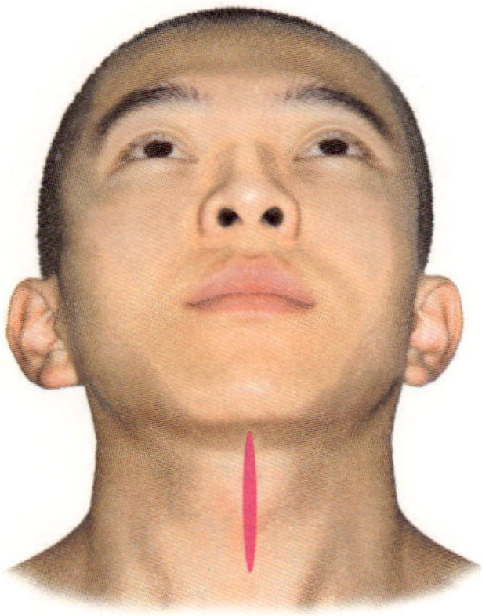

气管反射区

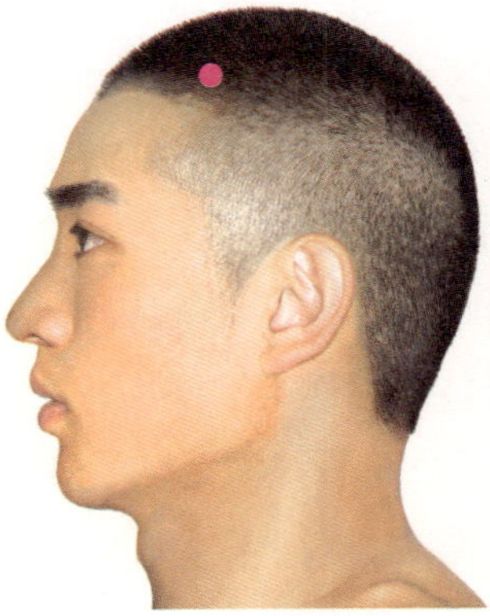

头部反射区2

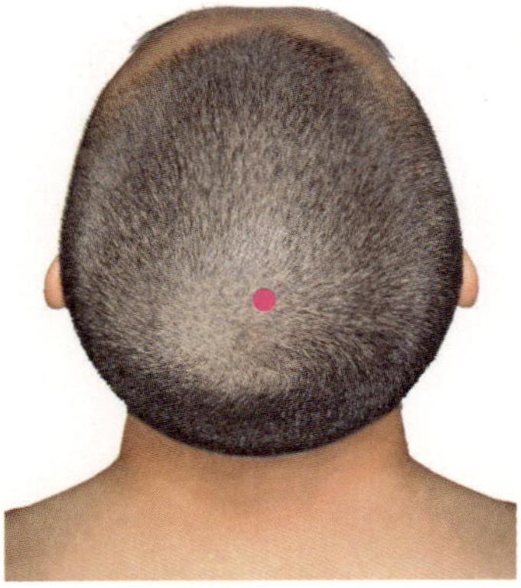

头部反射区3

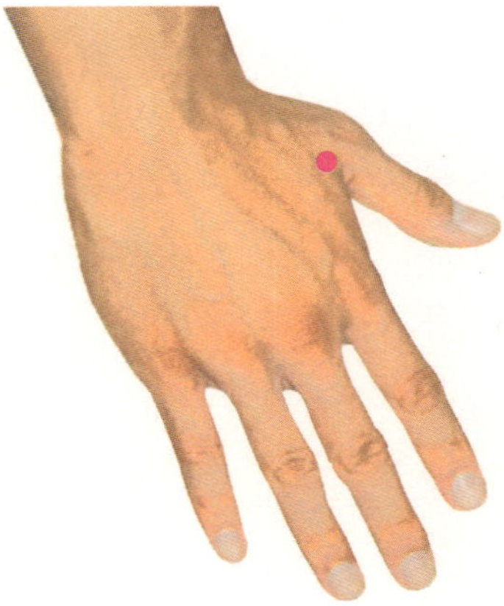

头面部反射区

局部症状突出者可重用相应的反射区。

二、咳嗽

（一）概述

咳嗽是指由于外感或内伤等因素，导致肺功能失调，肺气向上冲击气道，发出咳声或伴咳痰为临床特征的一种疾病。咳嗽是一种非常常见的疾病，据统计慢性咳嗽的发病率为3%～ 5%，老年人中则可达到10%～ 15%，寒冷地区发病率更高。

当气候突变或自身调护不当的时候，外感邪气从口鼻或皮毛侵入，导致肺的功能失调，就可以引起咳嗽。风邪为先导，挟有寒、热、燥等邪气。或者因饮食不当、情志失调及肺脏自病等原因，导致肺及其他脏腑功能失调影响，从而出现肺气不降、上逆作咳，都可能出现咳嗽。

从咳嗽的时间长短、起势的快慢可以将咳嗽分为外感咳嗽和内伤咳嗽两大类，其中外感咳嗽中咳声重浊、喉痒、咳痰稀薄色白，并伴有鼻塞流清涕、头痛、肢体酸痛、怕冷发热、无汗、舌苔薄白、脉浮或浮紧者偏于风寒型；咳痰不爽、痰黄或稠黏、咽喉干燥并痛，伴怕风身热、头痛、流黄涕、口渴等不适，舌苔薄黄、脉浮数或浮滑者偏于风热型；喉痒干咳、无痰或痰少而粘连成丝、或痰中带有血丝、难以咳出、咽喉干痛、口鼻干燥，伴有头痛、身热等不适，舌质红干而少津，苔薄白或薄黄，脉浮者偏于风燥型。内伤咳嗽中，咳嗽反复发作、晨起咳重、咳声重浊、痰多黏腻或稠厚成块，色白、胸闷憋气，伴身体困倦、胃部和腹部胀满、大便溏泄、舌苔白腻、脉濡滑者为痰湿蕴肺；咳嗽急促、喉中有痰声、痰多稠黏或为黄痰、咳吐不爽并有热腥味、或咳吐血痰、胸胁胀满、咳则胸痛、面红身热、口干欲饮、舌苔薄黄腻舌质红、脉滑数者属于痰热郁肺；如果咳嗽阵作、咳时面红、痰停于咽喉难以咳出、量少质黏或如絮状、咳时胸胁胀痛、咽干口苦、症状常随情绪波动而增减、舌红、舌苔薄黄、脉弦数者属于肝火犯肺；干咳、咳声短促、痰少黏白或痰中带血丝、或声音逐渐嘶哑、口干咽燥，伴午后潮热、手足心热、夜间盗汗、口干、舌红少苔、脉细数者多为肺阴亏耗。

咳嗽一般预后好，尤其是外感咳嗽，及时治疗多能在短时间内治愈，但如果治疗不及时，则容易转为内伤咳嗽。内伤咳嗽多为慢性反复发作，治疗难以起到速效，但只要对症治疗也多能治愈，因此罹患咳嗽应及时进行调理，以免延误病情。在调理过程中，除注意防寒保暖外，还应戒烟和避免烟尘刺激，饮食上慎食肥甘厚腻之品，忌食辛辣动火食品。

（二）反射区按摩手法

1. 仰卧位

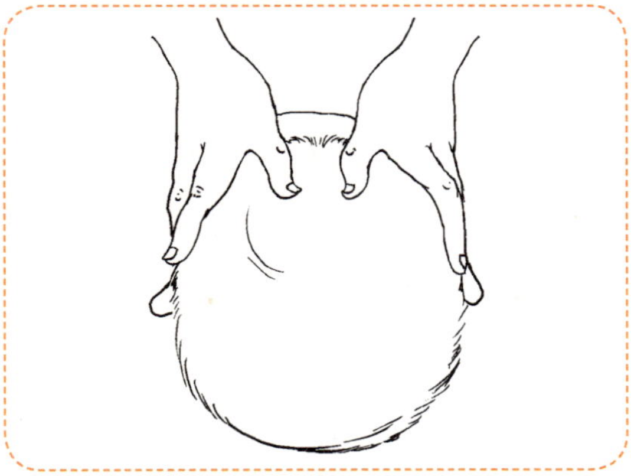

（1）以拇指揉胸部反射区 1，反复 10 ~ 20 次。

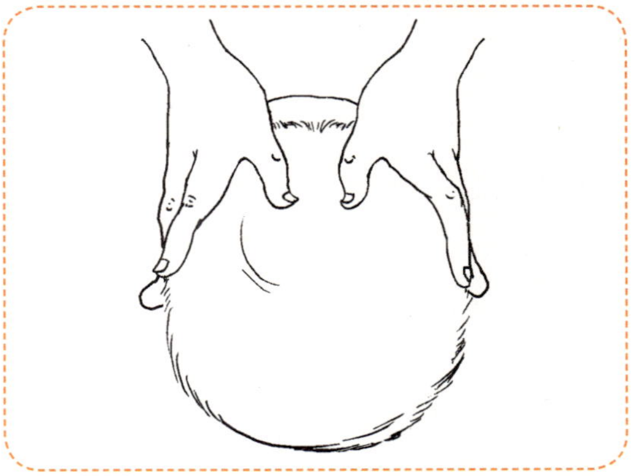

（2）以拇指揉肺反射区 4，反复 10 ~ 20 次。

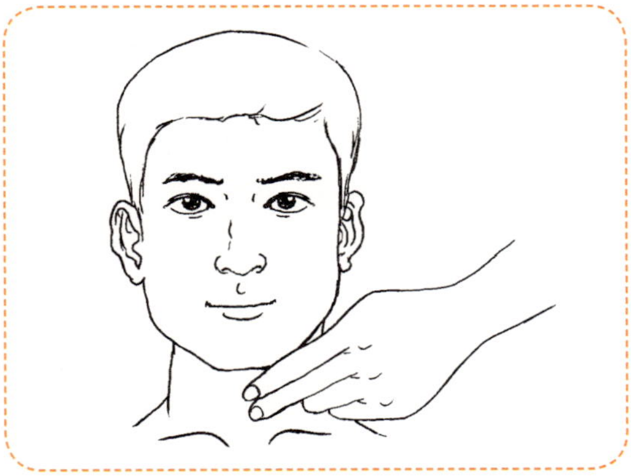

（3）以中指、食指由上而下轻推气管反射区，反复 10 ~ 20 次。

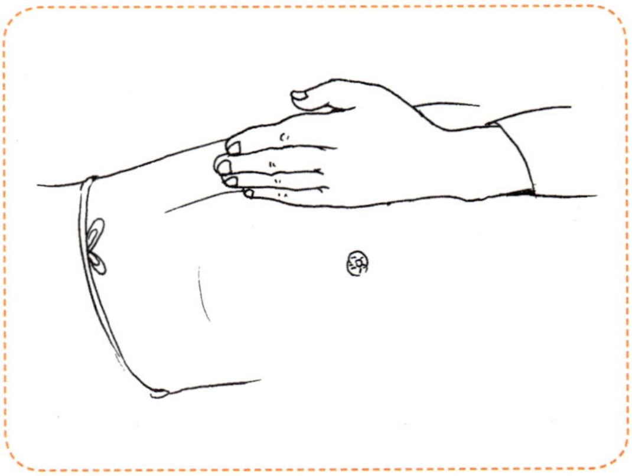

（4）由上而下直推胸骨，掌直推胸部反射区 3，反复 10 ~ 20 次。

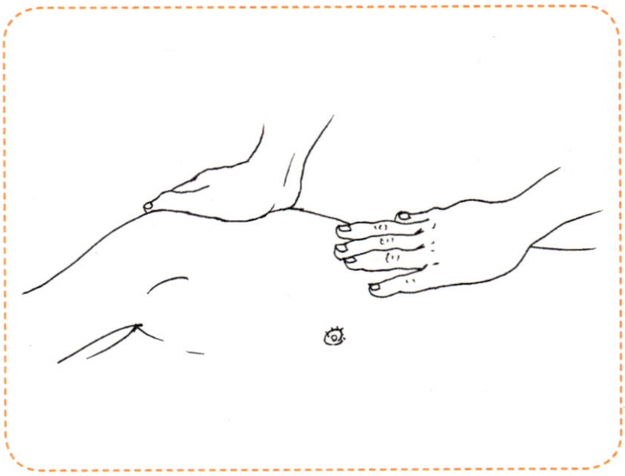

（5）由上而下直推胸部反射区 4，反复 8 ~ 10 次。

2. 俯卧位

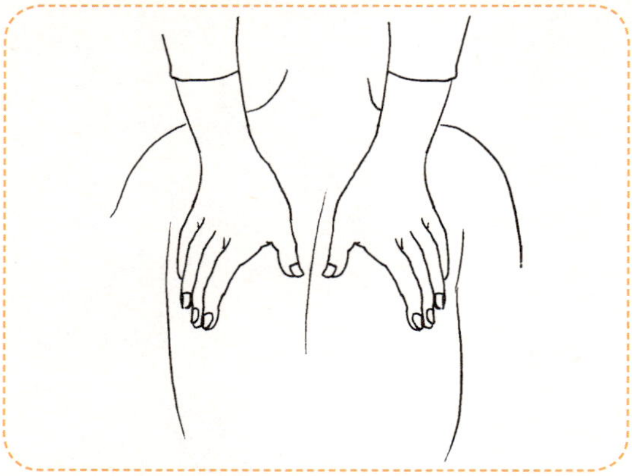

（1）由上而下直推胸部反射区 2，反复 10 ~ 20 次。

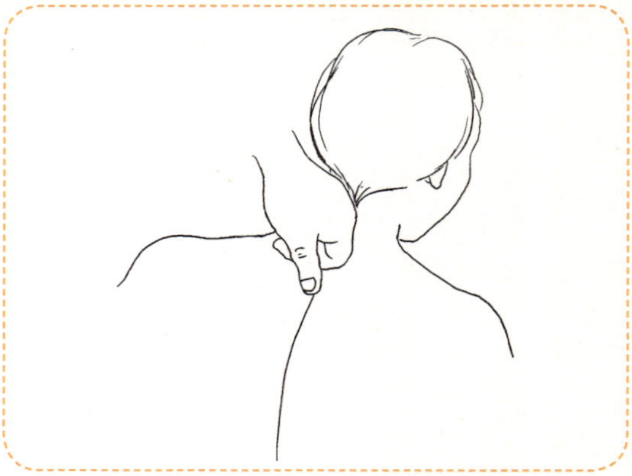

（2）轻擦肺反射区 1，以微温为度。

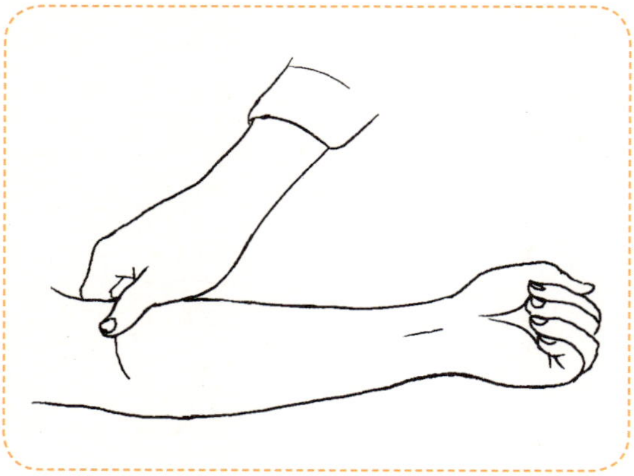

（3）以拇指揉上肢肺反射区 3，反复 10 ~ 20 次。

（三）辨证选取反射区

风寒型咳嗽宜多用搓擦类手法，并可配合拔罐、走罐等疗法。

风热型咳嗽可加用拇指揉咽反射区、头部反射区 2、头部反射区 3

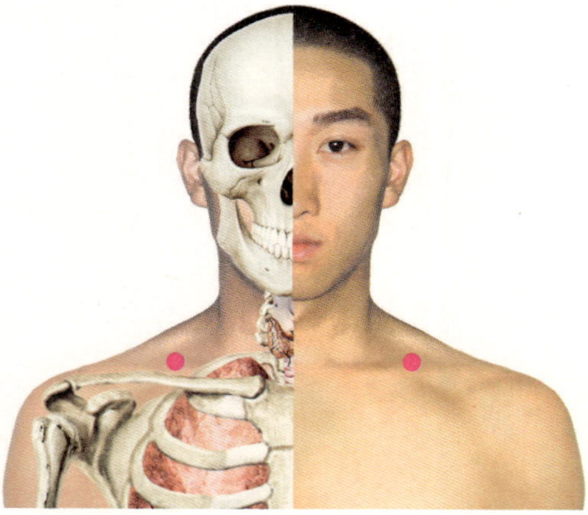

咽反射区

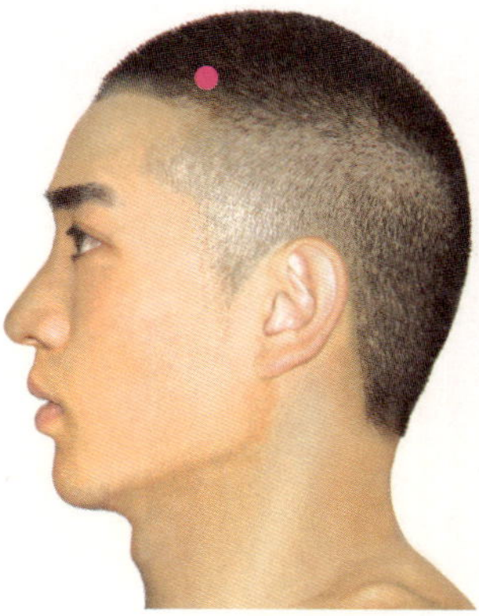

头部反射区 2

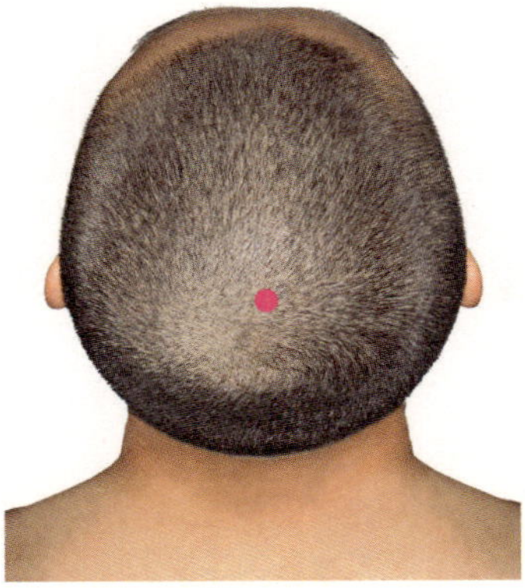

头部反射区 3

风燥型咳嗽可加用拇指揉咽反射区

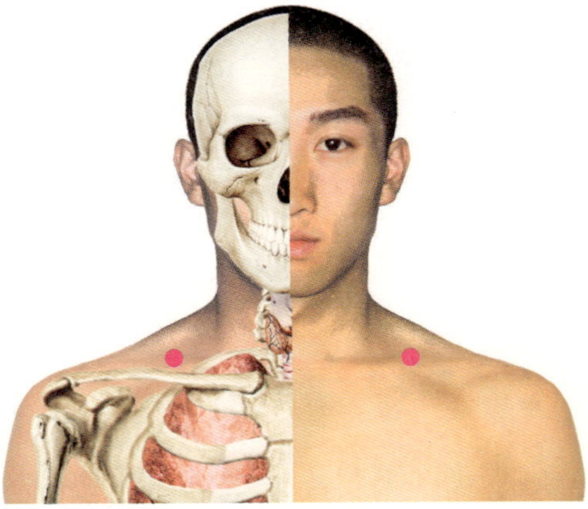

咽反射区

痰湿蕴肺型咳嗽可加用轻擦脾反射区 1、指揉脾反射区 2 和指揉胃反射区 2

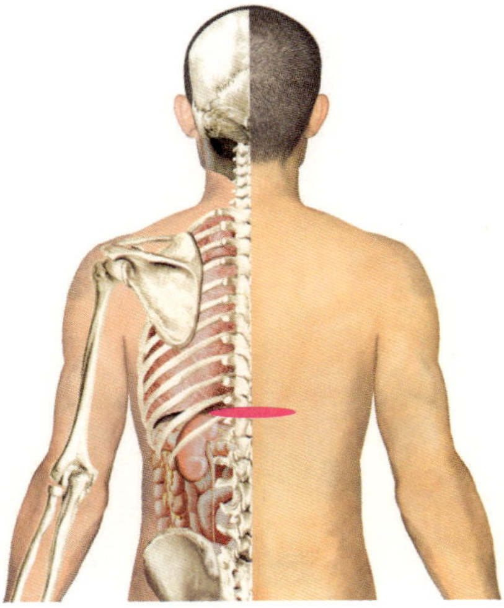

脾反射区 1

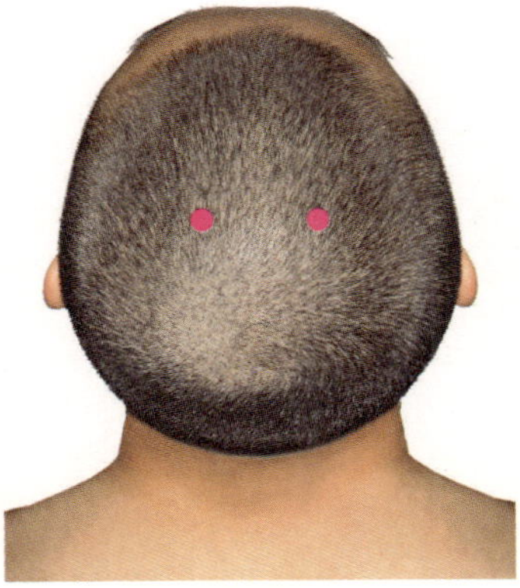

脾反射区 2

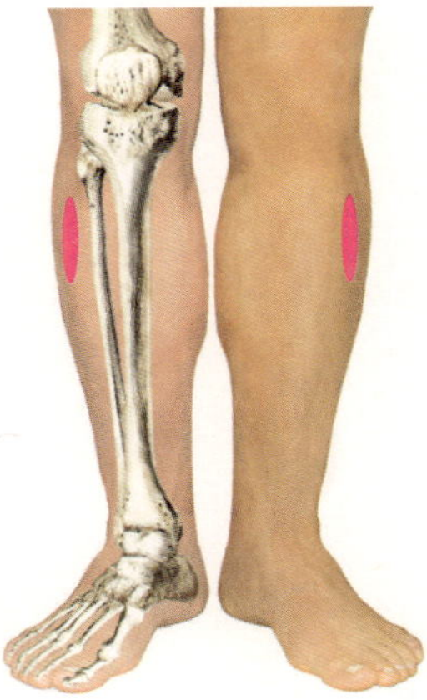

胃反射区 2

痰热郁肺型咳嗽可加用轻擦脾反射区 1、指揉脾反射区 2、指揉胃反射区 2 和直推胃反射区 3

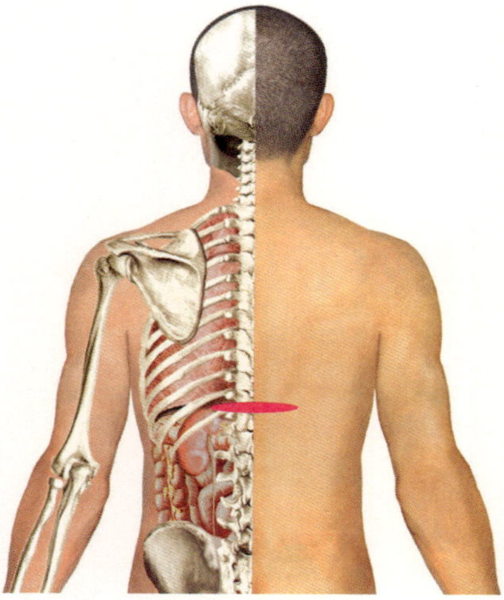

脾反射区 1

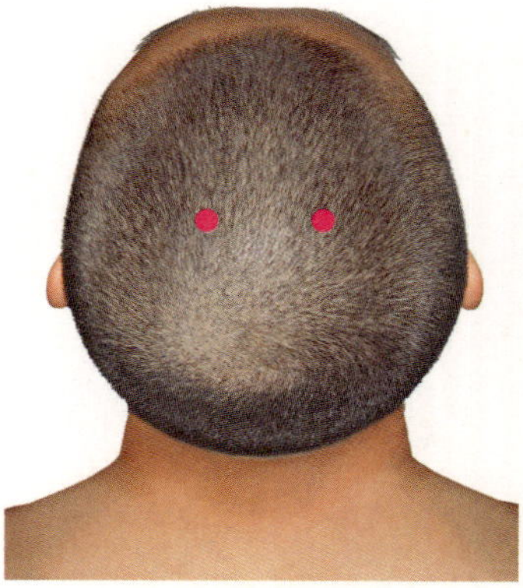

脾反射区 2

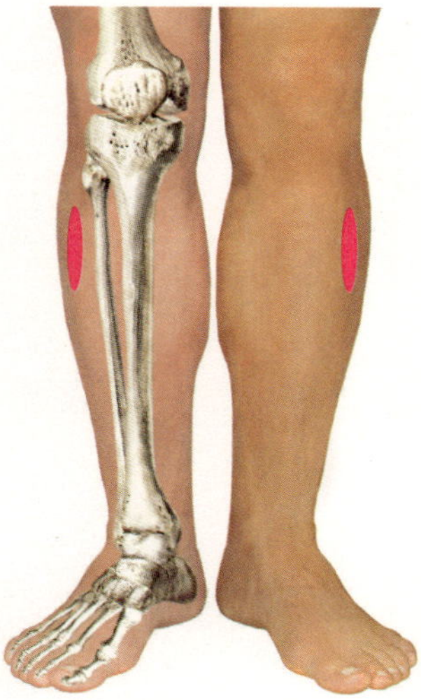

胃反射区 2

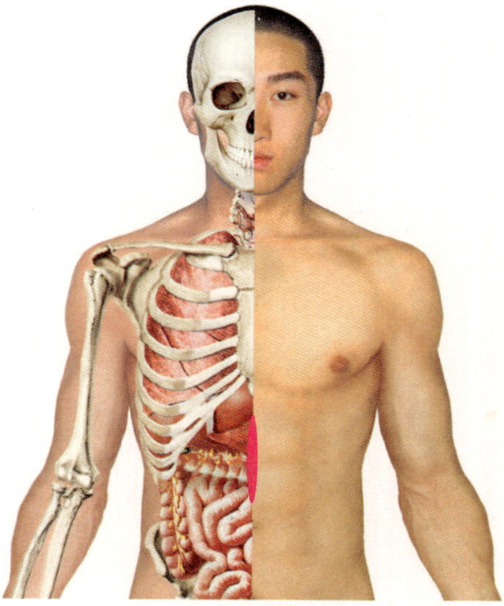

胃反射区 3

肝火犯肺型咳嗽可加用轻擦肝反射区和肾反射区 2

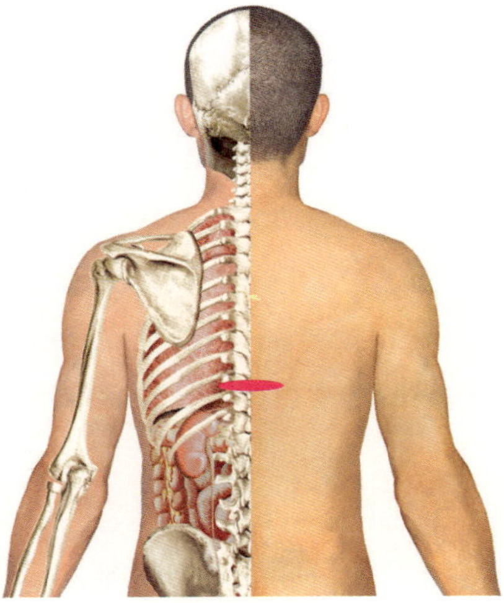

肝反射区

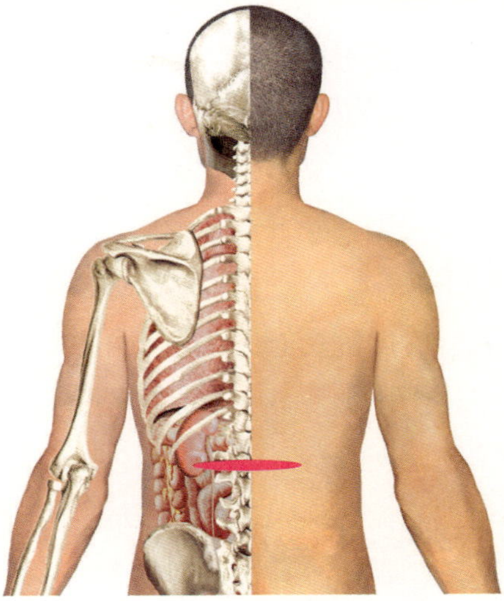

肾反射区 2

肺阴亏耗型咳嗽可加用轻揉肾反射区 1、轻擦肾反射区 2 和指揉肾反射区 3

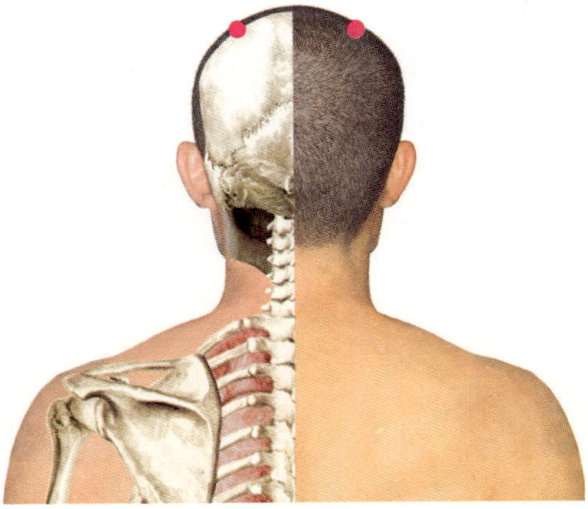

肾反射区 1

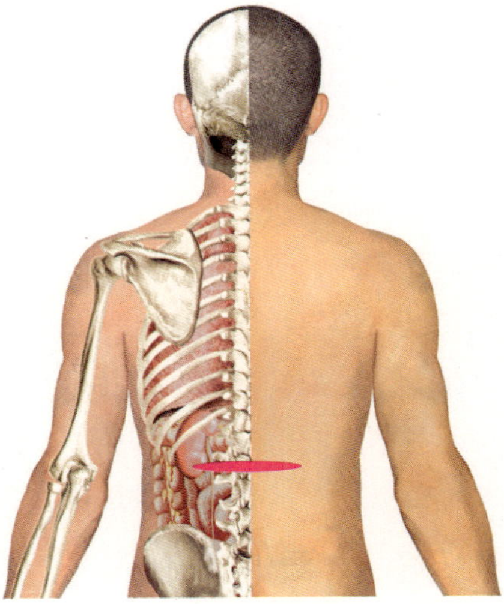

肾反射区 2

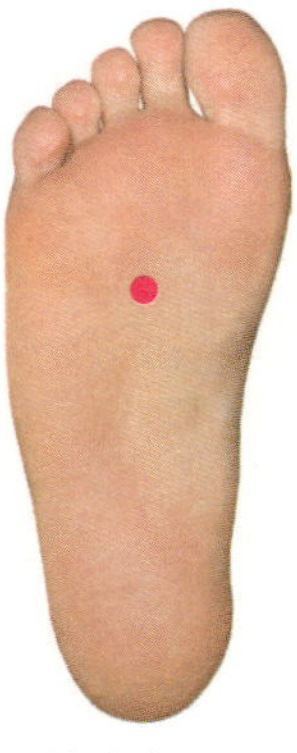

肾反射区 3

三、心慌

（一）概述

心慌是指以心中急剧跳动，惊慌不安，甚则不能自主为主要临床表现的一种疾病，在日常生活中十分常见。除可因心脏本身的病变引起外，也可由他脏病变波及心脏而致。

心慌可因外感或内伤引起，导致患者的气血阴阳亏虚、心失所养，或痰饮瘀血阻滞而致心脉不畅、心神受扰，常因惊恐、劳累而发，时作时止。心悸的病位主要在心，但与脾、肾、肺、肝四脏功能失调密切相关，日久虚实夹杂，如失治、误治，也可以发展成为危重的症候，所以出现该病应及时就医，查明病因，确定适当的治疗方案。反射区疗法适于在该病的稳定期进行。

根据心慌的临床表现，可以进行恰当的分型，如患者出现心慌不安、善惊易恐、坐卧不安、失眠多梦、睡中容易惊醒、饮食减少、怕听各种声响、苔薄白、脉细略数或细弦可辨证为心虚胆怯型；出现心慌气短、头晕目眩、失眠多梦、健忘、面色无华、神疲乏力、饮食减少、腹胀、大便不成形、舌淡红、脉细弱可辨证为心脾两虚型；出现心慌易惊、烦躁失眠、手足心热、口干、夜间出汗、思虑劳心时症状加重，伴有耳鸣、腰酸、头晕目眩、舌红少苔、脉细数可辨证为阴虚火旺型；出现心慌胸闷，伴有疼痛时作、痛如针刺、唇甲青紫、舌质紫暗、脉涩或结或代可辨证为心血瘀阻型；出现心慌时发时止、受惊加重、胸闷烦躁、失眠多梦、口干苦、大便秘结、小便短赤、舌红苔黄腻、脉弦滑可辨证为痰火扰心型。

心慌的预后取决于虚实的程度以及治疗是否及时、恰当。如果心慌仅仅是偶尔发作、发作时间比较短，一般治疗效果较好，或进行休息后就可以缓解；但如果心慌反复发作或长时间持续发作，就较为难治。如果出现频发的心慌，应及时到医院进行明确诊断，否则贻误病情，也可引发喘促、水肿、胸痹、昏厥等危重情况，预后很差，甚至导致猝死。心慌的患者在平时应保持乐观的精神，保证情绪稳定，坚持治疗，避免惊恐及忧思恼怒等不良的精神刺激。生活作息要有规律，饮食有节，适当锻炼，增强体质，避免外感和过重的体力活动。

（二）反射区按摩手法

1. 仰卧位

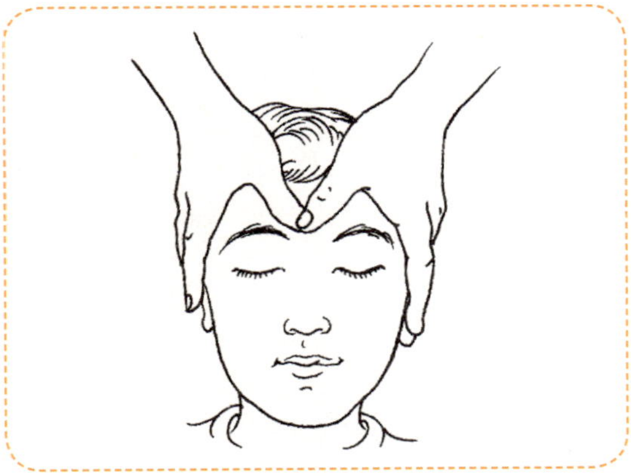

（1）以拇指按压安眠反射区 1，持续 2 ~ 3 分钟。

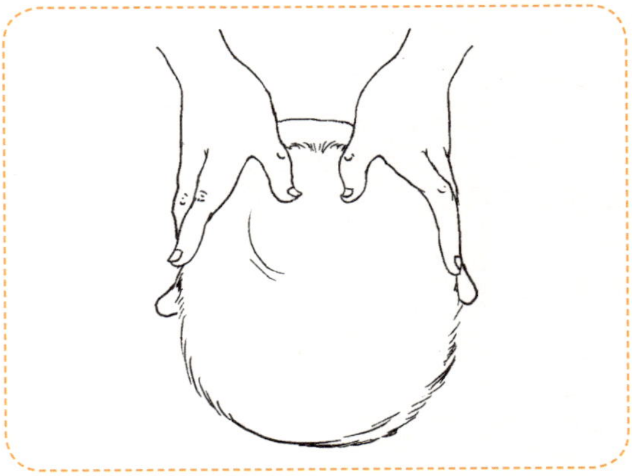

（2）以拇指按压胸部反射区 1，持续 2 ~ 3 分钟。

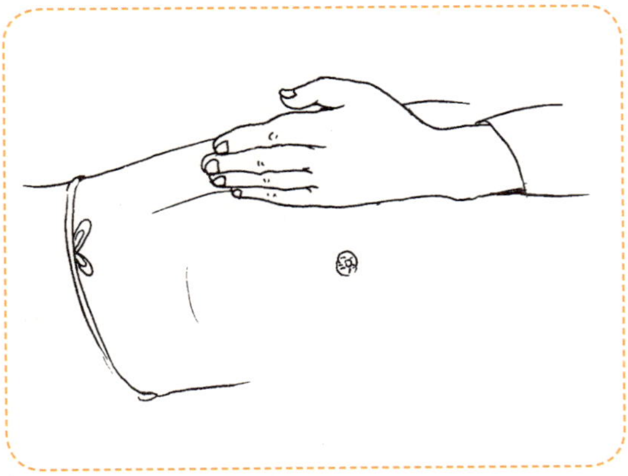

(3) 以掌推或拇指按压胸部反射区 3，持续 2 ~ 3 分钟。

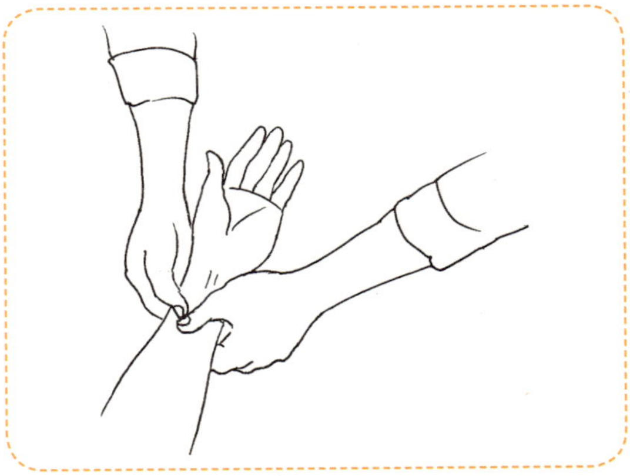

（4）以拇指推心脏反射区 4，反复 8 ~ 10 次。

2. 俯卧位

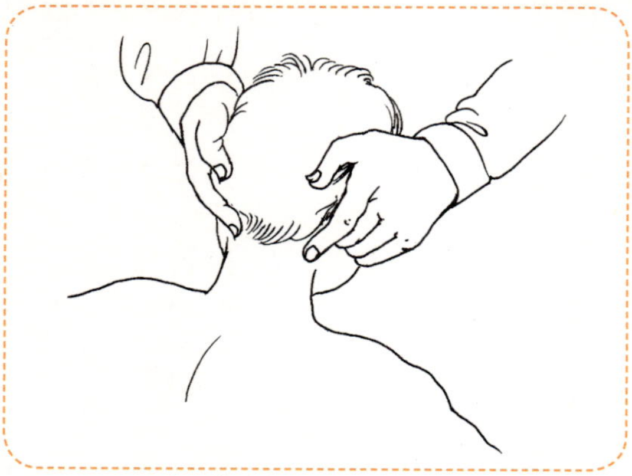

（1）指推安眠反射区2，反复8～10次。

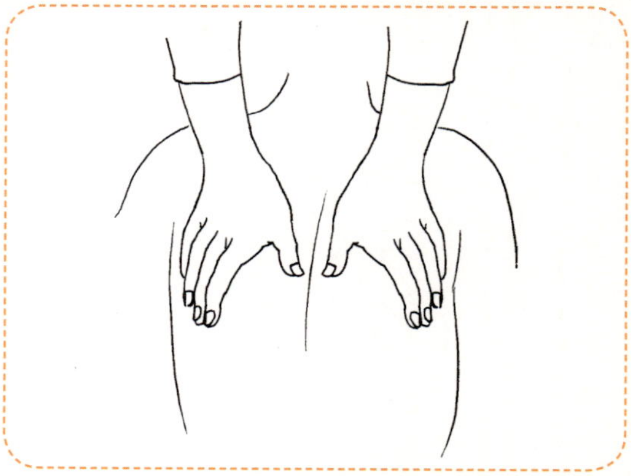

（2）以掌推胸部反射区2，反复8～10次。

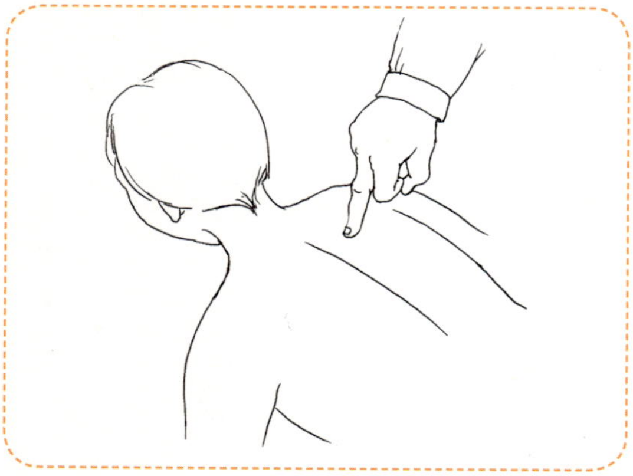

（3）以中指轻按心脏反射区1，持续2～3分钟。

（三）辨证选取反射区

心虚胆怯型可加用轻擦肝反射区、胆反射区1各2～3分钟

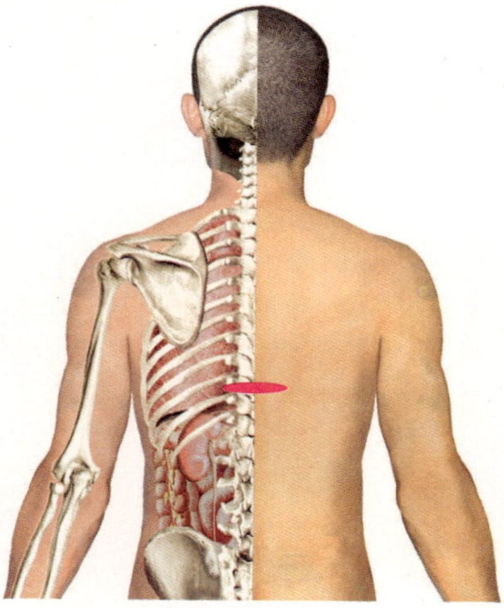

肝反射区

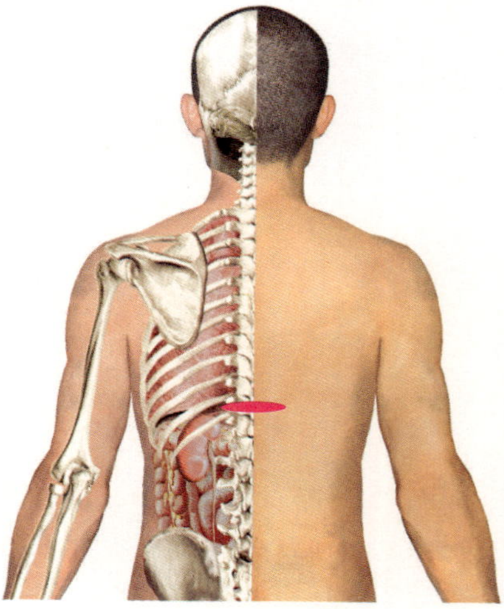

胆反射区1

心脾两虚型可加用轻擦、按揉脾反射区 1、胃反射区 1 各 2 ～ 3 分钟，按揉胃反射区 2 持续 2 ～ 3 分钟

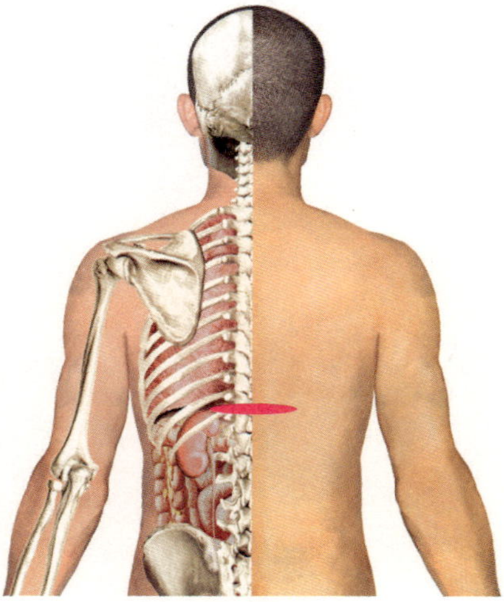

脾反射区 1

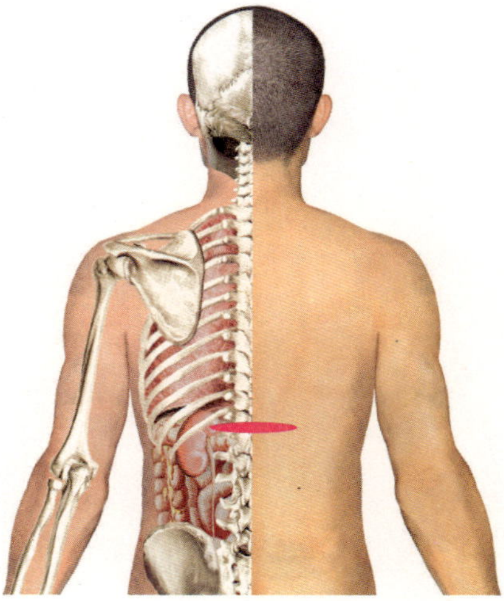

胃反射区 1

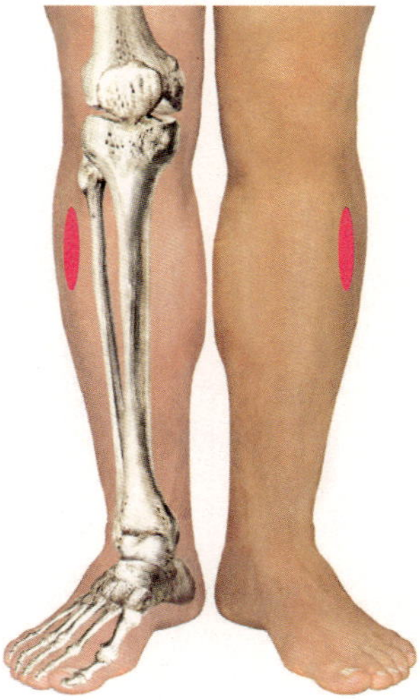

胃反射区 2

阴虚火旺型可加用轻擦肾反射区 2、点按肾反射区 1 和肾反射区 3 各 2 ~ 3 分钟

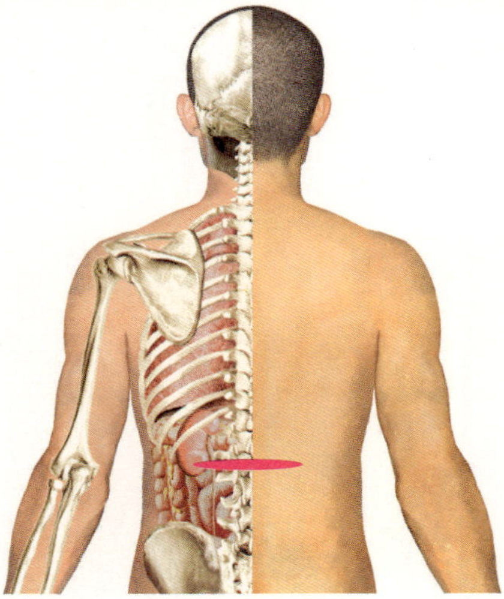

肾反射区 2

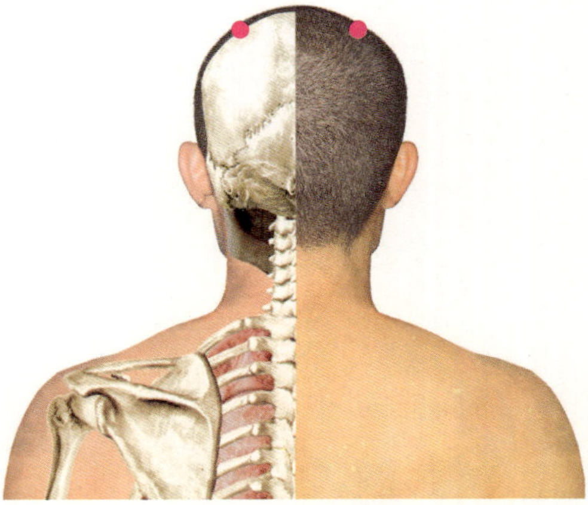

肾反射区 1

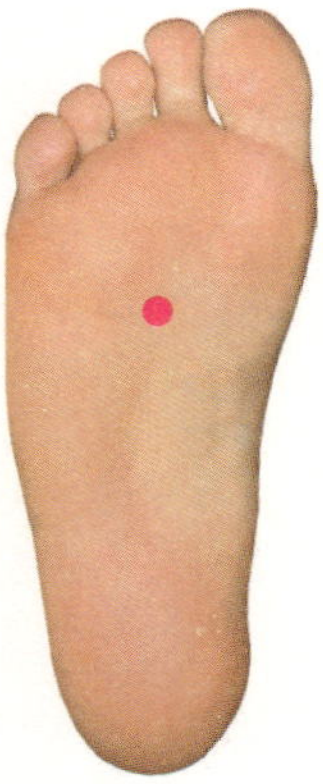

肾反射区 3

心血瘀阻型可重点轻推、按揉胸部反射区 1 持续 4 ~ 5 分钟

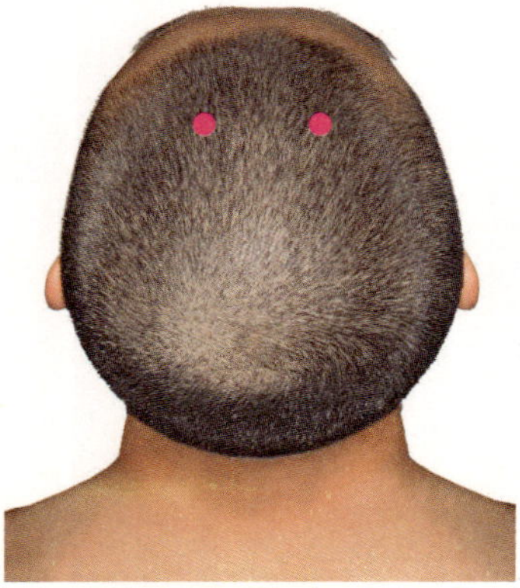

胸部反射区 1

痰火扰心型可加用按揉脾反射区 1、脾反射区 2、胃反射区 1 各 2 ~ 3 分钟

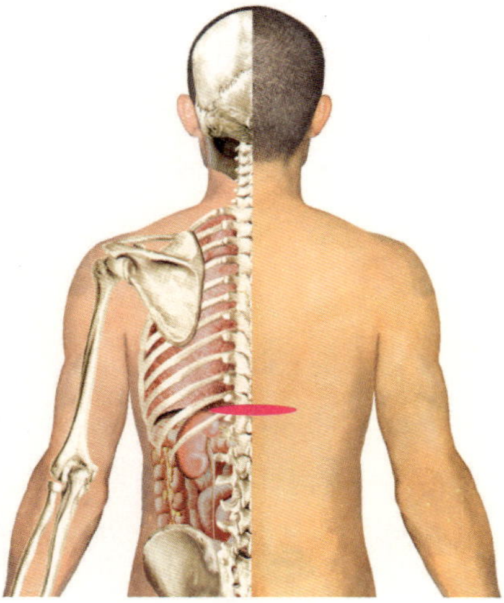

脾反射区 1

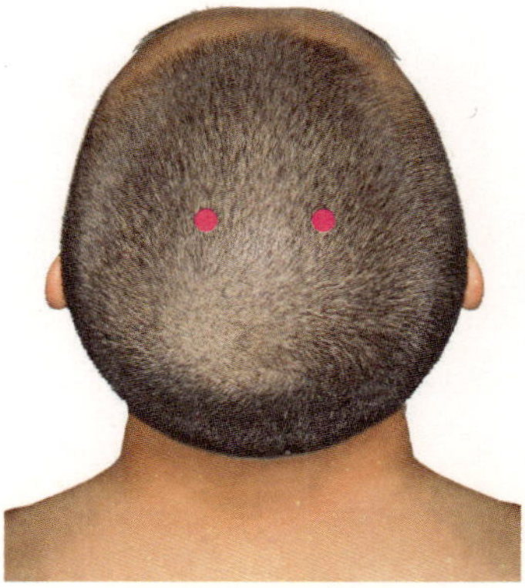

脾反射区 2

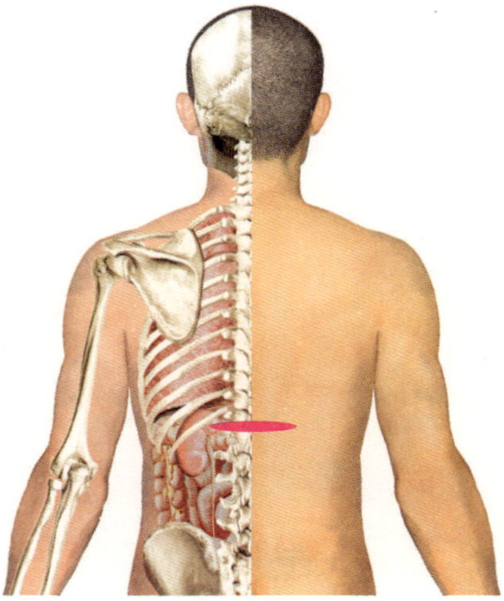

胃反射区 1

四、失眠

（一）概述

失眠是一种常见病，主要表现为睡眠时间及（或）深度的不足以及不能消除疲劳、恢复体力与精力，轻者入睡困难，或入睡后无法熟睡，时寐时醒，或醒后不能再睡，重则彻夜无法入睡。失眠虽不属于危重疾病，但对人们正常生活、工作、学习和健康都有较大的影响，特别是顽固性的失眠给患者带来了很大的痛苦，还可能加重或诱发心慌、眩晕、头痛、中风等疾病。

失眠常因情志所伤、饮食不节、病后、体虚、禀赋不足等病因引起，导致心、肝等脏腑的气血失和、阴阳失调，其病位在心，但与肝、胆、脾、胃、肾关系密切。失眠虚证多由心脾两虚、心虚胆怯、阴虚火旺引起心神失养所致，实证则多由心火炽盛、肝郁化火、痰热内扰引起心神不安所致，久病可表现为虚实兼夹。

根据失眠的全身表现的不同，可辨证为虚实两大类，其中实证中表现为心烦失眠、烦躁不安、心慌、口干舌燥、小便短赤、口舌生疮、舌尖红苔薄黄、脉细数的辨证为心火偏亢型；表现为急躁易怒、失眠多梦，甚至彻夜不眠，伴有头晕头涨、目赤耳鸣、口干而苦、大便秘结、小便短赤、舌红苔黄、脉弦而数的辨证为肝郁化火型；出现失眠、腹胀满、胸闷、嗳气酸腐，或见恶心呕吐、大便不爽、舌苔腻、脉滑的辨证为胃气失和型。虚证中出现心烦失眠、心慌不安、腰膝酸软，伴有头晕耳鸣、健忘、遗精、口干、手足心热、舌红少苔、脉细数可辨证为阴虚火旺型；出现多梦易醒、心慌健忘、饮食减少、四肢倦怠、面色少华、舌淡苔薄、脉细无力的可辨证为心脾两虚型；表现为心烦失眠、多梦易醒、胆怯心慌、遇事易惊、气短自汗、倦怠乏力、舌淡、脉弦细可辨证为心胆气虚型。

失眠的预后一般较好，运用反射区疗法进行治疗能够起到较好的效果，适宜在睡觉前1小时进行。失眠病程短、病情单纯者治疗收效较快，大多数失眠的病程较长，病情复杂，治疗起效较慢，且往往会因一些诱因而加重，所以除治疗外应加强平时的预防和保健。要养成良好的生活习惯，按时作息，不经常熬夜，睡前不饮浓茶、咖啡和抽烟，改善睡眠环境等，保持心情愉快并加强体质锻炼。属心脾两虚证者要注意饮食，避免食用滋腻之品，属于阴虚火旺型的要注意情绪调节，并避免食用辛辣燥热的食物。

（二）反射区按摩手法

1. 俯卧位

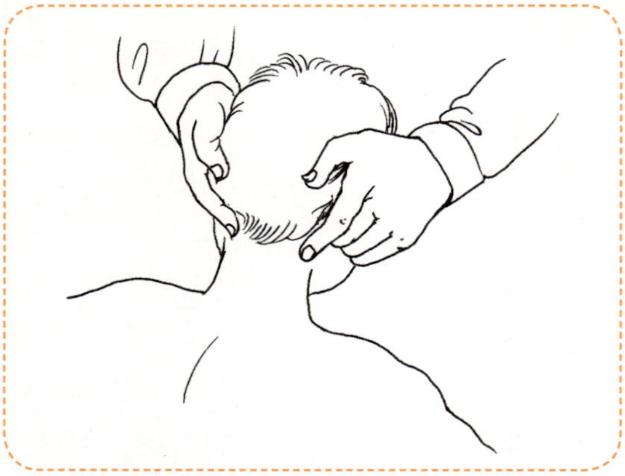

（1）指推揉安眠反射区2，反复8～10次。

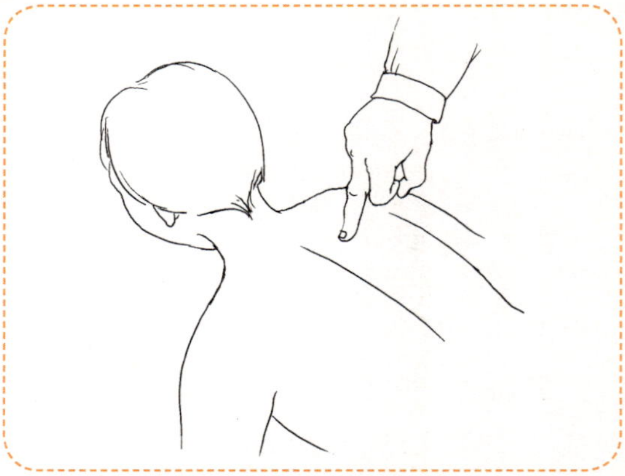

（2）点揉心脏反射区1，反复2～3分钟。

2. 仰卧位

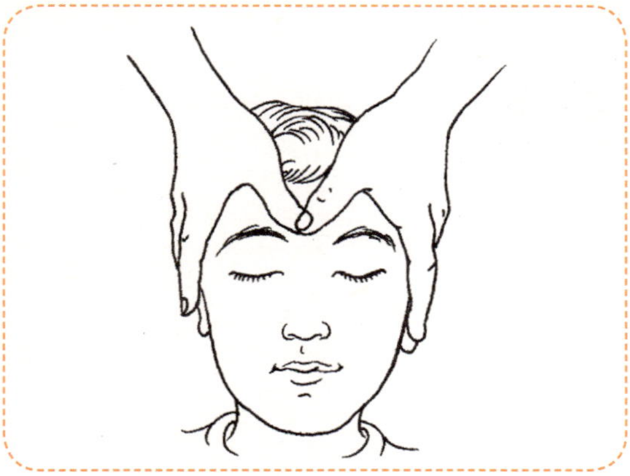

（1）以拇指点揉安眠反射区 1，反复 2～3 分钟。

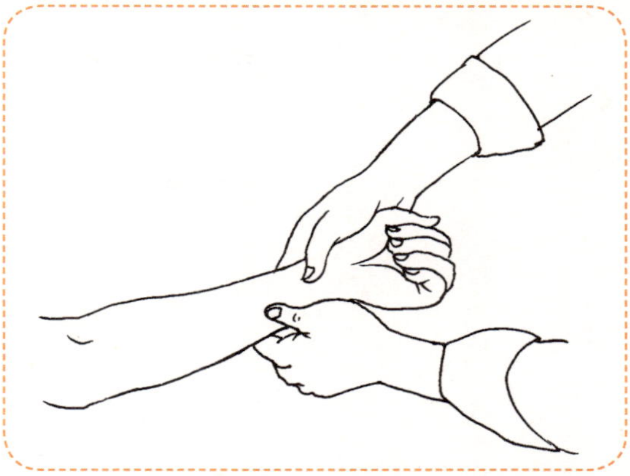

（2）以拇指轻推安眠反射区 3，反复 2～3 分钟。

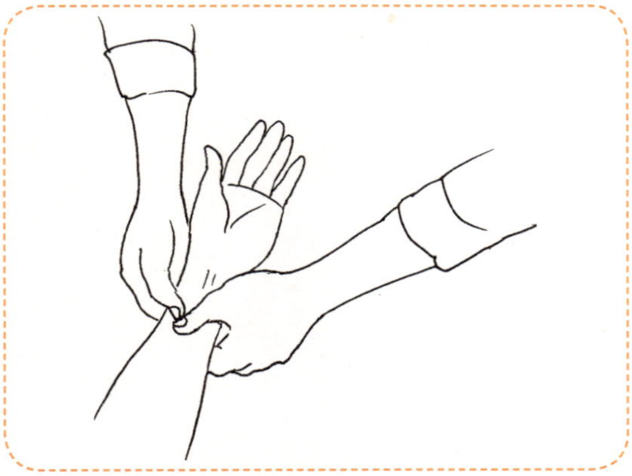

（3）拇指轻推心脏反射区 4，反复 3～5 分钟。

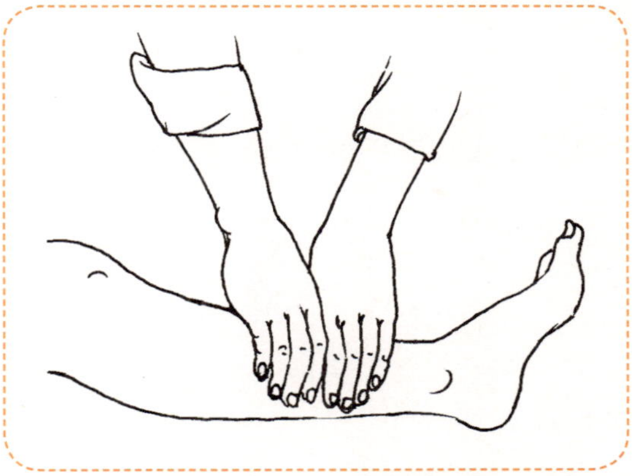

（4）拇指由下至上推安眠反射区 4，或拇指揉按，反复 8～10 次。

（三）辨证选取反射区

心火偏亢型可加用轻揉心脏反射区 3，反复 2 ～ 3 分钟

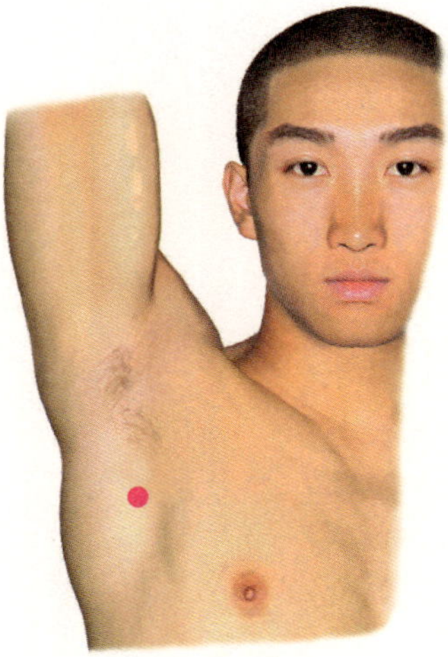

心脏反射区 3

肝郁化火型可加用拇指揉肝反射区、胆反射区 1 各 2 ～ 3 分钟

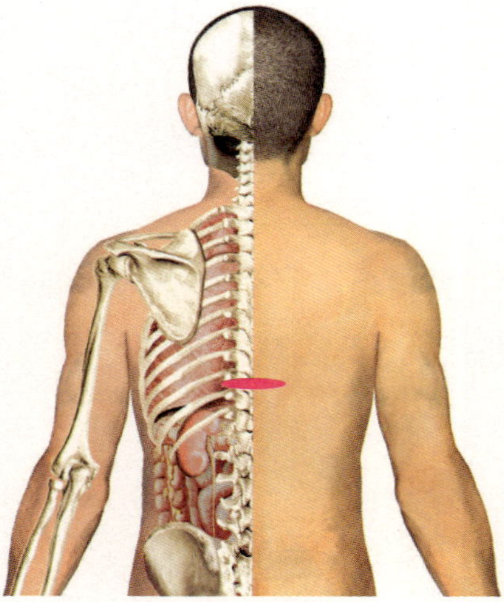

肝反射区

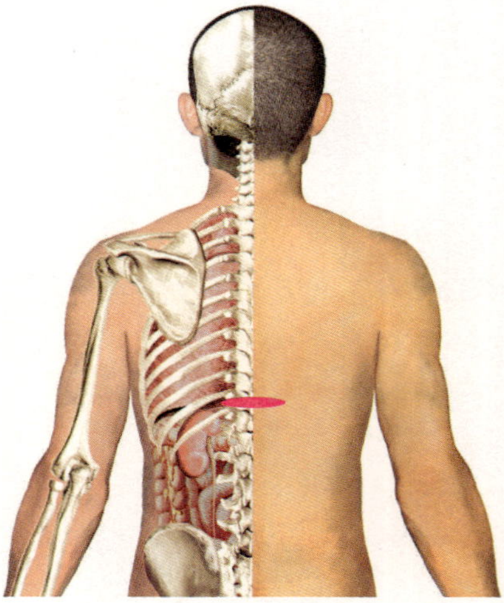

胆反射区 1

胃气失和型可加用顺时针掌摩腹部，揉胃反射区1、胃反射区2、胃反射区3各2～3分钟

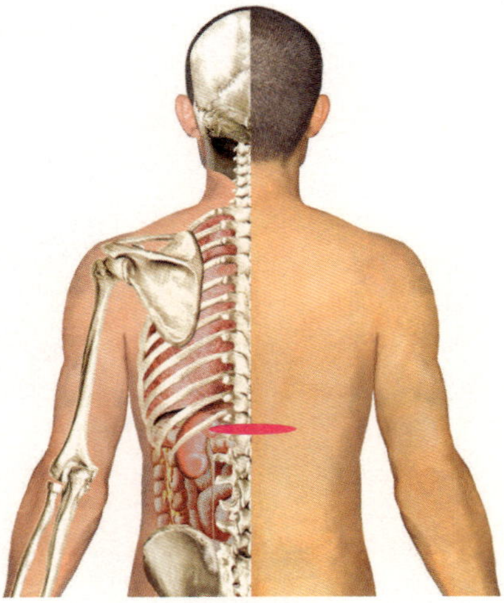

胃反射区 1

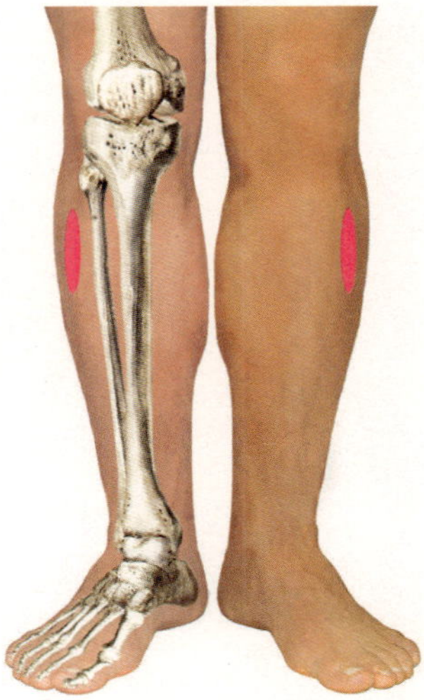

胃反射区 2

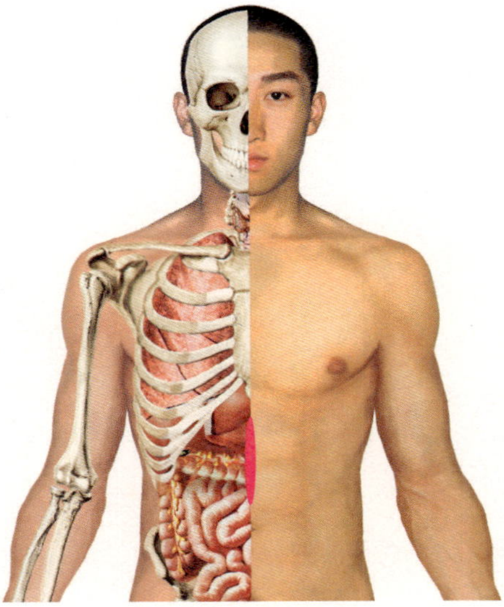

胃反射区 3

阴虚火旺型可加用轻擦肾反射区 2、揉点肾反射区 3 各 2 ～ 3 分钟

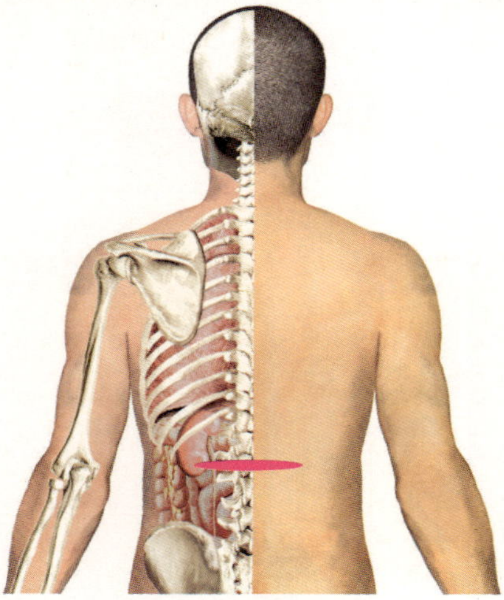

肾反射区 2

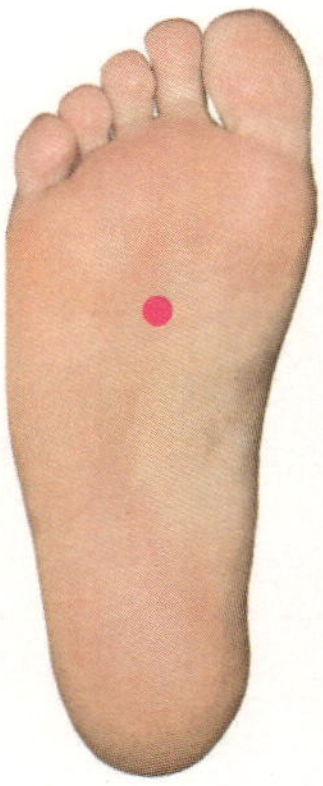

肾反射区 3

心脾两虚型可加用揉脾反射区 1、脾反射区 2、胃反射区 1、胃反射区 2 各 2 ～ 3 分钟

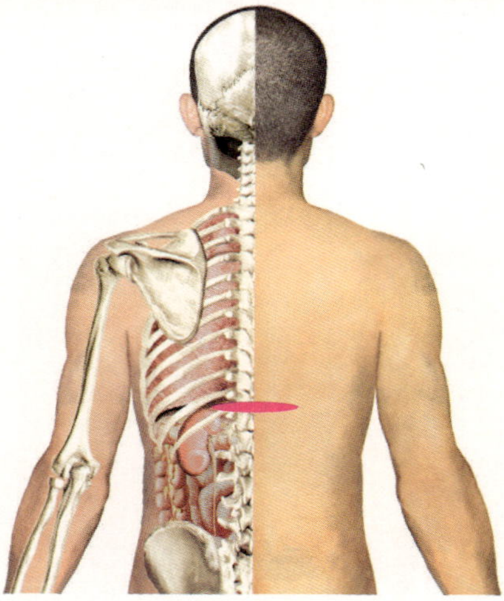

脾反射区 1

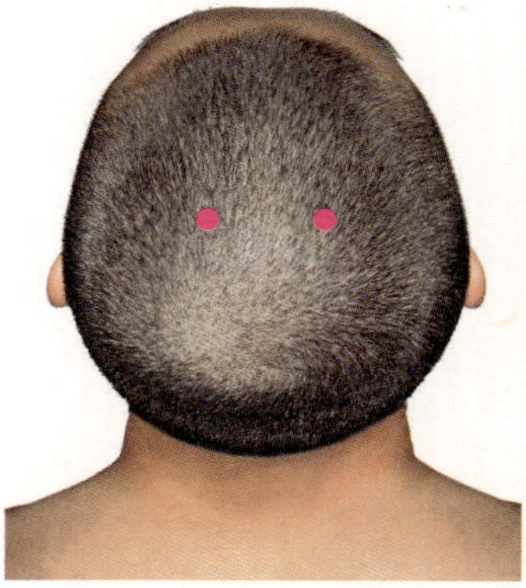

脾反射区 2

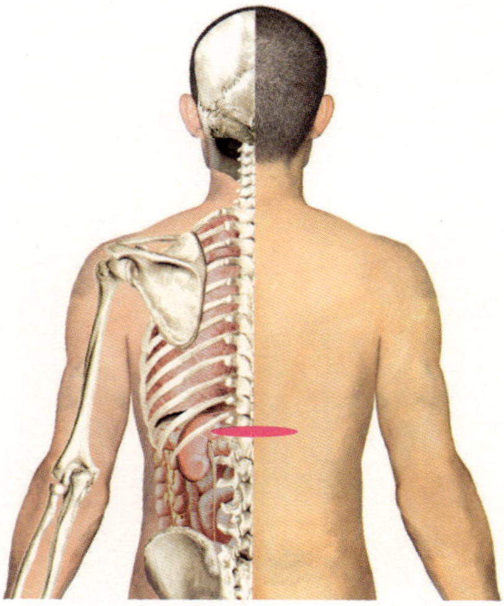

胃反射区 1

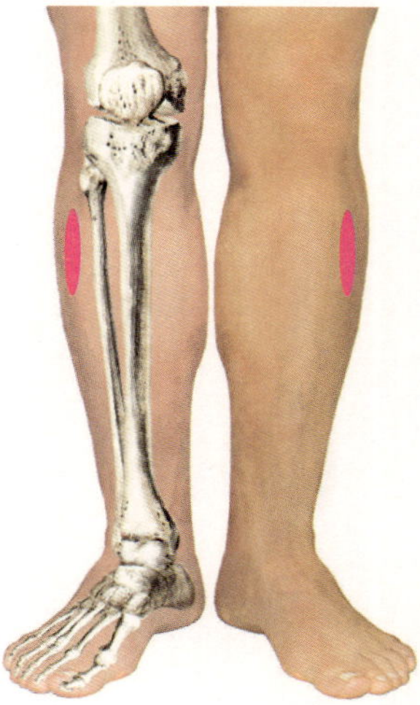

胃反射区 2

心胆气虚型可加用轻擦心脏反射区 1、心脏反射区 3、胆反射区 1 各 2 ～ 3 分钟

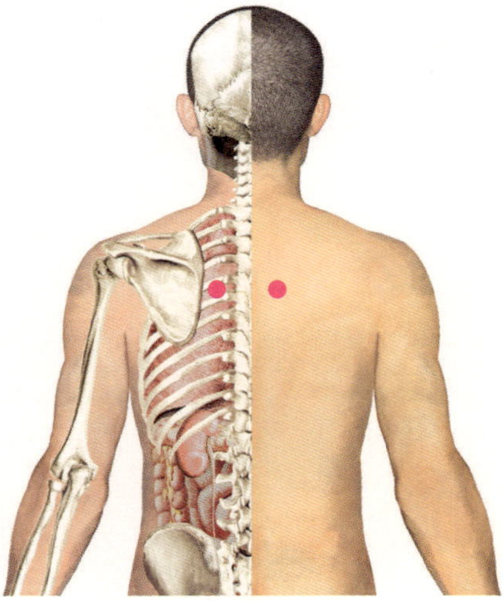
心脏反射区 1

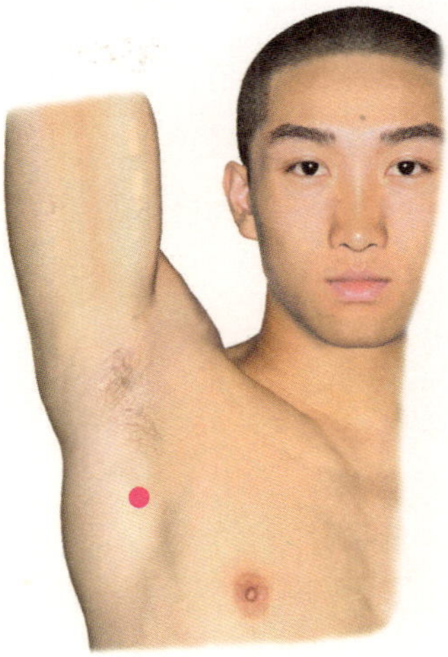
心脏反射区 3

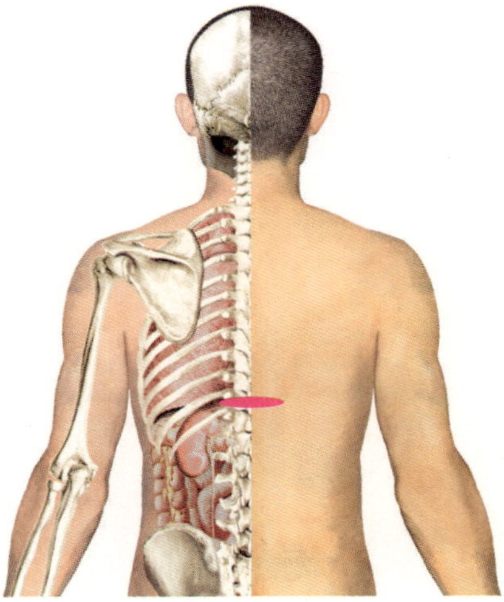
胆反射区 1

五、健忘

（一）概述

健忘是指记忆力减退，遇事善忘的一种疾病，在日常生活中较为常见，对患者正常的工作、学习有一定的影响。

健忘多因思虑过度、房事不节、高年神衰引起心脾亏虚、肾精不足所致，也有因气血逆乱、痰浊上扰造成。以虚证居多，如思虑过度、阴血损耗、劳伤心脾、化生无源导致心脑失养；或久病损伤精血导致脑髓不充；或年迈气血亏虚、肾精亏虚、心脑失养均可导致健忘。实证多因情志不遂、痰浊蒙蔽心脑所致。病位在心脑，与脾肾关系密切。

虚证与实证健忘的临床表现不同，其中虚证中表现为健忘失眠、精神疲倦、食少心悸、舌淡脉细的可辨证为心脾不足型；表现为健忘、腰酸腿软、头晕耳鸣、遗精早泄、手足心热、舌红脉细数的可辨证为肾精亏耗型。实证中表现为健忘、头晕、胸闷、恶心呕吐、苔黄腻、脉滑的辨证为痰浊上扰型；表现为健忘心慌、胸胁闷胀不舒、烦躁易怒、喜叹息、苔薄白、脉弦的辨证为肝郁气滞型。

（二）反射区按摩手法

1. 俯卧位

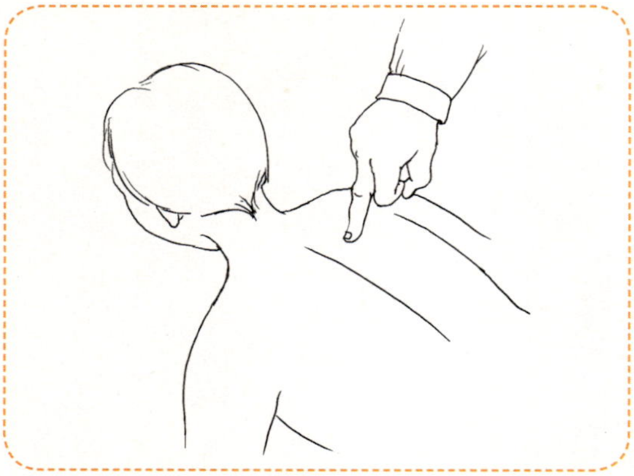

以中指推心脏反射区 1，反复 5 ~ 8 次。

2. 仰卧位

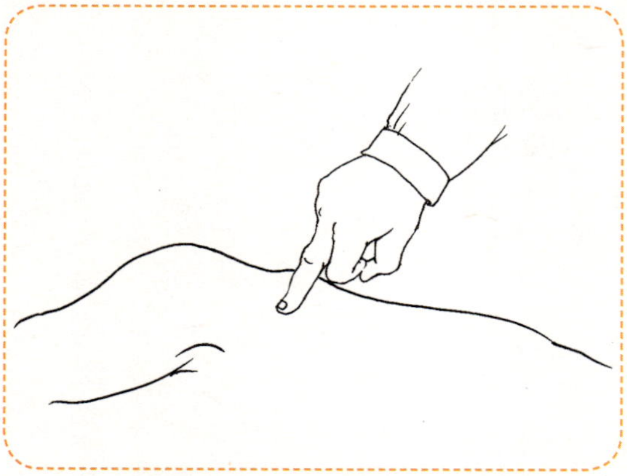

（1）以中指揉心脏反射区 3 数次。

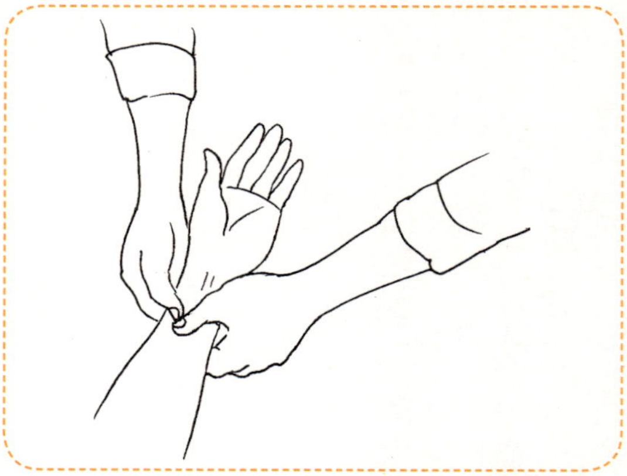

（2）以拇指搓心脏反射区 4，以热为度。

（三）辨证选取反射区

心脾不足型可加用轻擦脾反射区 1，以热为度，按揉脾反射区 2 反复 2 ~ 3 分钟

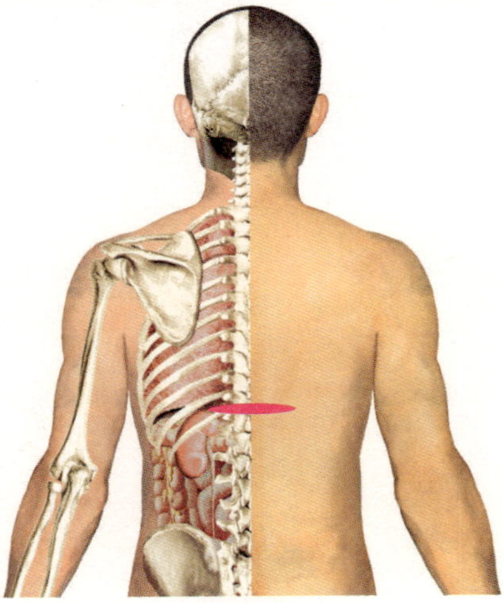

脾反射区 1

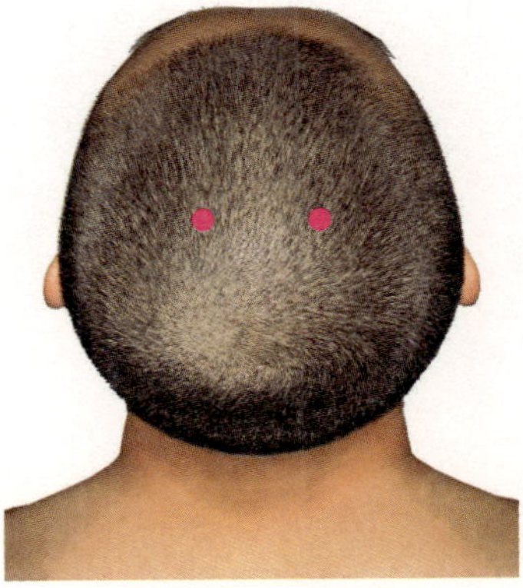

脾反射区 2

肾精亏耗型加用按揉肾反射区 1 反复 2 ~ 3 分钟，轻擦肾反射区 2，以热为度，点揉肾反射区 3 反复 2 ~ 3 分钟

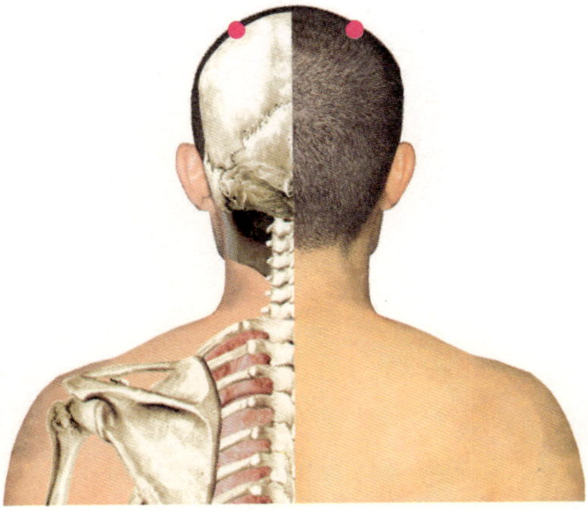

肾反射区 1

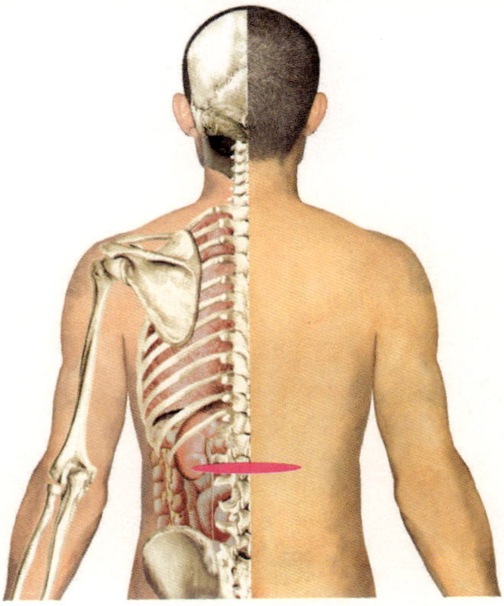

肾反射区 2

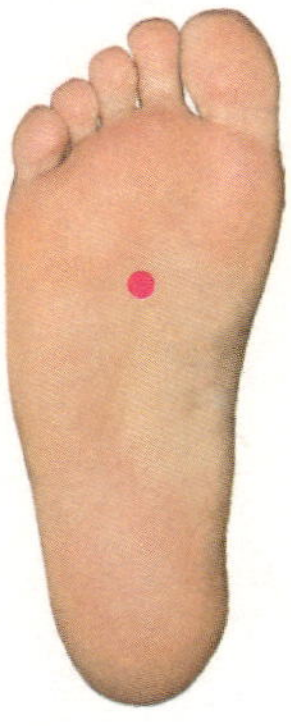

肾反射区 3

痰浊上扰型加用按揉脾反射区 2 反复 2～3 分钟，轻擦脾反射区 1，以热为度

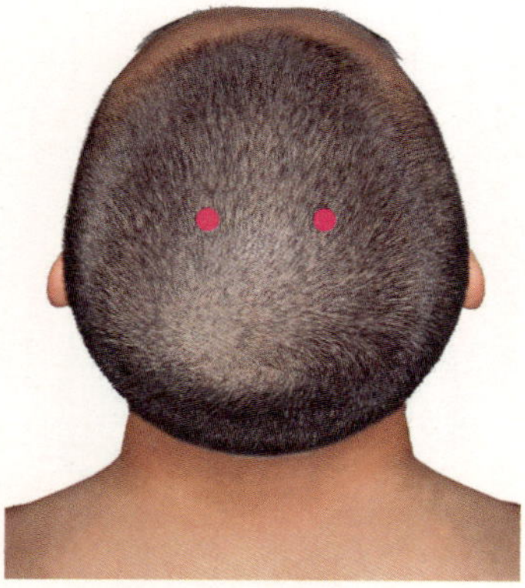
脾反射区 2

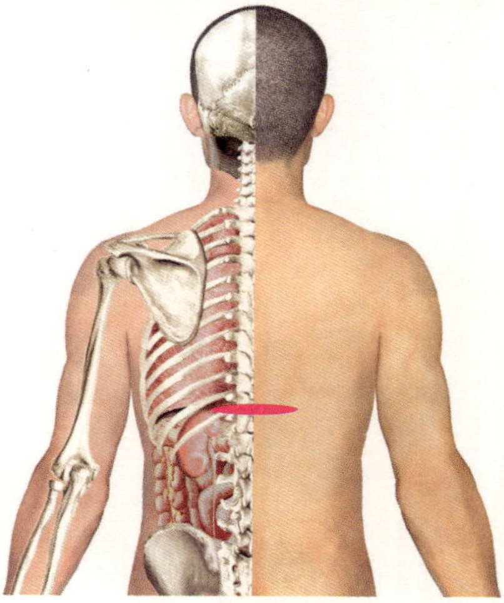
脾反射区 1

肝郁气滞型则加用按揉肝反射区、胆反射区 1 和胸部反射区 3 各 2～3 分钟

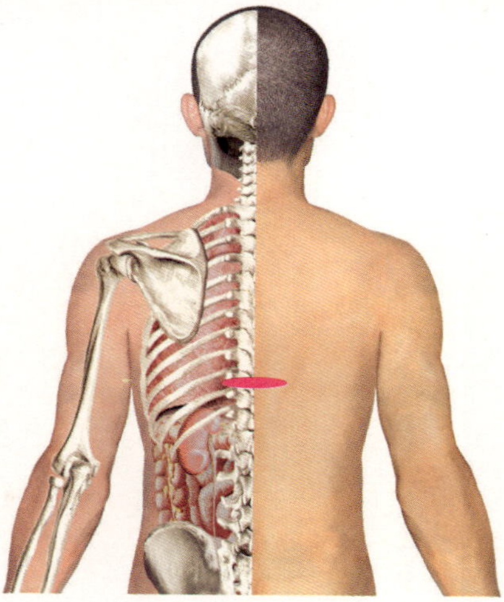
肝反射区

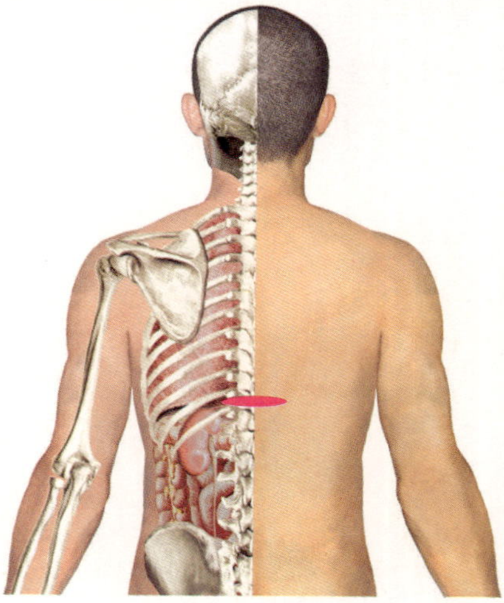
胆反射区 1

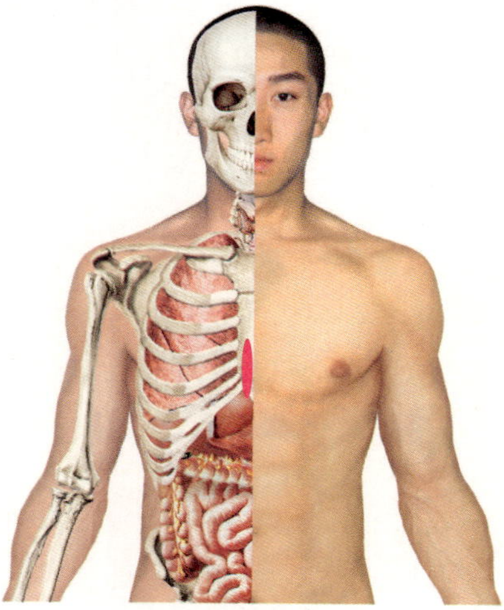
胸部反射区 3

六、眩晕

（一）概述

眩晕是临床中常见的疾病，眩即眼花，晕是头晕，两者常同时出现，故统称为“眩晕”，轻者闭目可止，重者如坐车船，旋转不定，不能站立，或伴有恶心、呕吐、汗出、面色苍白等症状。多见于中老年人，亦可发于青年人，可反复发作，不但妨碍患者正常的工作及生活，严重者还可能发展为中风、厥证等危及生命。

眩晕可因为情志刺激、饮食内伤、体虚久病、失血劳倦及外伤、手术等原因，造成风、火、痰、瘀上扰，清窍受扰或精亏血少、脑髓空虚、清窍失养，从而发为眩晕。病位在清窍，与肝、脾、肾三脏关系密切。眩晕的病性以虚者居多，但是在发病过程中，各种病因、病机可以相互影响和转化，形成虚实夹杂的情况。

眩晕的临床表现复杂多样，需要仔细观察进行辨证分型，进行有针对性的调理，方能取得良好的效果。表现为眩晕耳鸣、头涨、遇劳或恼怒加重、肢麻震颤、失眠多梦、急躁易怒、舌红苔黄、脉弦可辨证为肝阳上亢型；表现为头晕且痛、痛势较剧、目赤口苦、胸胁胀痛、烦躁易怒、失眠多梦、小便黄、大便干结、舌红苔黄、脉弦数可辨证为肝火上炎型；表现为眩晕、头重如蒙、视物旋转、胸闷恶心、呕吐痰涎、食少失眠、苔白腻、脉弦可辨证为痰浊上蒙型；表现为眩晕头痛，兼见健忘、失眠、心慌、精神不振、耳鸣耳聋、面唇紫暗、舌上见瘀点或瘀斑、脉弦涩或细涩则为瘀血阻窍型；表现为头晕目眩、动则加剧、遇劳则发、面色白、爪甲色淡、神疲乏力、心慌失眠、饮食较少、大便稀薄、舌淡苔薄白、脉细弱可辨证为气血亏虚型；如果眩晕时间长、视力减退、两眼干涩、失眠健忘、心烦口干、耳鸣、神疲乏力、腰酸膝软、男子遗精、舌红苔薄、脉弦细辨证为肝肾阴虚型。

眩晕病情轻者，治疗护理得当，预后多良好，但是如果眩晕经久不愈，发作频繁，持续时间较长，则难以根治。特别是肝火上炎、瘀血阻窍所致眩晕者，如果没有进行恰当的治疗和调护，可形成中风病，轻则致残，重则致命。因此除运用反射区疗法积极治疗外，日常的保健调护十分重要，患者要注意保持心情开朗愉悦，饮食有规律，以清淡易消化的食物为宜，多吃蔬菜、水果，忌烟酒、油腻和辛辣之品，少食海腥发物，保证充足的睡眠，注意劳逸结合。

（二）反射区按摩手法

1. 仰卧位

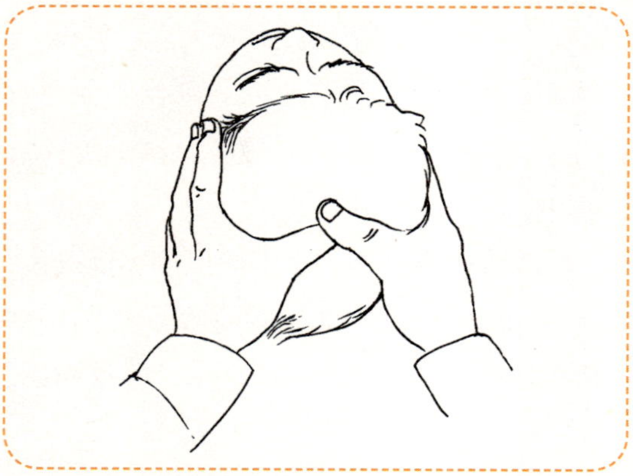

（1）以拇指按压头部反射区 3，持续 5 ~ 8 分钟。

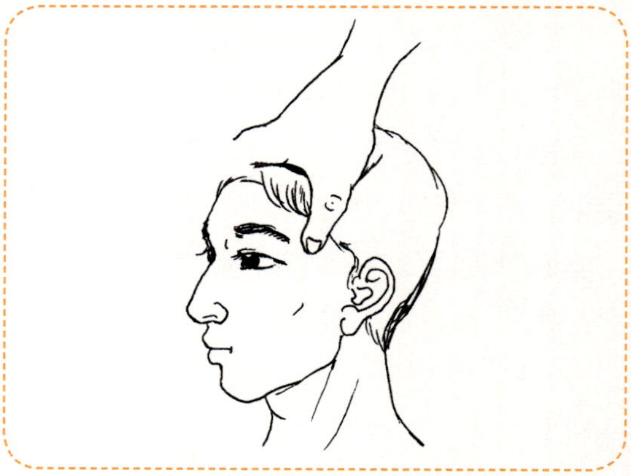

（2）以拇指点按头部反射区 1，反复 3 ~ 5 分钟。

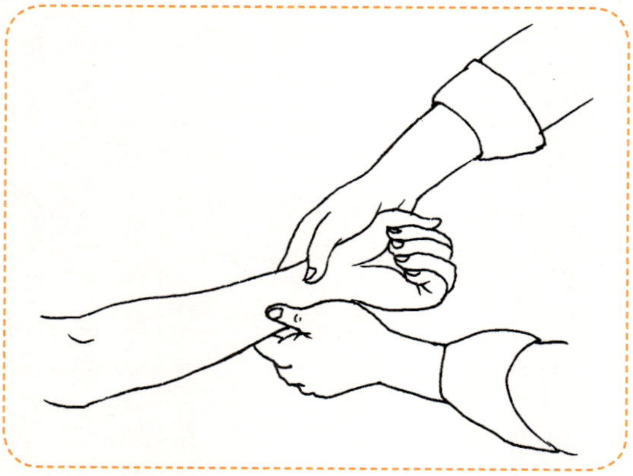

（3）以拇指推安眠反射区 3，反复 3 ~ 5 分钟。

2. 俯卧位

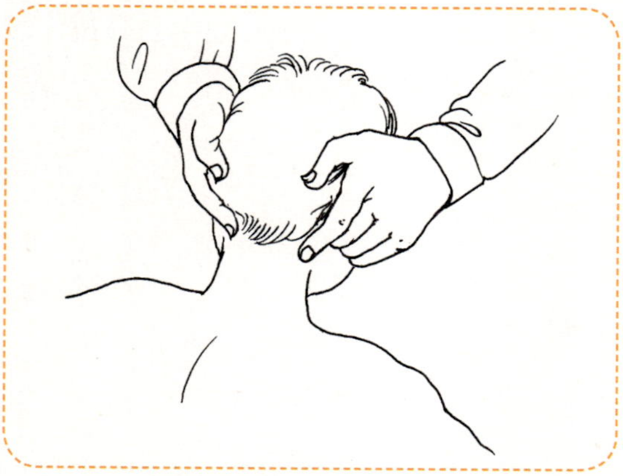

（1）点按安眠反射区 2，反复 3 ~ 5 分钟。

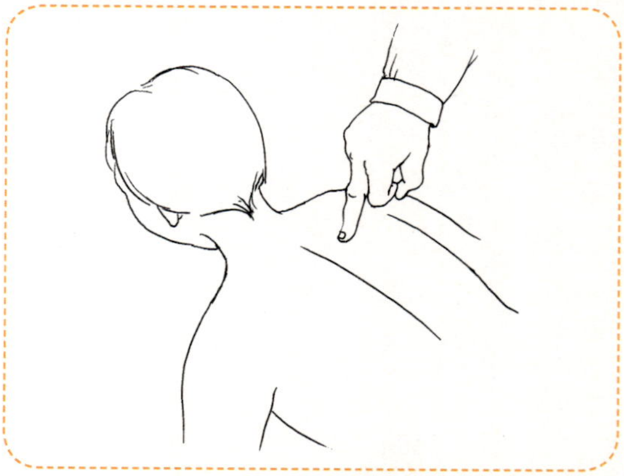

（2）点按心脏反射区 1，反复 3 ~ 5 分钟。

(3) 以掌轻搓肾反射区 2，以透热为度。

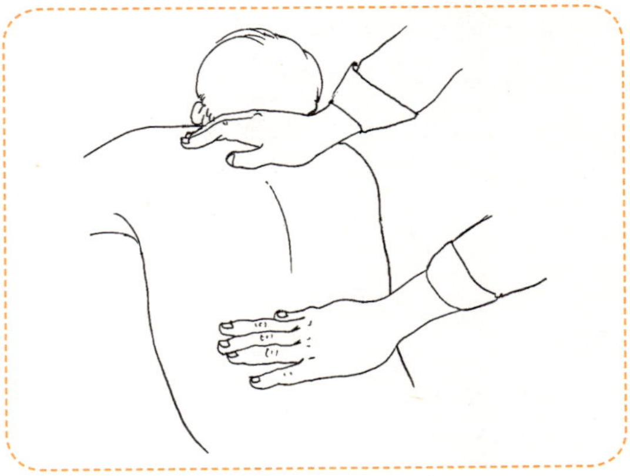

（三）辨证选取反射区

肝阳上亢型可加用由上向下直推胸部反射区 2、拇指点按肝反射区、拇指点按头面部反射区

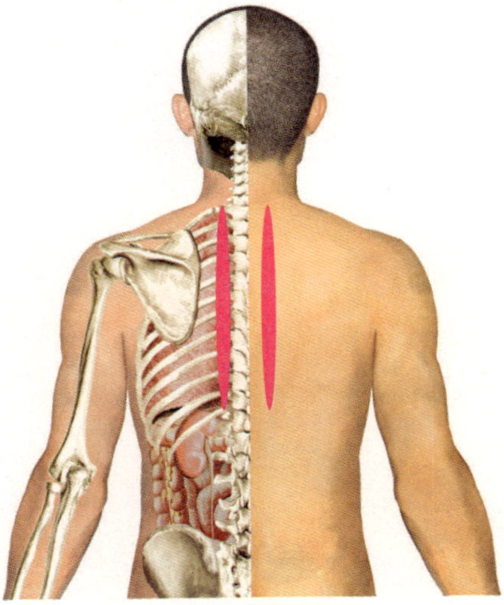

胸部反射区 2

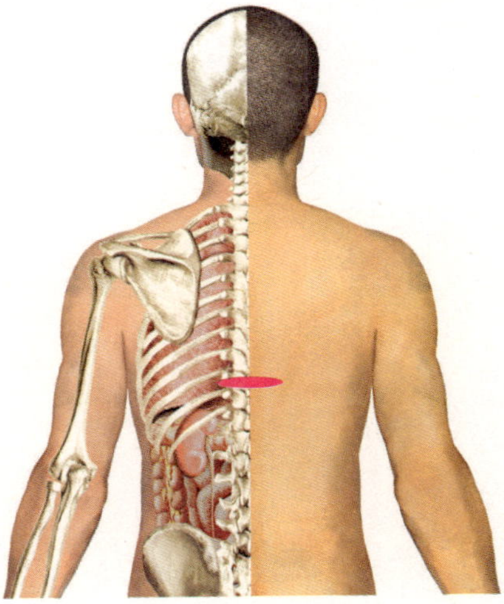

肝反射区

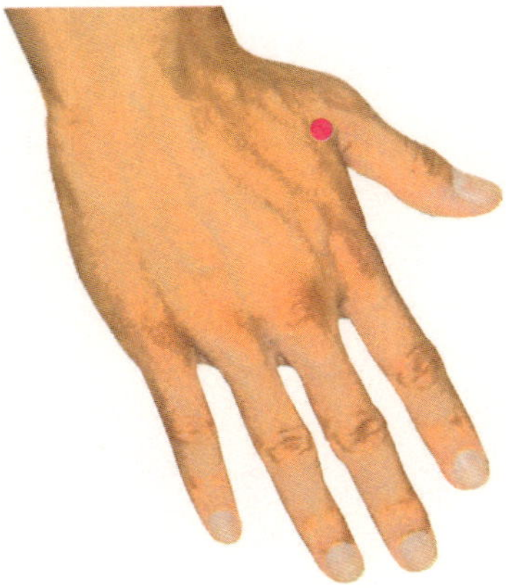

头面部反射区

肝火上炎型可加用拇指点按肝反射区、胆反射区 1

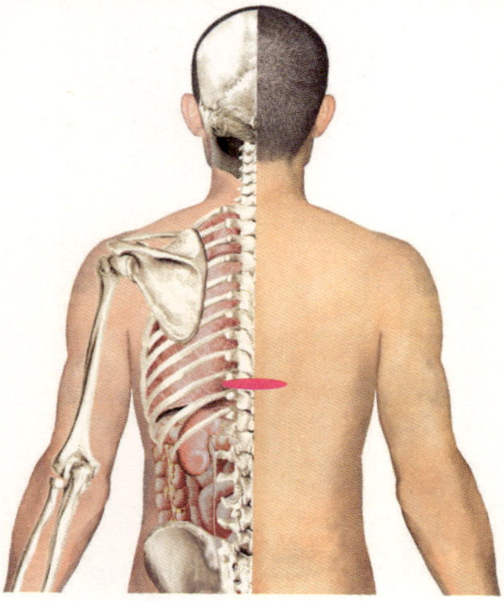

肝反射区

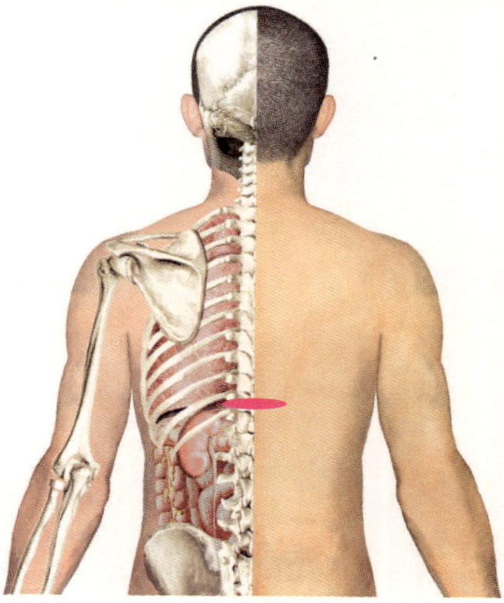

胆反射区 1

痰浊上蒙型可加用拇指点按脾反射区 1、胃反射区 1、胃反射区 2

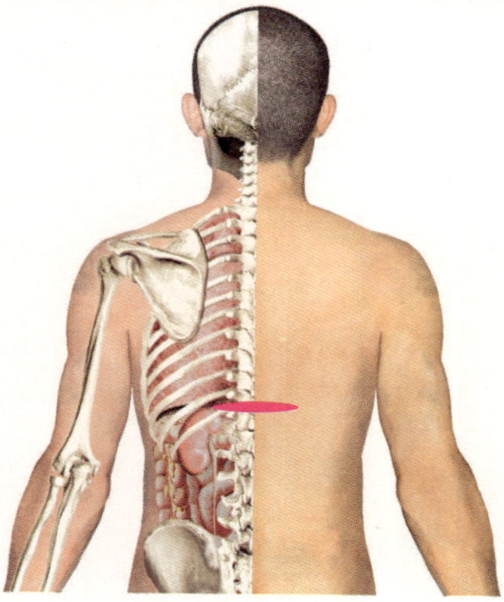

脾反射区 1

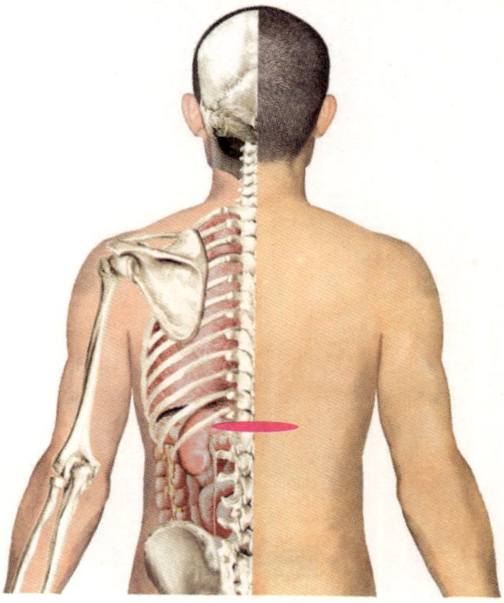

胃反射区 1

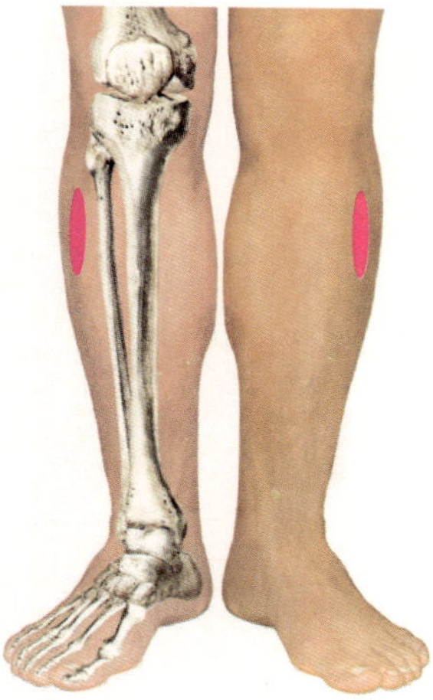

胃反射区 2

瘀血阻窍型可加用拇指点按头部反射区 2

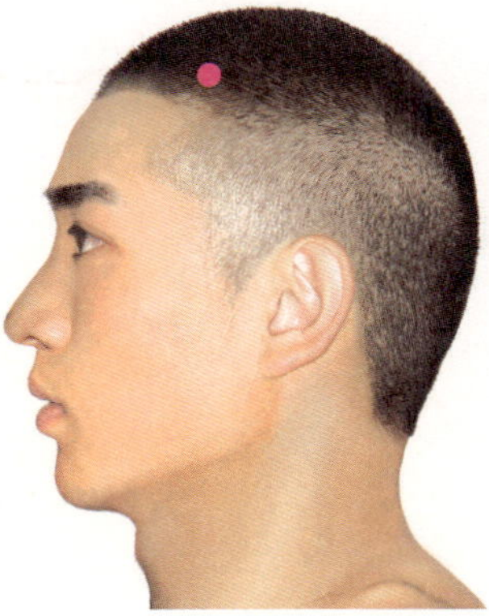

头部反射区 2

气血亏虚型加用拇指点按脾反射区 1、脾反射区 2、胃反射区 1、胃反射区 2

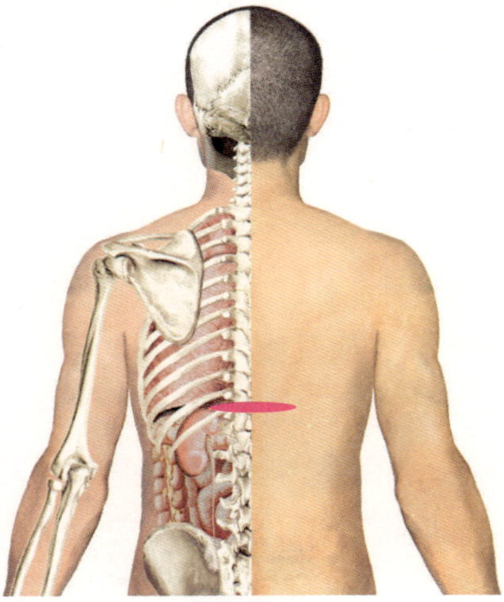

脾反射区 1

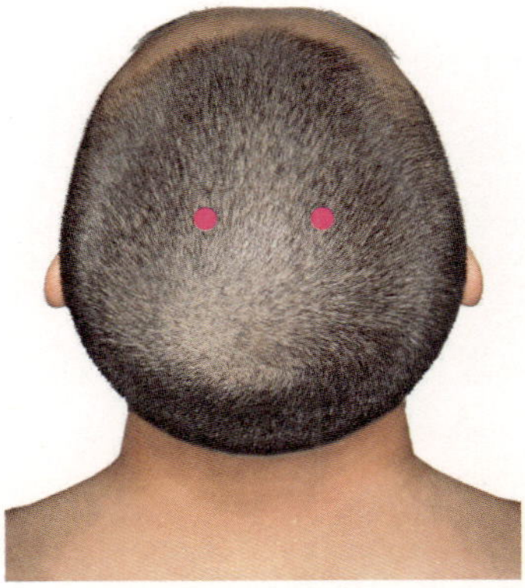

脾反射区 2

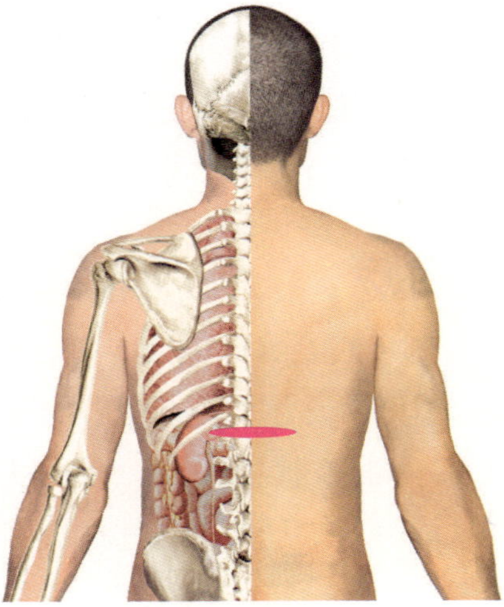

胃反射区 1

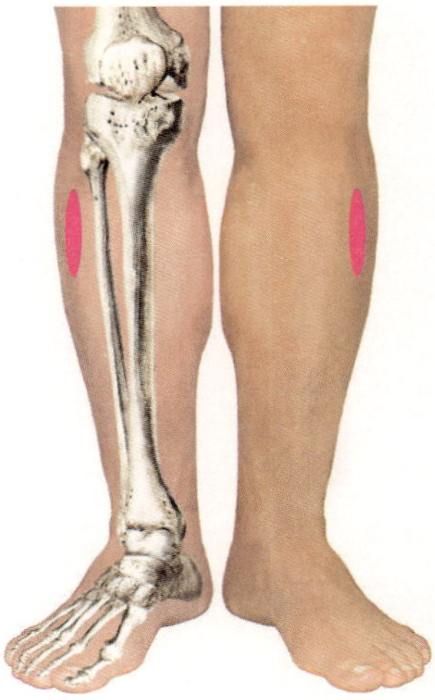

胃反射区 2

肝肾阴虚型则加用拇指点按安眠反射区 4 和肾反射区 3

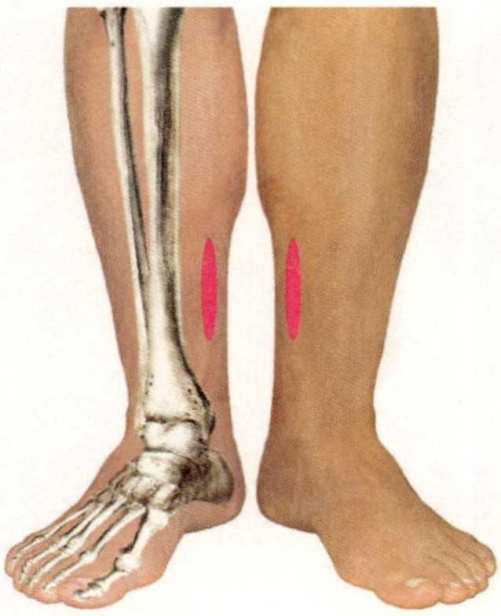

安眠反射区 4

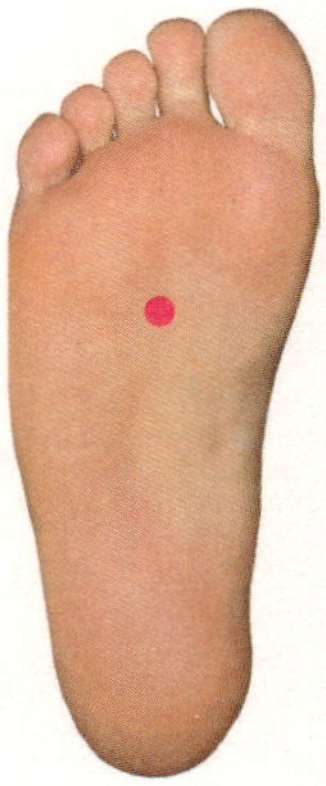

肾反射区 3

七、耳鸣

（一）概述

耳鸣是听觉异常的一种疾病，患者表现为自觉耳内有响声如蝉鸣，或如潮水声，或如鼓声，时轻时重，妨碍听觉。在日常生活中，耳鸣多属慢性疾病，常与眩晕、失眠、健忘等病同时并见，也可单独发生。耳鸣是老年人的常见疾病，北京地区 1996 年的调查显示老年人中患耳鸣、耳聋者已达 41.84%，对他们的生活常会造成很大的困扰。

引起耳鸣的原因很多，与肾、肝、胆关系最为密切。如肾精亏损，髓海空虚，耳失所养可导致耳鸣；肝胆火盛，循经上扰于耳，清窍被蒙可引起耳鸣；嗜食辛辣肥甘或饮酒过度，痰火上扰，壅塞耳窍可致耳鸣时作；脾胃虚弱，气血生化之源不足，经脉空虚，不能上荣于耳，或脾虚气陷，清阳不升，经脉空虚都可导致耳鸣。

耳鸣暴发、新病者多为实，渐起、久病者多为虚，实证多责之肝胆，虚证多责之肾脾。如果患者表现为骤发耳鸣、头痛面红、口苦咽干、心烦易怒、怒则加重、或夜间睡眠不安、便秘尿赤、舌红苔黄、脉弦数可辨证为肝胆火旺；表现为耳鸣如闻蝉声而细微、反复发作渐至耳聋，伴有头晕目眩、腰膝酸软者可辨证为肾精不足型，其中偏肾阴虚者兼见手足心热、失眠遗精、舌红少苔、脉象细数，偏肾阳虚者兼见怕冷、四肢冰凉、阳痿水肿、舌淡或胖大、脉象沉细或迟；表现为起病较急、症状较轻、耳鸣低沉、耳内胀满堵塞、自语增强，伴鼻塞、流涕、咳嗽等症状，舌淡红苔薄白、脉浮数可辨证为风热侵袭型；表现为病程较长、耳鸣、头昏头沉、耳内胀闷和堵塞感明显，伴有胸闷、饮食减少、舌胖边有齿痕苔厚腻、脉弦滑辨证为痰浊上壅型；表现为精神差、疲乏无力、头昏、劳累后症状加重、饮食减少、舌淡苔薄白或厚、脉弱可辨证为脾胃虚弱型。

耳鸣的预后与虚实关系密切，一般来说，突发耳鸣及时治疗后多可减轻或治愈，而较长时间的耳鸣则较难根治，还有可能发展成为耳聋。耳鸣的患者在日常生活中，除进行反射区疗法治疗外，还要注意调摄精神、饮食清淡、劳逸结合，才能起到良好的效果。

（二）反射区按摩手法

1. 俯卧位

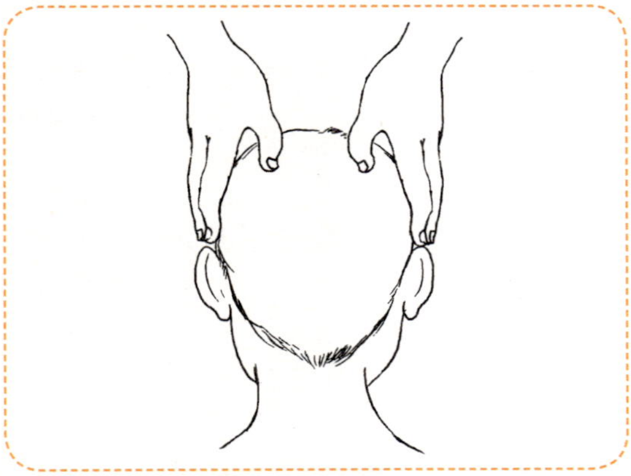

（1）以拇指按压肾反射区 1，持续 3 ~ 5 分钟。

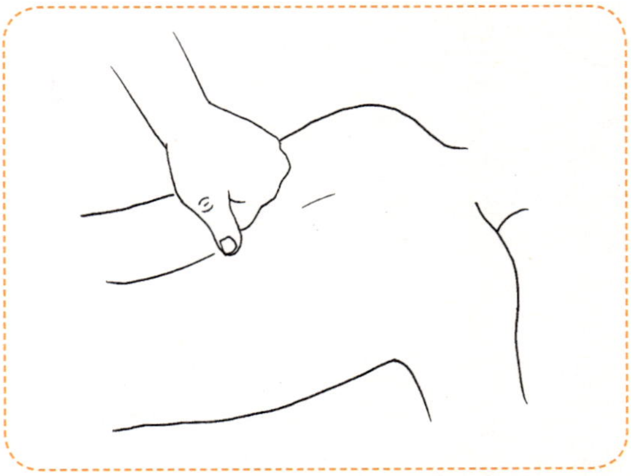

（2）以拇指点按肝反射区，持续 3 ~ 5 分钟。

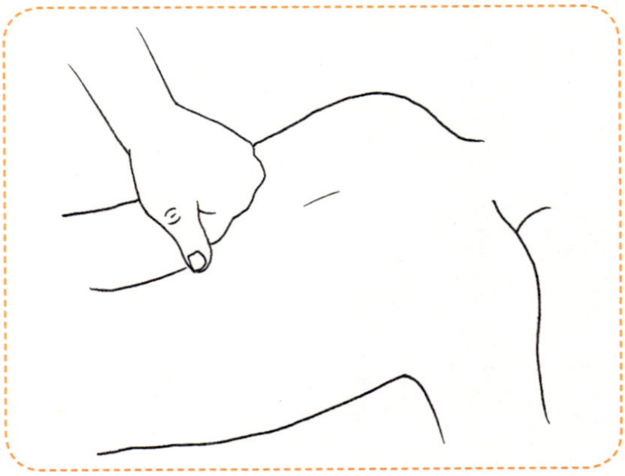

(3)以拇指按压胆反射区 1,持续 3 ~ 5 分钟。

2. 仰卧位

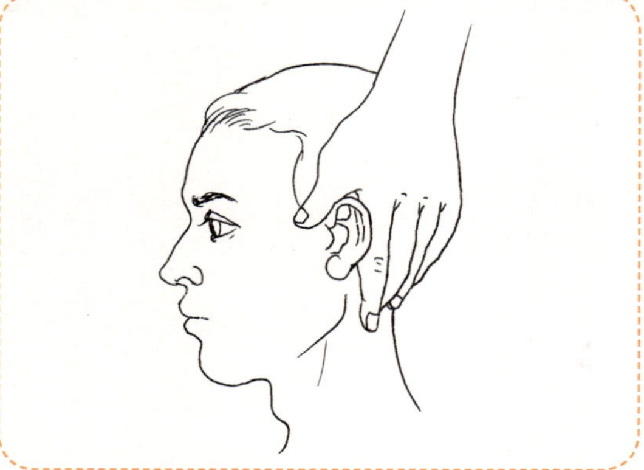

（1）以食指和中指搓耳反射区，以热为度。

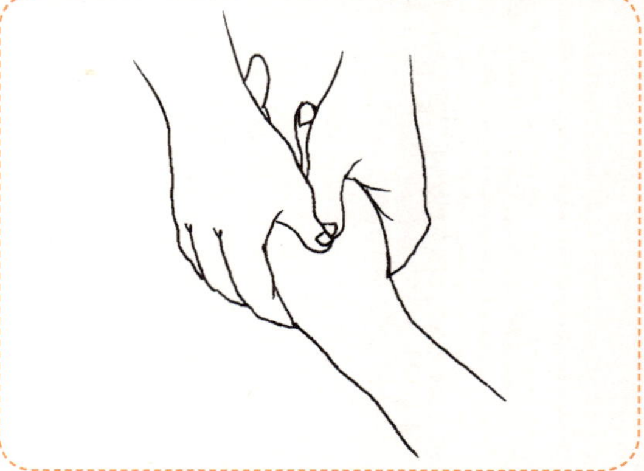

（2）以拇指点按头面部反射区 3 ～ 5 分钟。

（三）辨证选取反射区

耳鸣的反射区手法适宜在睡前进行操作，

其中肝胆火旺型可重取肝反射区、胆反射区 1，并加用拇指点按胆反射区 2，持续 3 ～ 5 分钟

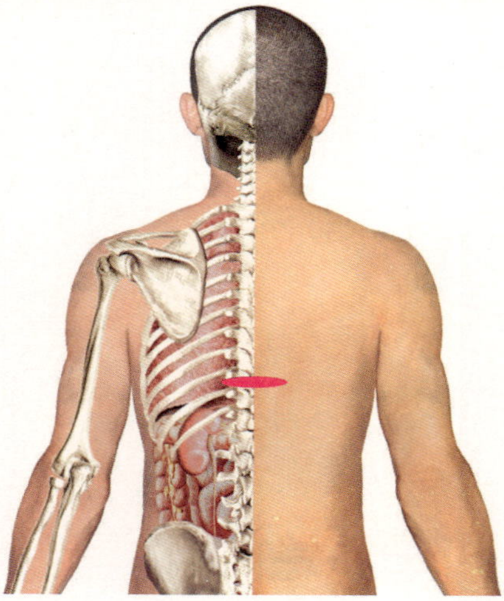

肝反射区

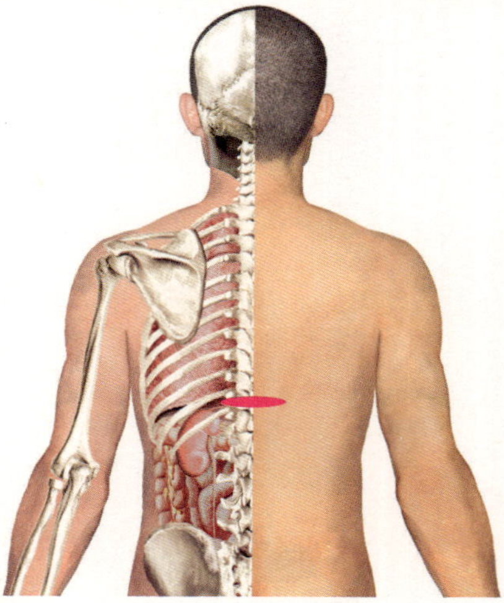

胆反射区 1

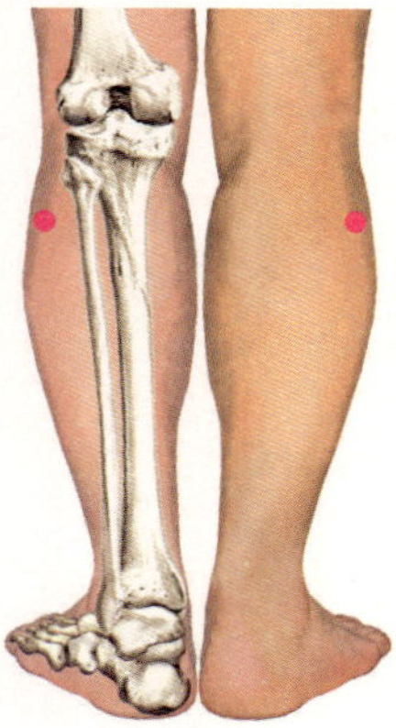

胆反射区 2

肾精不足型可轻擦肾反射区 2，以热为度，并用拇指揉按肾反射区 3，持续 3 ～ 5 分钟

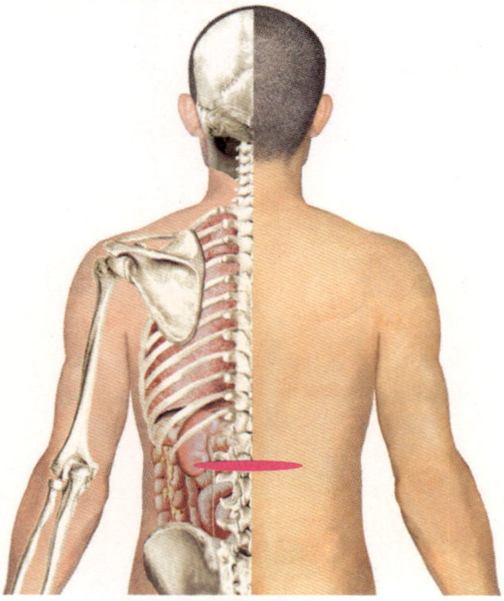

肾反射区 2

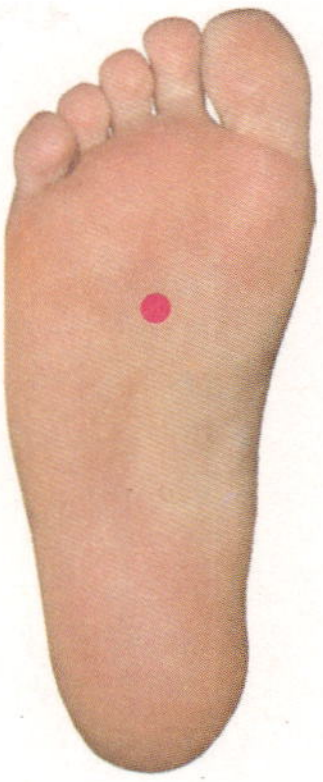

肾反射区 3

风热侵袭型可加用拇指点按肺反射区 1 和肺反射区 4 各 3 ～ 5 分钟，并可根据眼、鼻等症状取用眼反射区 1、2、3 以及鼻反射区等

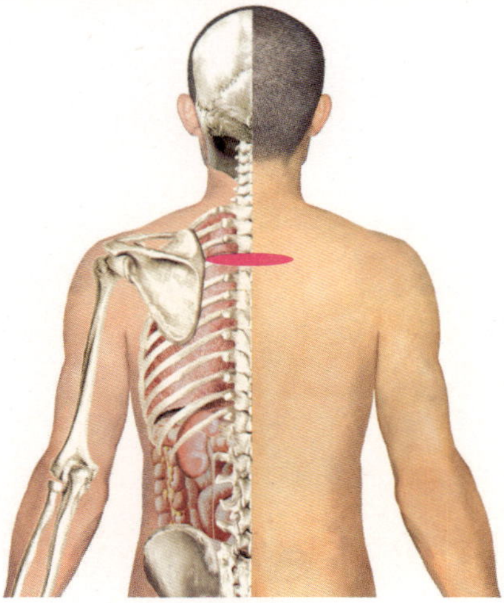

肺反射区 1

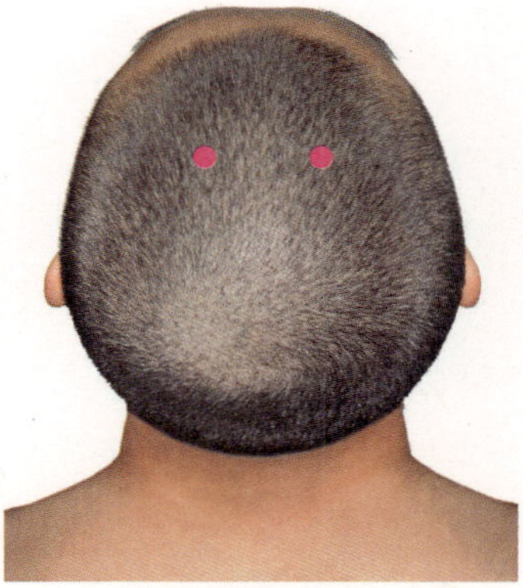

肺反射区 4

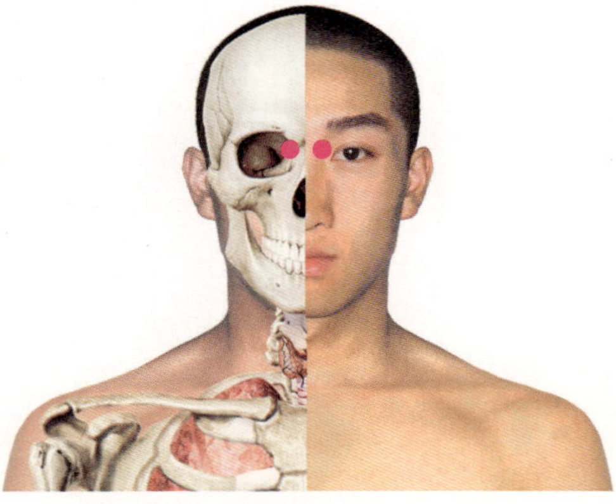

眼部反射区 1

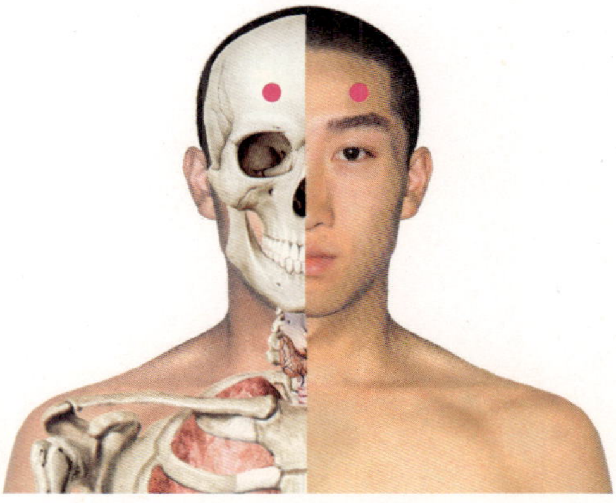

眼部反射区 2

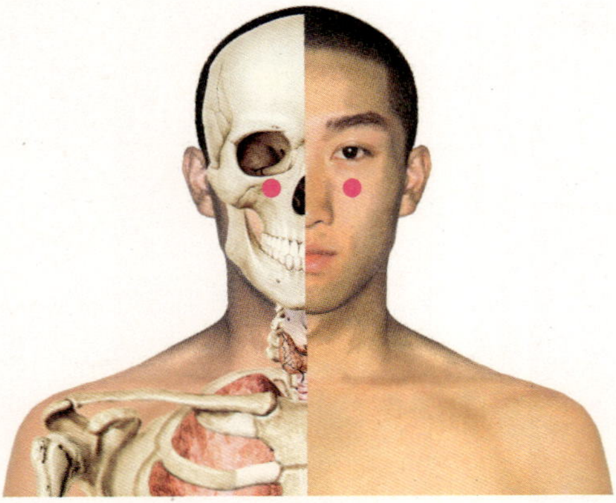

眼部反射区 3

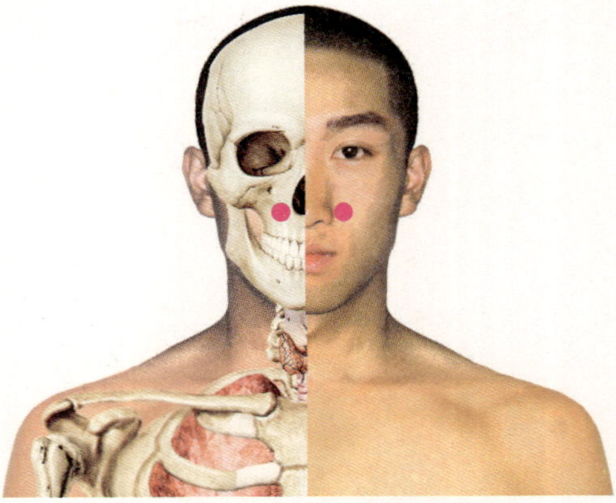

鼻部反射区

痰浊上壅型可加用拇指点按脾反射区 1、脾反射区 2 各 3 ～ 5 分钟

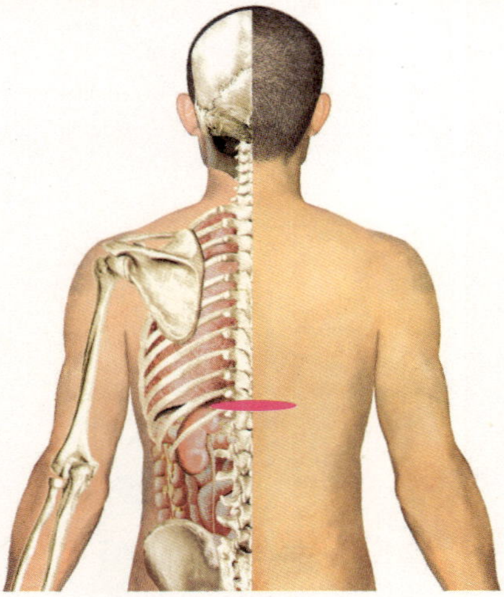

脾反射区 1

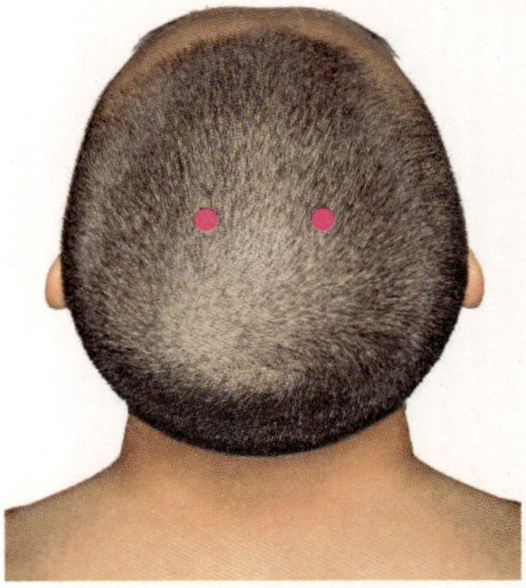

脾反射区 2

脾胃虚弱型加用拇指点按脾反射区 1、脾反射区 2、胃反射区 1、胃反射区 4 和胃反射区 2 各 3 ～ 5 分钟

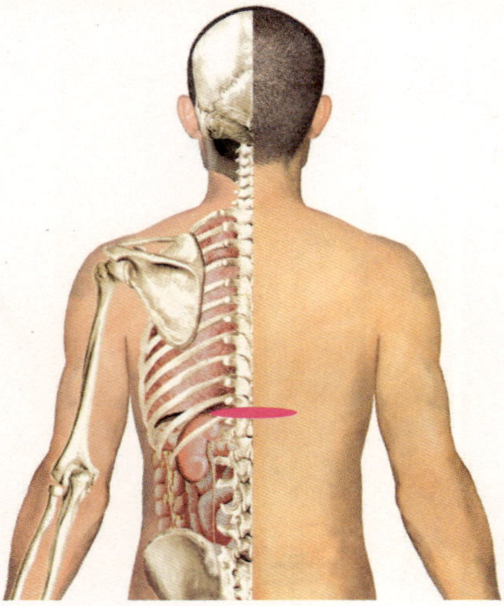

脾反射区 1

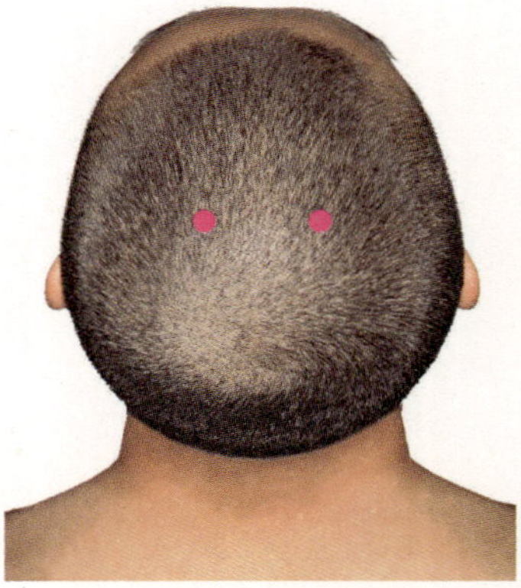

脾反射区 2

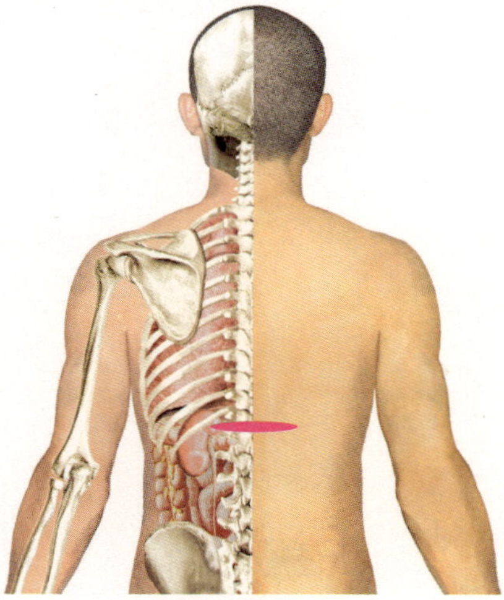
胃反射区 1

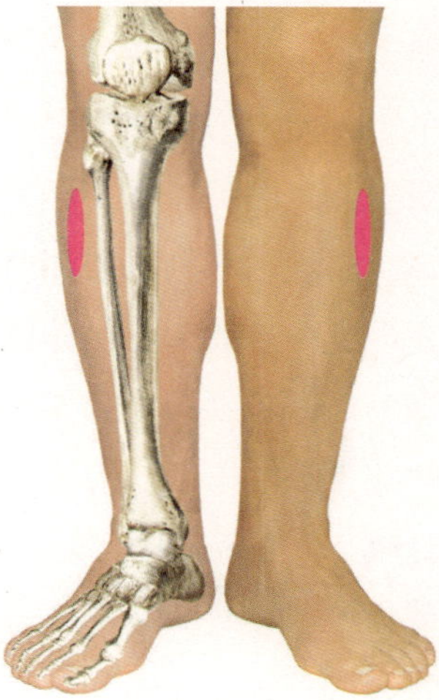
胃反射区 2

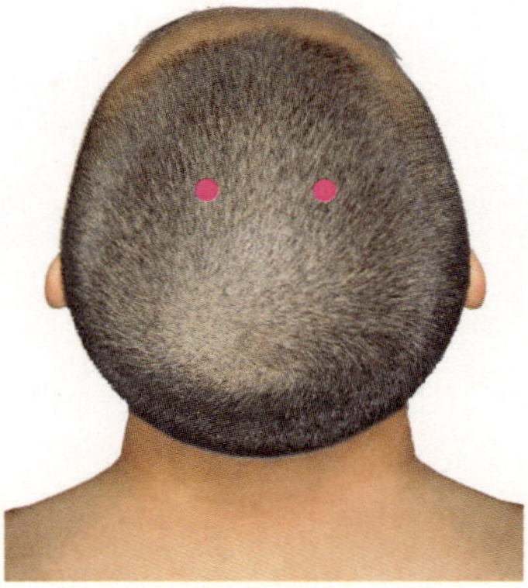
胃反射区 4

八、头痛

（一）概述

头痛是临床上常见的一种疾病，是指由于外感与内伤，致使脉络拘急或失养，清窍不利所引起的以头部疼痛为主要表现的疾病，可单独出现，也可以是发生于多种急慢性疾病过程中的一种症状，还可能是某些相关疾病加重或恶化的先兆。

头痛可以因外感或内伤引起，患者起居不慎，感受风寒湿热等外邪，上犯于头，清阳之气受阻，气血不畅，阻遏络道可发为头痛，其中又以风邪为主；长期精神紧张忧郁，肝气郁结或平素性情恼怒太过，气郁化火，导致清阳受扰而头痛；饮食不节，脾阳不振，痰湿内生，清窍为痰湿所蒙或气血化生不足，清窍失养也可导致头痛；禀赋不足，劳欲伤肾或年老久病，髓海不充也可致头痛。头痛病位在头，与肝、脾、肾密切相关。头痛的表现形式可有部位和性质的不同，从部位上有全头痛、头顶痛、前额痛、两颞痛之分，在性质上有胀痛、冷痛、热痛、窜痛、刺痛的不同，在实际鉴别中应进行详细的对比，需要注意的是，如果患者突然出现剧烈头痛，持续疼痛且阵发加重，甚至伴喷射样呕吐、肢厥、抽搐等症状是为真头痛，后果严重，甚至可能危害生命，应及时送医就诊。

头痛的情况复杂，其中外感头痛中见到头痛起病较急、疼痛尖锐、痛连项背、怕风怕寒、口不渴、苔薄白、脉浮紧可辨证为风寒型头痛；表现为起病急、胀痛、甚则头痛如裂、发热或怕风、口渴欲饮、面红目赤、大便秘结、小便黄、舌红苔黄、脉浮数可辨证为风热型头痛；表现为头痛如裹、肢体困重、胸闷、不欲饮食、小便不利、大便不成形、苔白腻、脉濡可辨证为风湿型头痛。内伤头痛中见到患者头胀痛并伴有眩晕、心烦易怒、面红口苦、或兼耳鸣胁痛、夜眠不安、舌红苔薄黄、脉弦有力可辨证为肝阳头痛；如果患者头痛而空、经常眩晕耳鸣、腰膝酸软、男子遗精、女子带下、失眠健忘、舌红少苔、脉沉细无力可辨证为肾虚证；患者表现为头痛而晕、遇劳加重、面色少华、心慌不安、自汗、气短、畏风、神疲乏力、舌淡苔薄白、脉沉细而弱者可辨证为气血虚证；表现为头痛并伴有昏蒙、胸脘满闷、恶心呕吐痰涎、舌胖大边有齿痕苔白腻、脉滑或弦滑可辨证为痰浊证；如果患者表现为头痛经久不愈、疼痛如刺、入夜加重、固定不移、或头部有外伤史、舌紫或有瘀斑瘀点、苔薄白、脉沉细或细涩可辨证为瘀血证。

头痛的预后差异较大，外感头痛治疗效果较好，正确调理后患者能够很快缓解症状，解除痛苦；内伤头痛的病程较长，往往虚实夹杂，治疗有一定的难度，但只要辨证准确，精心治疗，也可以使病情得到缓解，甚至治愈。但如果头痛并发中风、心痛、呕吐等症状则预后较差。头痛的预防和日常调摄要注意避免感受外邪，平时防止情志过激，不宜过劳，日常饮食避免过食肥甘辛辣食物，以免引发头痛，急性发作期要注意适当休息，保证环境安静舒适，不宜食用炸烤辛辣的食品，戒除烟酒，并加以心理疏导，稳定患者情绪，避免其情绪波动加重病情。

（二）反射区按摩手法

仰卧位

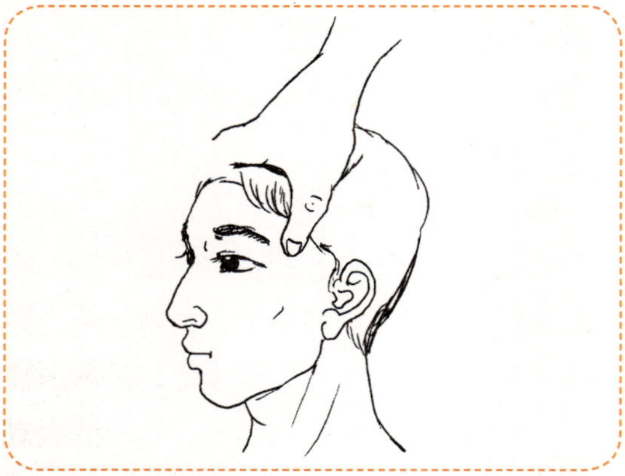

（1）以拇指点揉头部反射区 1，反复 5 ~ 8 次。

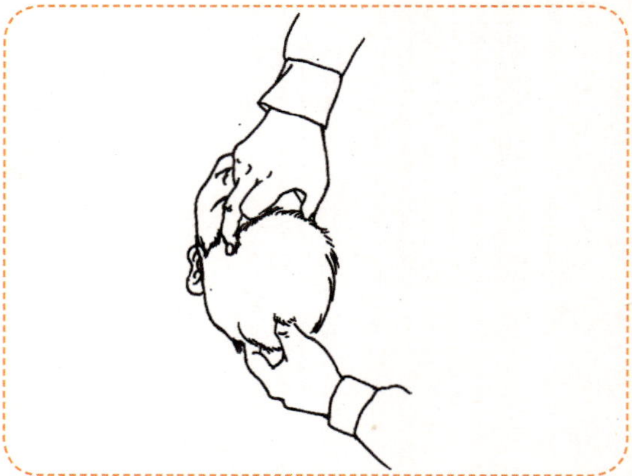

（2）以拇指点揉头部反射区 2，反复 5 ~ 8 次。

(3) 以拇指按压头部反射区 3，反复 2 分钟。

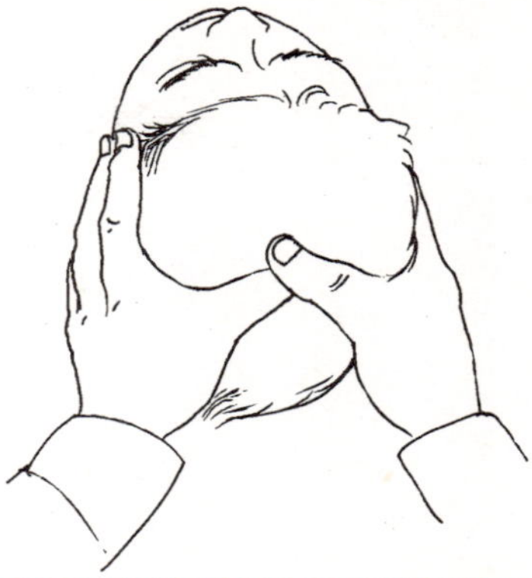

（三）辨证选取反射区

风寒型头痛可加用轻擦肺反射区 1，以发热为度，拇指点揉肺反射区 3、肺反射区 4，反复 5 ～ 8 次

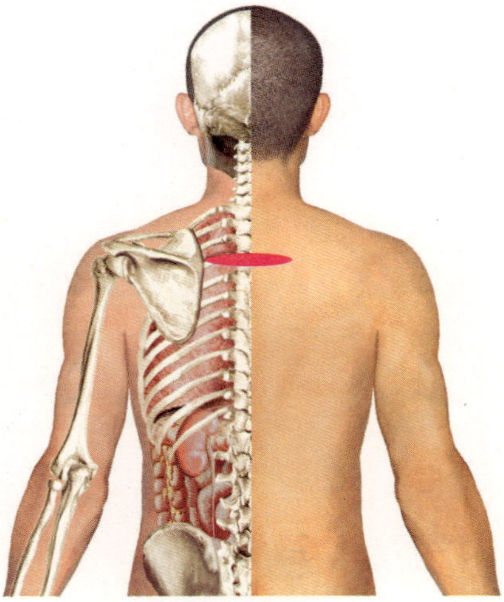

肺反射区 1

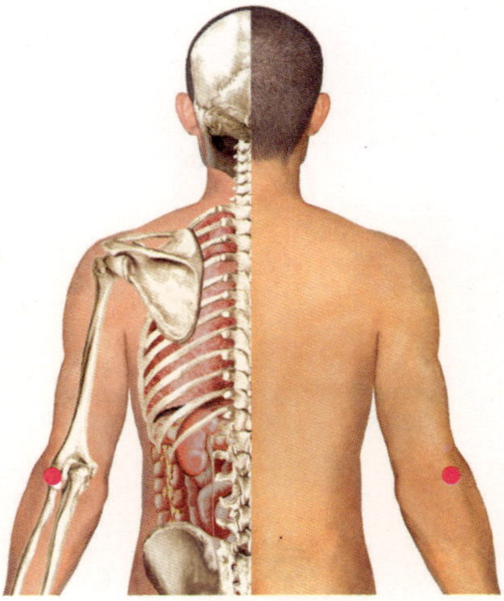

肺反射区 3

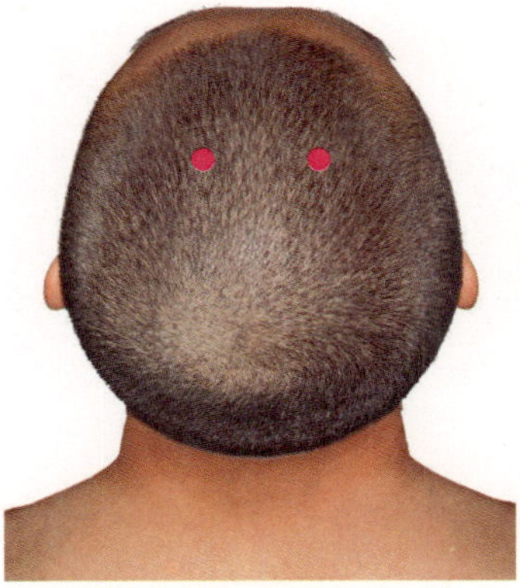

肺反射区 4

风热型头痛可加用轻揉肺反射区 1、肺反射区 2、肺反射区 3、肺反射区 4，反复 5～8 次

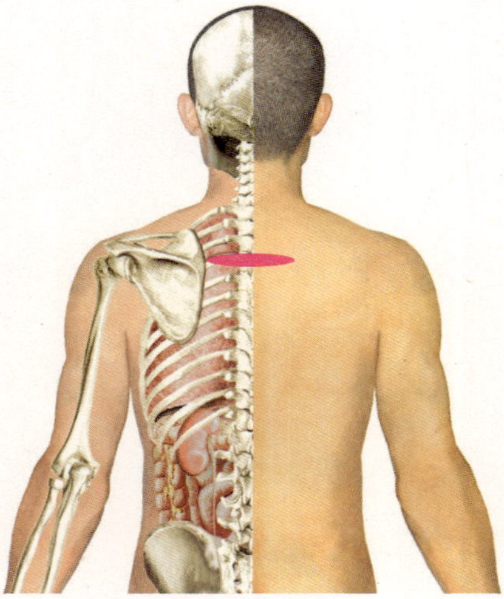
肺反射区 1

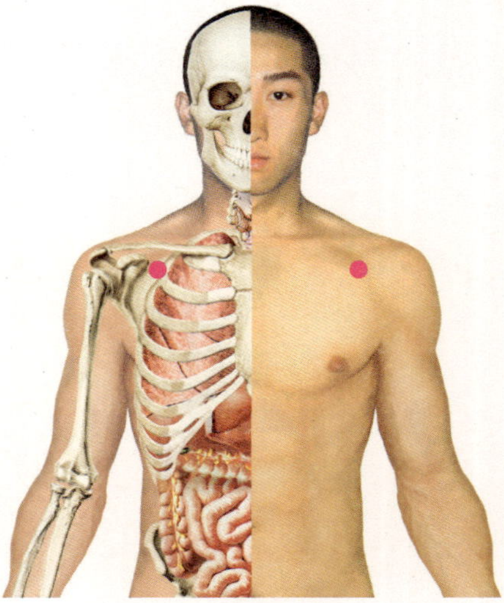
肺反射区 2

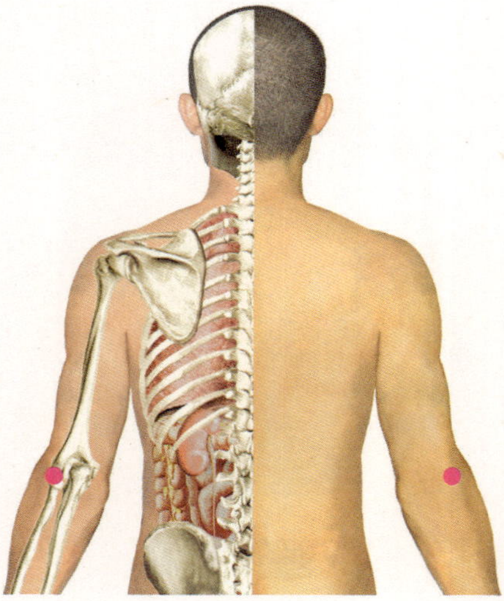
肺反射区 3

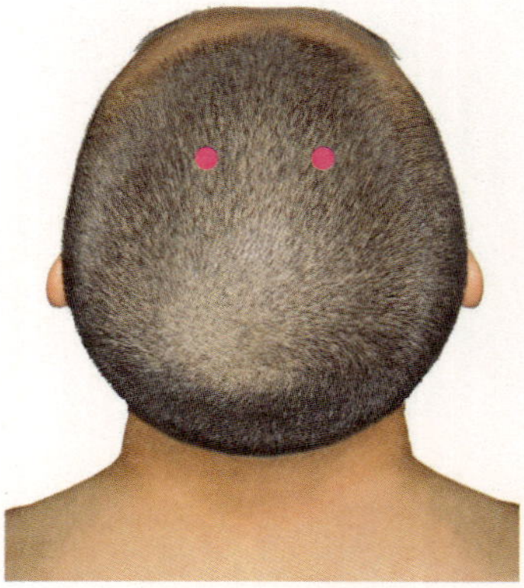
肺反射区 4

风湿型头痛可加用轻擦肺反射区 1，以热为度，拇指点揉肺反射区 3、肺反射区 4，反复 5 ～ 8 次

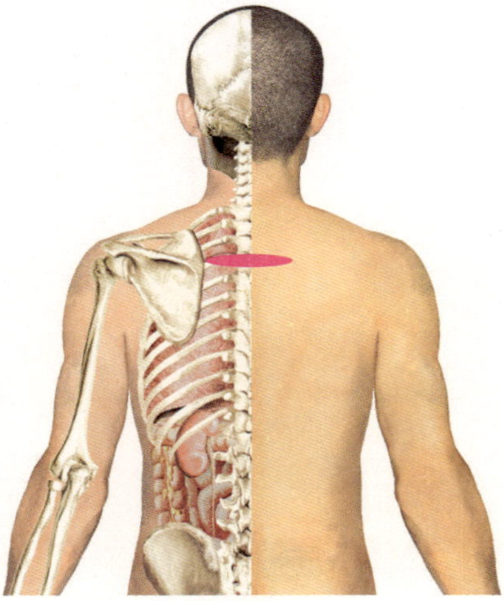

肺反射区 1

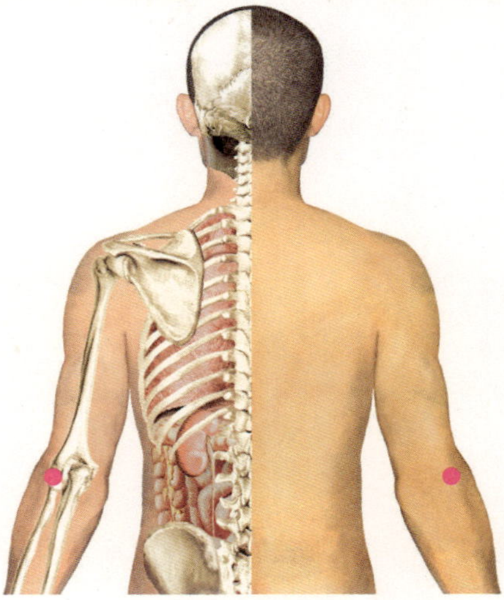

肺反射区 3

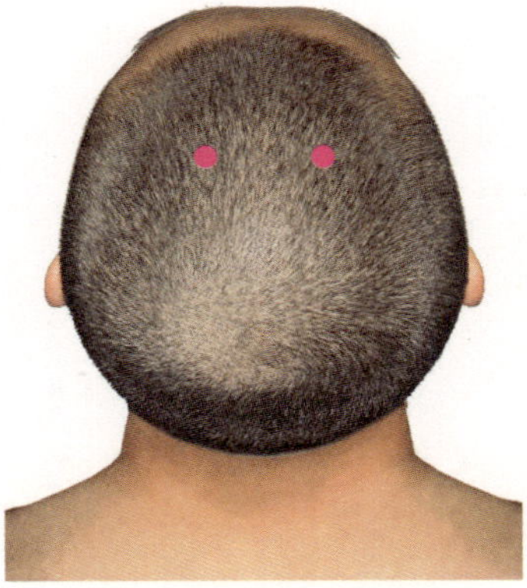

肺反射区 4

肝阳头痛可加拇指轻揉肝反射区、安眠反射区 1、安眠反射区 2、肾反射区 3 各 5 ～ 8 次

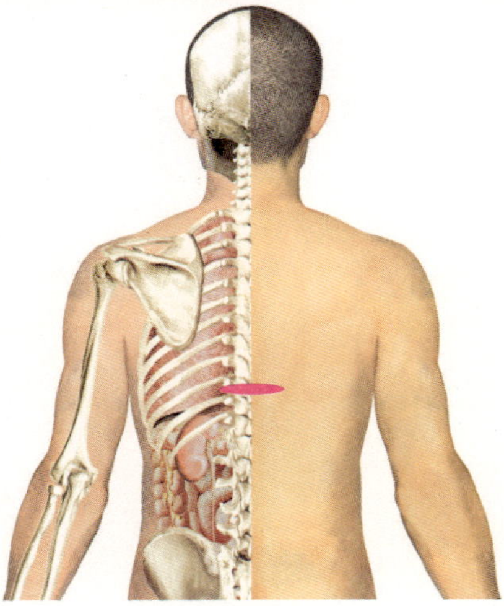

肝反射区

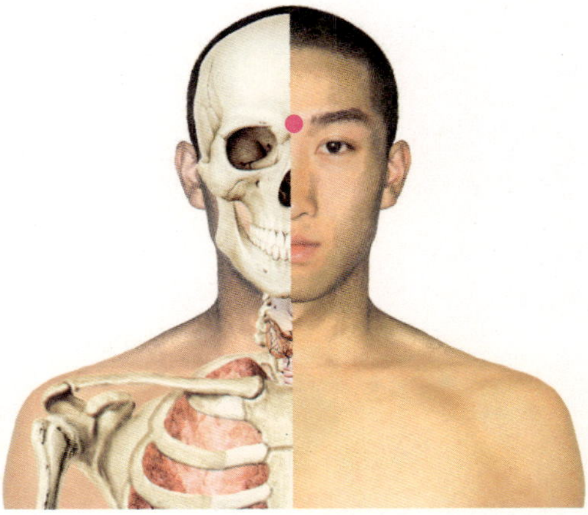

安眠反射区 1

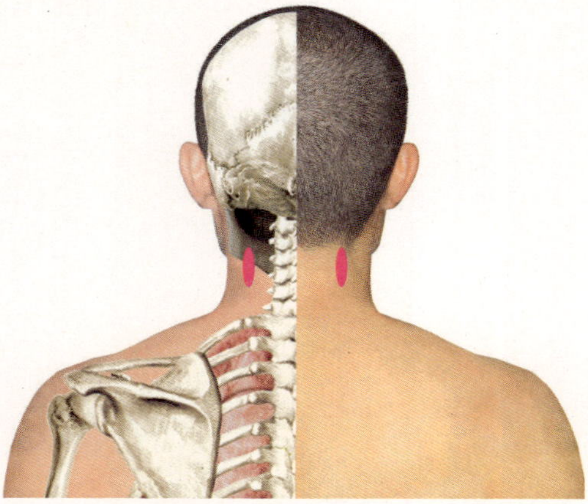
安眠反射区 2

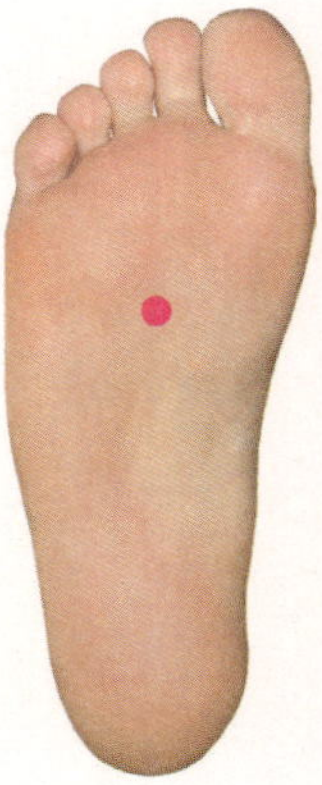
肾反射区 3

肾虚证可加用拇指点揉肾反射区 1、肾反射区 3 各 5 ～ 8 次，轻擦肾反射区 2，以热为度

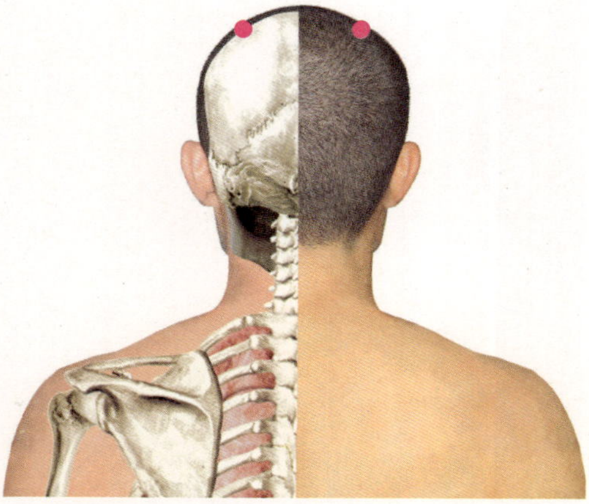
肾反射区 1

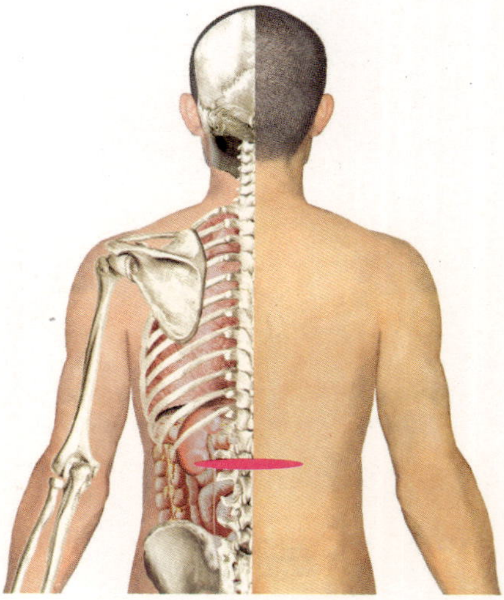
肾反射区 2

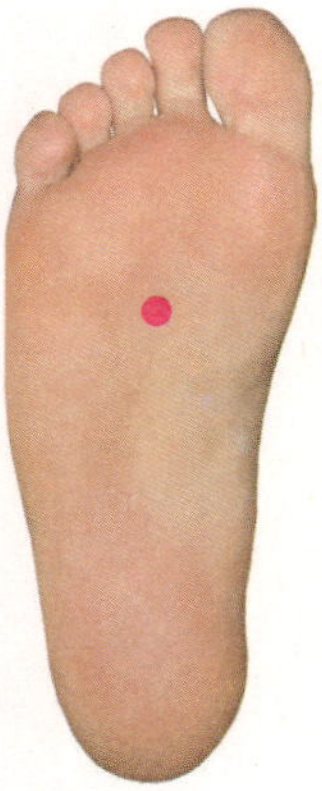
肾反射区 3

气血虚证可加用轻擦脾反射区 1 和胃反射区 1，以热为度，拇指点揉胃反射区 2 各 5 ～ 8 次

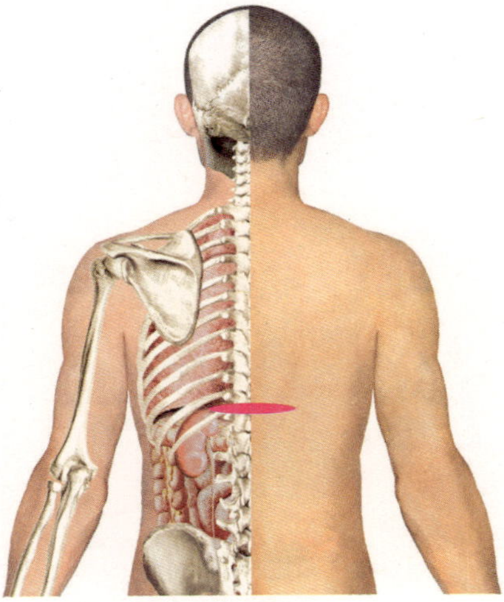

脾反射区 1

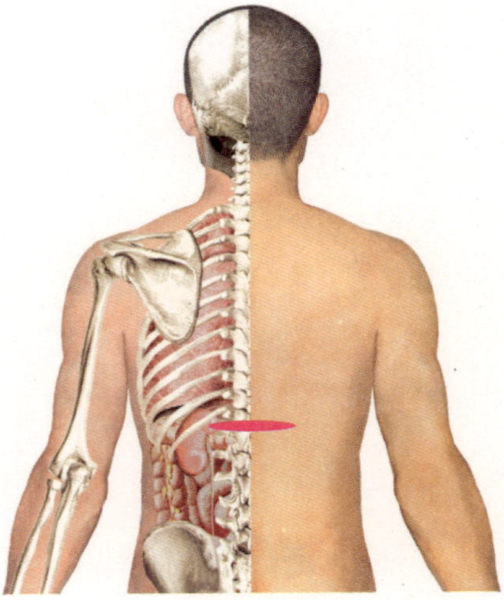

胃反射区 1

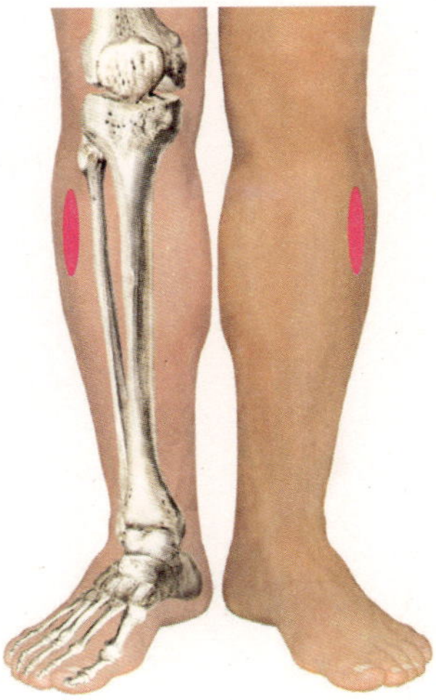

胃反射区 2

痰浊证可加用拇指点揉脾反射区1、胃反射区1、胃反射区3、胃反射区4各5～8次

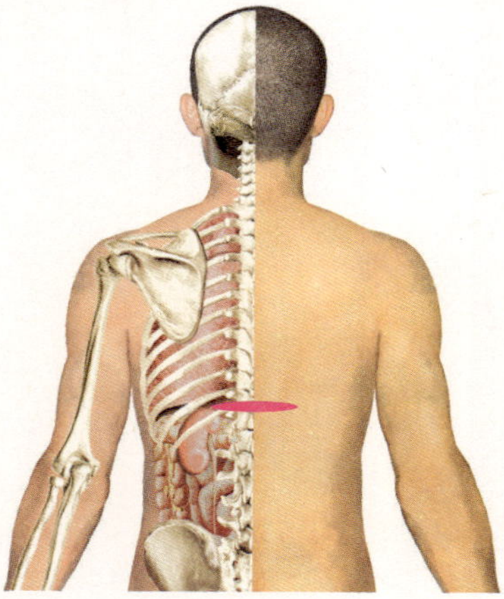

脾反射区1

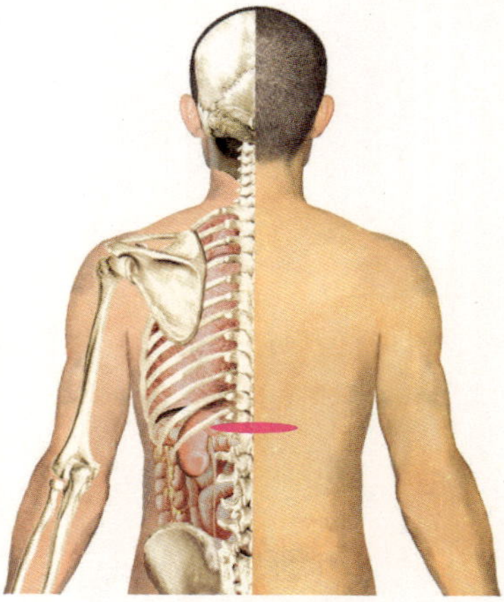

胃反射区1

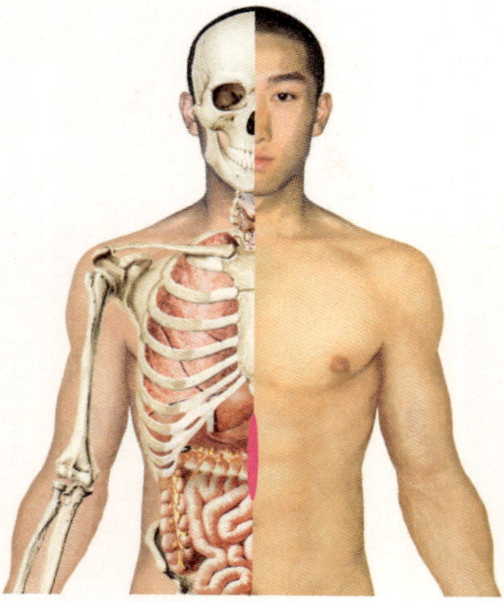

胃反射区3

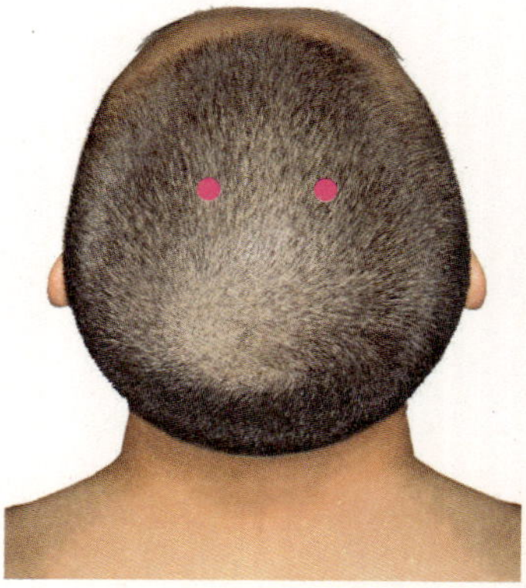

胃反射区4

瘀血证可加用点揉局部反应部位。

九、偏头痛

（一）概述

偏头痛又称偏头风，起病急，痛势剧烈，或左或右，或连及眼和牙齿，疼痛发作间歇期间如常人，往往不定期地反复发作。偏头痛的发作可有先兆症状也可无先兆症状，先兆是短暂而轻微的视物模糊，并可出现眼前闪光等现象，性质多为反复发作的搏动性头痛，可因体力活动而加重，有时从两侧开始，持续的时间较长，一般持续1～3天，也可持续数日，并伴有恶心、呕吐、出汗等症状。偏头痛的发作常有家族史，女性头痛有时与月经周期有关，称之“月经型偏头痛”，在中医辨证中常认为是肝经风火所致，用反射区疗法治疗有一定的效果。

（二）反射区按摩手法

1. 俯卧位

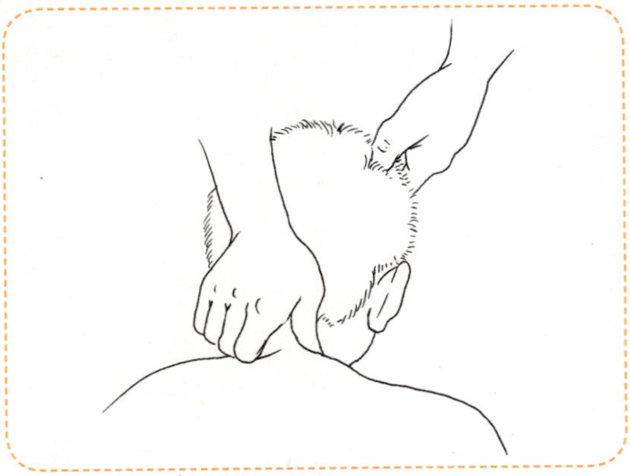

（1）以拇指揉患侧颈椎反射区 1，反复 3 ～ 5 分钟。

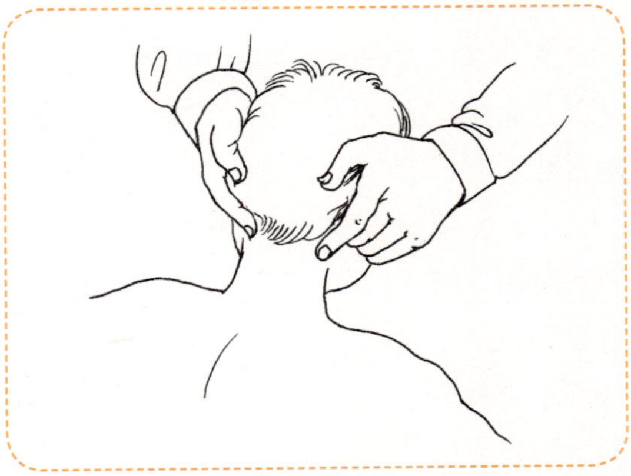

(2) 点压安眠反射区 2，反复 5 ～ 8 次。

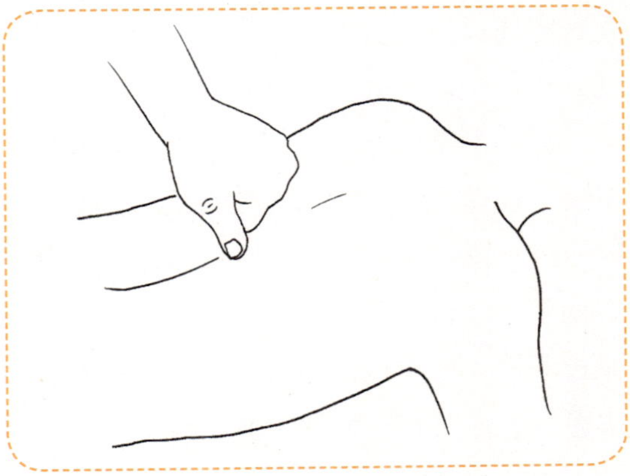

（3）点揉肝反射区，反复 5 ～ 8 次。

2. 仰卧位

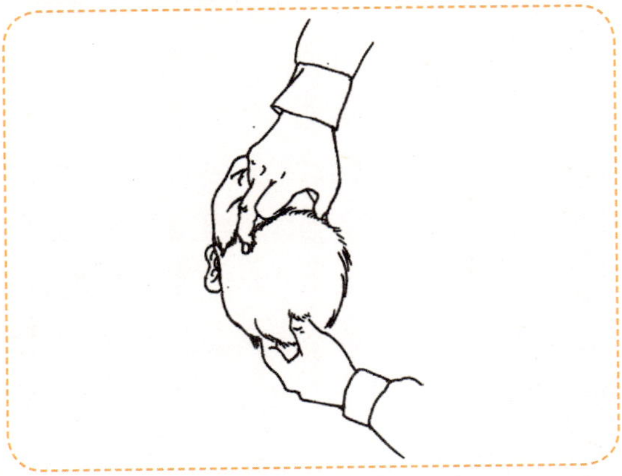

（1）以拇指点揉头部反射区 2，反复 5 ～ 8 次。

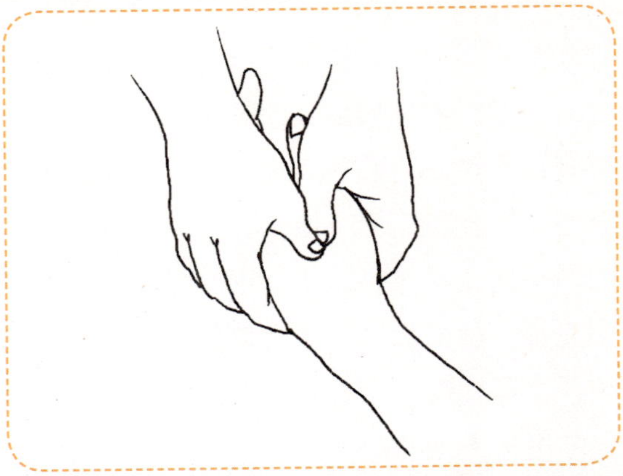

（2）以拇指点揉头面部反射区，持续 5 分钟以上。

十、胃痛

（一）概述

胃痛又称胃脘痛，是由于胃气阻滞，胃络瘀阻，胃失所养，不通则痛导致的以上腹胃脘部发生疼痛为主症的一种疾病，是临床中的一种常见病，在人群中发病率非常高，用反射区疗法进行治疗效果较好。

引起胃痛的病因主要有外感寒邪、饮食所伤、情志不遂、脾胃虚弱等。当气候寒冷时，寒邪可由口吸入；或脘腹受凉，寒邪直中；或服药及寒食伤中，都可以导致寒凝气滞，胃气失和，不通则痛。饮食不节，暴饮暴食，损伤脾胃，饮食停滞；或五味过极，嗜食辛辣或恣食肥甘厚味、酒浆，则伤脾碍胃，蕴湿生热，都可导致胃气阻滞，不通则痛，引发胃痛。忧思恼怒，情志不遂，肝失疏泄，肝郁气滞，横逆犯胃，以致胃气失和，胃气阻滞，也可发为胃痛。素体不足，或劳倦过度，或饮食所伤，或过服寒凉药物，或久病脾胃受损，均可引起脾胃虚弱，发生胃痛。脾胃虚弱，胃阴亏虚，胃失濡养也可引起胃痛。气滞日久，血行瘀滞，或久痛入络，胃络受阻，也可引起瘀血胃痛。该病的病位在胃，与肝脾关系密切，也与胆肾有关。

胃痛的部位在上腹部胃脘处，疼痛的性质多样，可表现为胀痛、隐痛、刺痛、灼痛、闷痛、绞痛等，常因寒暖失宜、饮食失节、情志不舒、劳累等诱因而发作或加重，在诊断时应详细询问进行辨证。如果患者表现为胃痛暴作、甚至拘挛疼痛、得热痛减、遇寒痛增、口淡不渴、或喜热饮、苔薄白、脉弦紧可辨证为寒邪客胃；患者在暴饮暴食后胃脘疼痛、胀满不消、疼痛拒按、得食更甚、嗳腐吞酸、或呕吐不消化食物、其味腐臭、吐后痛减、不思饮食或厌食、大便不爽、得矢气及便后稍舒、舌苔厚腻、脉滑有力可辨证为饮食停滞证；患者出现胃脘胀满、攻撑作痛、脘痛连胁、胸闷嗳气、喜长叹息、大便不畅、嗳气和矢气后稍稍缓解，遇烦恼郁怒则痛作或加重、苔薄白、脉弦可辨证为肝气犯胃证；患者胃脘灼痛、痛势急迫、喜冷恶热、得凉则舒、心烦易怒、泛酸嘈杂、口干口苦、舌红少苔、脉弦数可辨证为肝胃郁热证；患者胃脘疼痛、痛如针刺刀割、痛有定处、按之疼痛加重、食后加剧、入夜加重、或见吐血黑便、舌质紫暗或有瘀斑、脉涩辨证为瘀血停滞证；患者胃脘灼热疼痛、胃中泛酸、口干口苦、渴不欲饮、口甜黏腻、食甜食则冒酸水、食欲不振、恶心、身重肢倦、小便色黄、大便不畅、舌苔黄腻、脉象滑数辨证为脾胃湿热证；患者胃脘隐隐灼痛、似饥而不欲食、口燥咽干、口渴思饮、消瘦乏力、大便干结、舌红少津或光剥无苔、脉细数可辨证为胃阴亏虚证；胃痛隐隐、绵绵不休、冷痛不适、喜温喜按、空腹痛甚、得食则缓、劳累或食冷或受凉后疼痛发作或加重、泛吐清水、食少、神疲乏力、手足不温、大便溏薄、舌淡苔白、脉虚弱可辨证为脾胃虚寒证。

胃痛的预后一般较好，病初常为实证，治疗较易，祛除邪气后则胃气安，常可治愈，病久则虚实并见，治疗难度加大并可能反复发作。胃痛患者要重视生活调摄，尤其是饮食与精神方面的调摄。饮食宜少食多餐，营养丰富，清淡易消化，不宜饮酒及过食生冷、辛辣食物，切忌粗硬饮食、暴饮暴食或饥饱无常，同时患者应保持精神愉快，避免忧思恼怒及情绪紧张，预防胃痛的发作。

（二）反射区按摩手法

1. 俯卧位

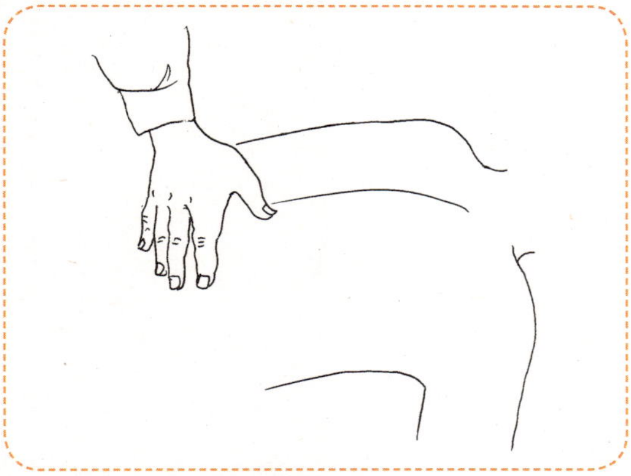

（1）以掌或砭石刮痧板揉胃反射区 1，反复 3 ~ 5 分钟。

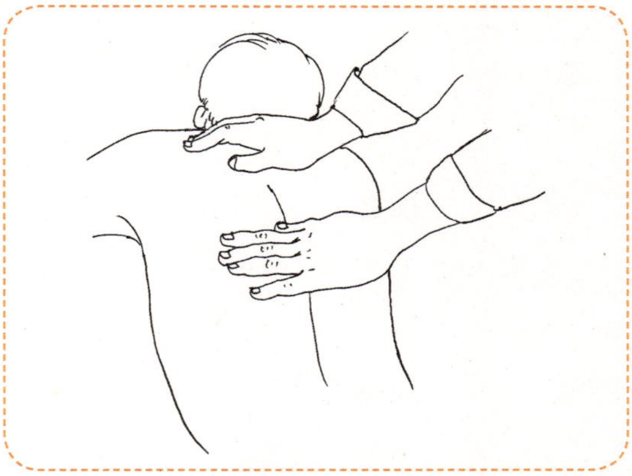

（2）以掌摩按或以砭石刮痧板加热后置于脾反射区 1，持续 10 分钟。

2. 仰卧位

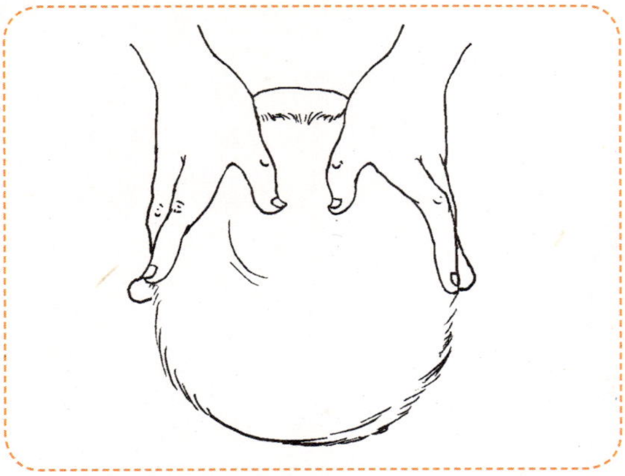

（1）以拇指按揉脾反射区 2，反复 5 ~ 10 分钟。

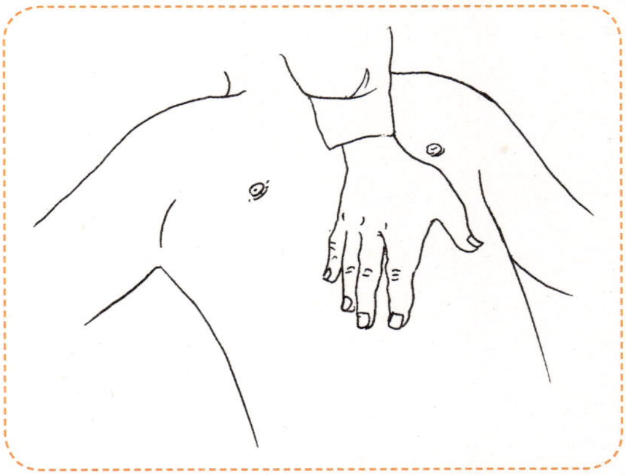

（2）以掌或砭石刮痧板由上至下推胃反射区 3，反复 3 ~ 5 分钟。

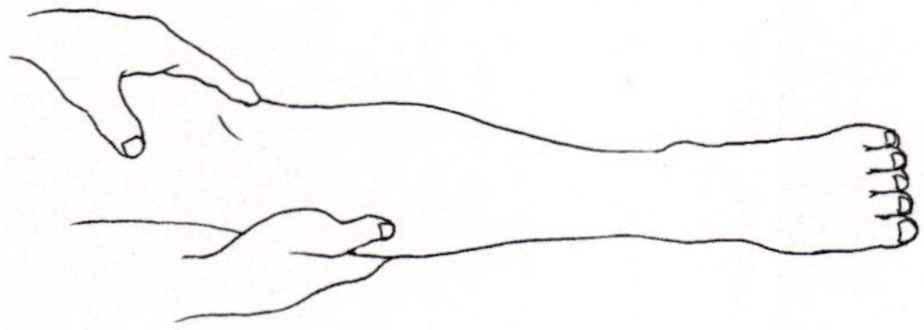

（3）以拇指推胃反射区 2，由上至下反复 5 ~ 8 次。

（三）辨证选取反射区

寒邪客胃证要多用热熨之法，在胃反射区 1、脾反射区 1 及胃反射区 3 处用掌轻擦法以发热为度或用加热的刮痧板进行操作，并同时注意保暖

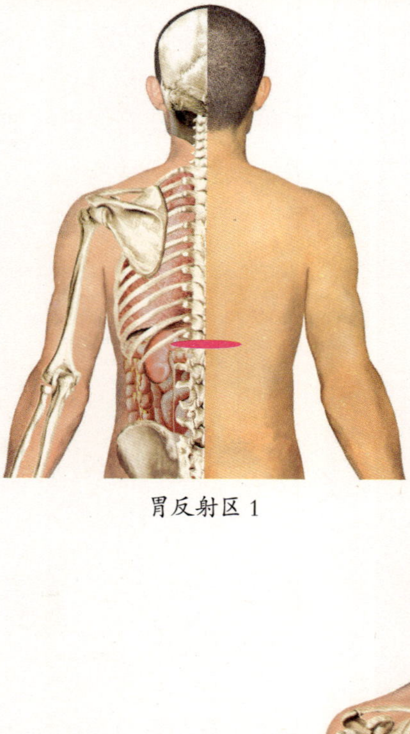

胃反射区 1

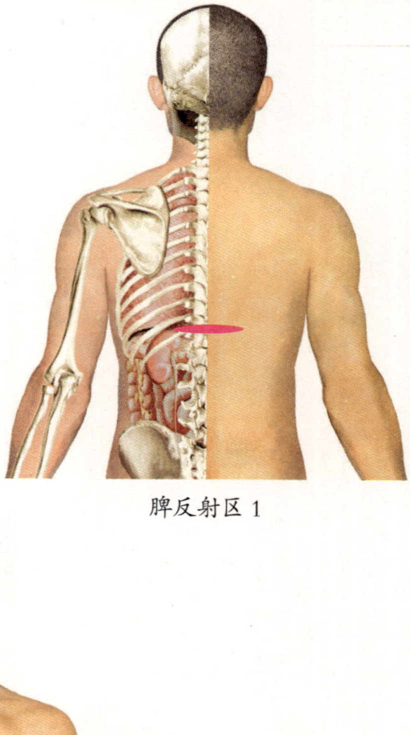

脾反射区 1

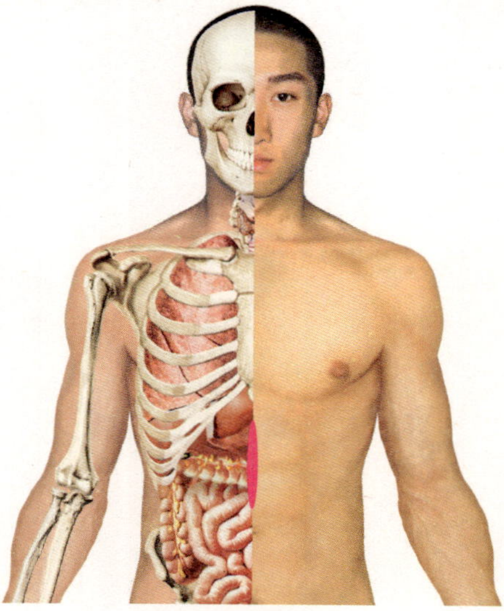

胃反射区 3

饮食停滞证用推胃反射区 2 和胃反射区 3，在胃反射区 2 部位进行操作时应注意力度由轻到重，避免引起患者的不适

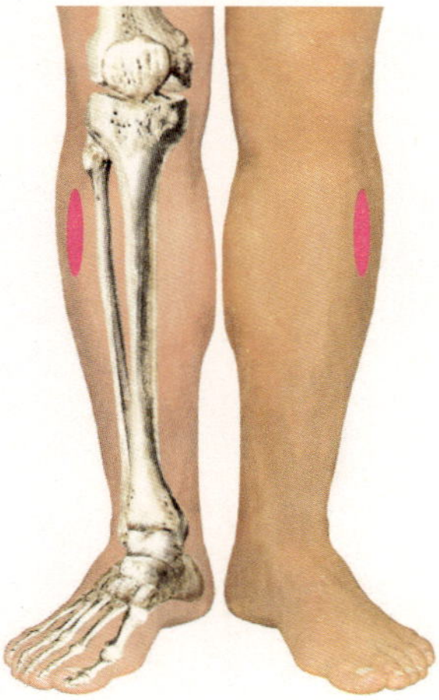

胃反射区 2

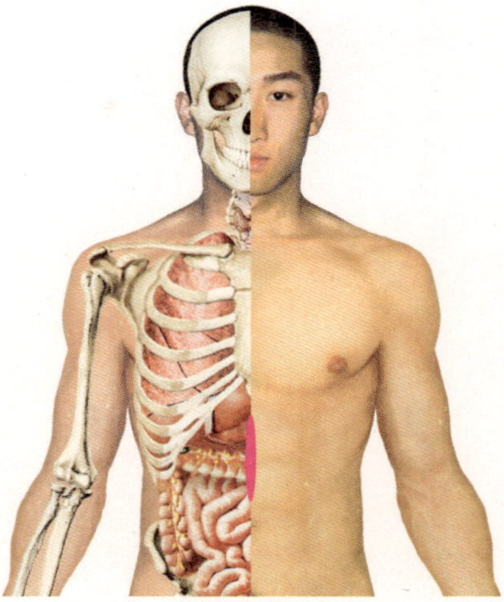

胃反射区 3

肝气犯胃证可加用拇指揉肝反射区、胆反射区 1 各 3 ～ 5 分钟，由上向下直推胸部反射区 4 反复 3 ～ 5 分钟

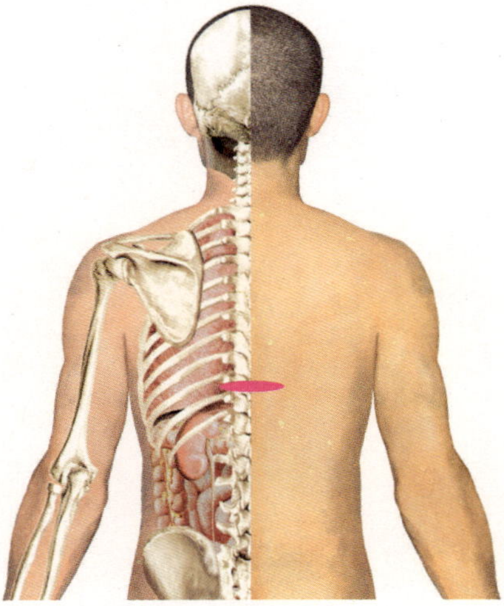

肝反射区

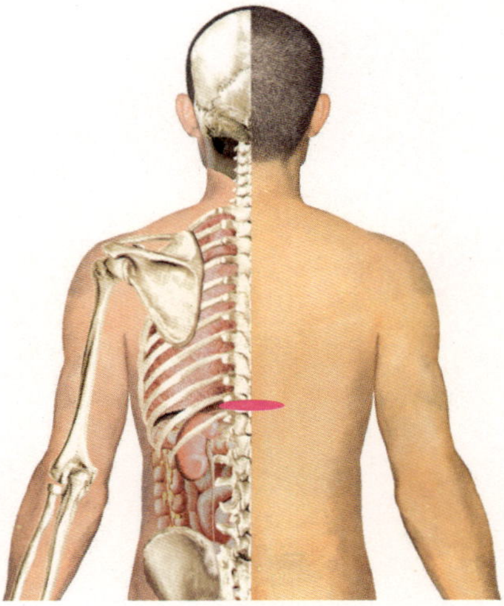

胆反射区 1

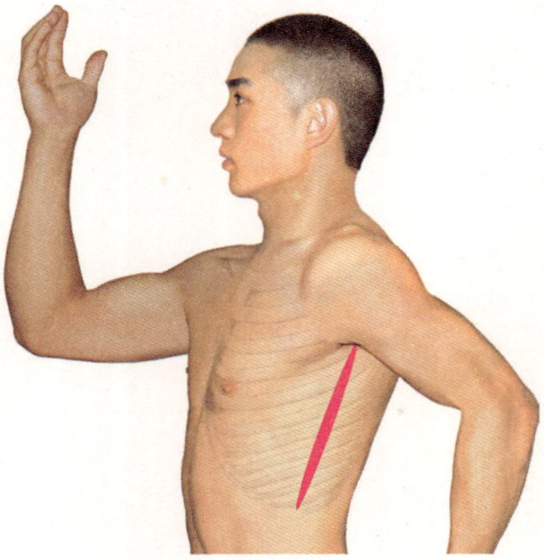

胸部反射区 4

肝胃郁热证不宜采用热熨等方法，可加用拇指或刮痧板揉肝反射区、胆反射区 1、胆反射区 2 各 3 ～ 5 分钟

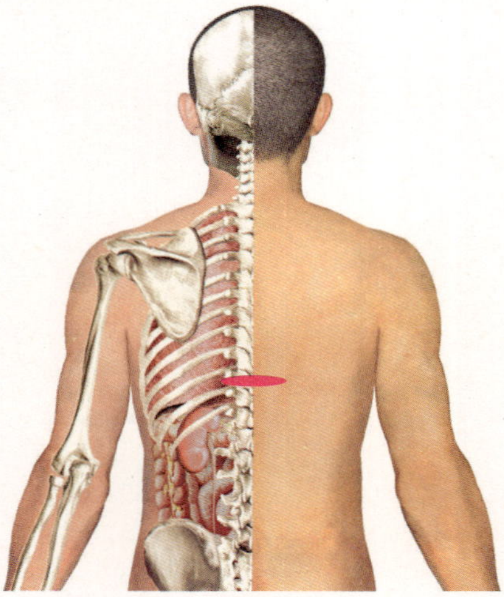

肝反射区

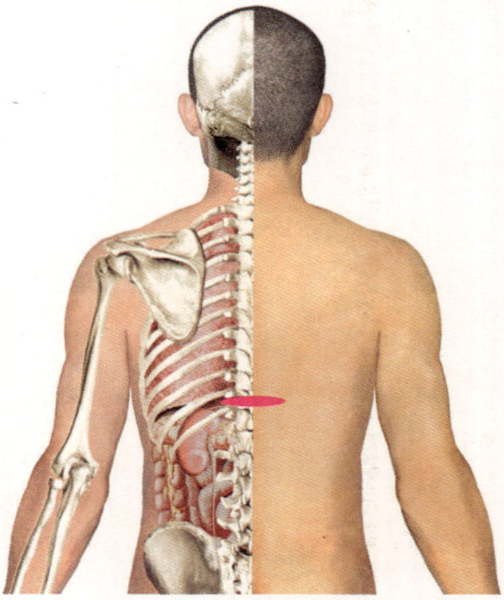

胆反射区 1

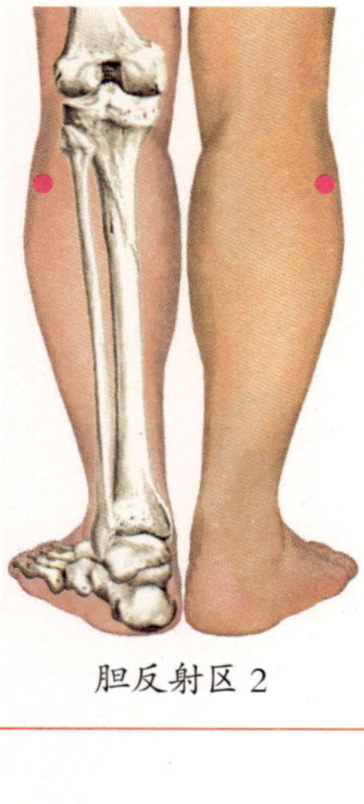

胆反射区 2

瘀血停滞证在胃反射区 3 部位的操作宜轻柔，如果患者有黑便等现象则不宜在该部位进行操作，在胃反射区 1、胃反射区 2 的手法操作可适当加强

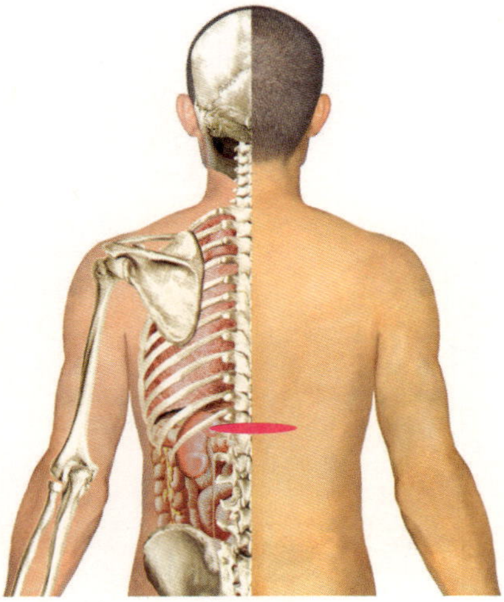

胃反射区 1

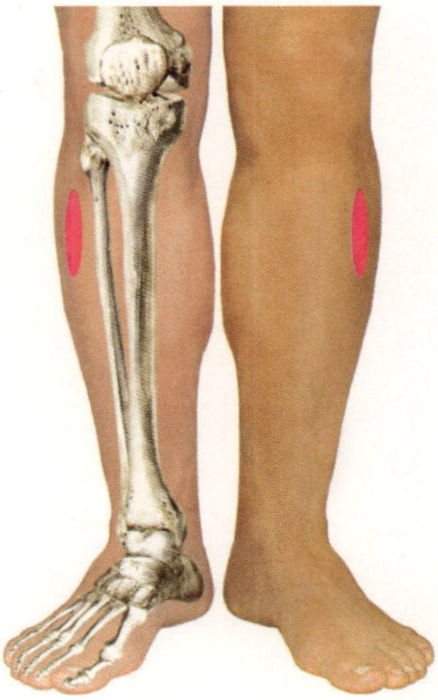

胃反射区 2

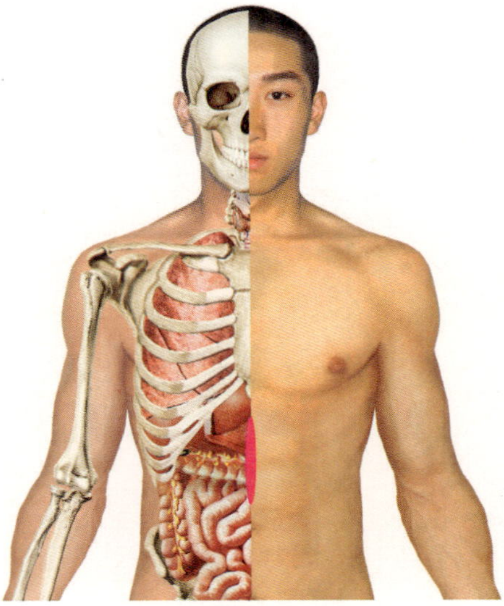

胃反射区 3

脾胃湿热证可加用掌推升结肠、横结肠、降结肠反射区反复 3 ～ 5 分钟

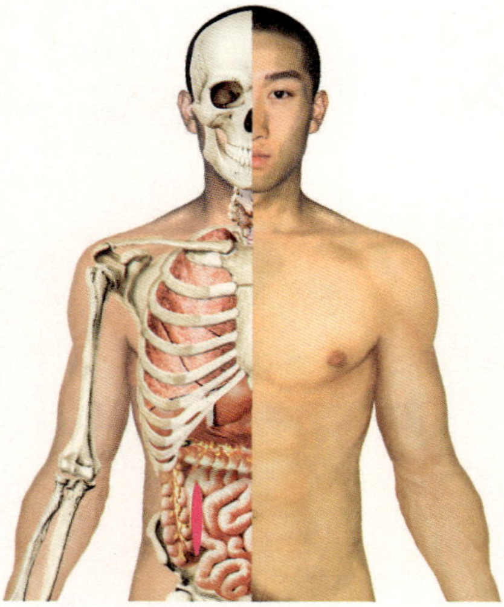

升结肠反射区

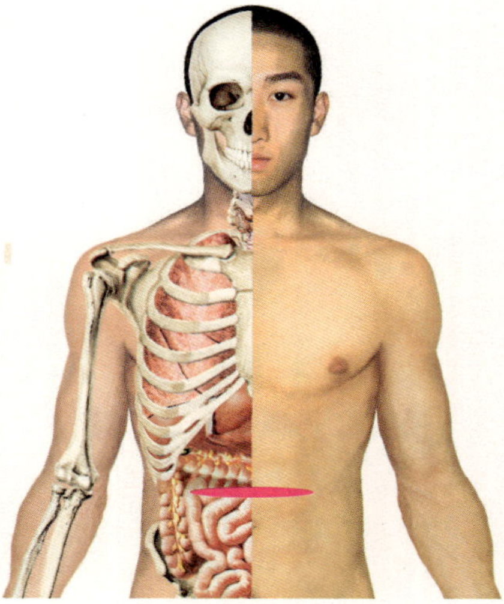

横结肠反射区

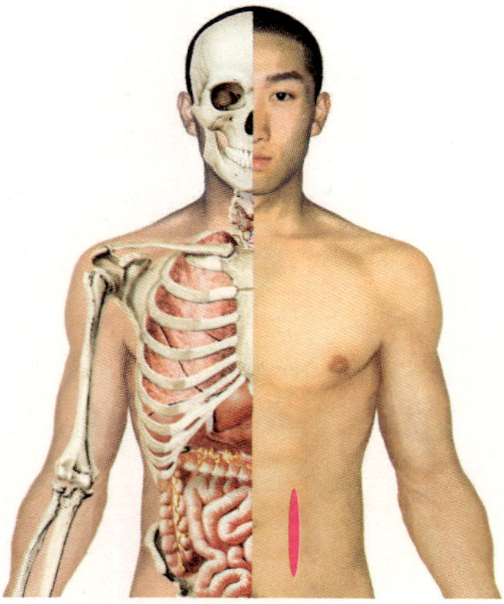

降结肠反射区

胃阴亏虚证的操作手法不宜过重，可加用拇指揉肾反射区 2 反复 3 ～ 5 分钟

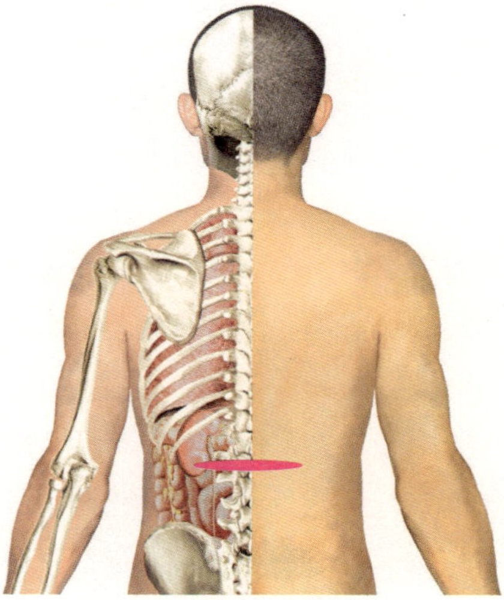

肾反射区 2

脾胃虚寒证宜多采用轻擦的手法，可加用轻擦肾反射区 2 以发热为度，并环摩热熨腹部

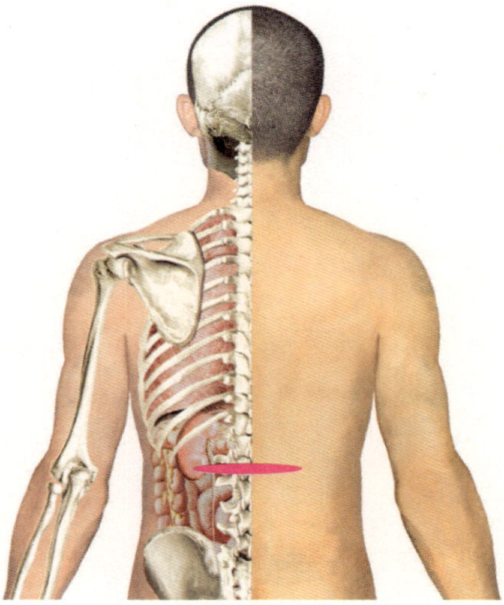

肾反射区 2

十一、消化不良

（一）概述

消化不良是一种临床症候群，表现为轻微的上腹不适、饱胀、烧心，可分为功能性消化不良和器质性消化不良，其中功能性消化不良属于中医的“脘痞”、“胃痛”、“嘈杂”等范畴。

消化不良可因患者的精神抑郁或突然受到猛烈的刺激等引起，特别是一些消化功能比较弱的老年人和儿童，不但易受情绪影响，当食物稍粗糙或生冷及食物过多过油腻时也可诱发该病的出现。

消化不良的病位在胃，与肝脾等脏关系密切，长期情志失调，抑郁不舒，使肝气郁结，疏泄失常，肝木克土，脾胃失和；或暴饮暴食，过食生冷，食谷不化，痰湿困阻，脾胃失调；或劳倦伤脾，脾胃气虚，聚湿成痰，困阻中焦，导致气机升降失常而出现胸闷、胃脘胀满不适、不欲饮食、嗳气反酸、呕吐烧心、大便秘结等临床现象。

根据消化不良的原因和其临床表现，如果患者表现为胃脘胀痛、连及胁肋、胸脘胀闷、食欲下降、喜叹息嗳气、烦躁易怒，或焦虑不寐、程度随情志因素而变化，舌苔薄白、脉弦可辨证为肝气犯胃证；表现为脘腹胀满、嗳腐吞酸、恶心或呕吐不消化食物、舌苔厚腻、脉滑可辨证为饮食停滞证；表现为胃脘痞满、饭后胀满嗳气、不思饮食、口淡无味、四肢乏力沉重、大便黏腻、舌苔白腻、脉沉濡缓可辨证为脾虚痰湿证；表现为胃脘痞满不痛、胃中灼热嘈杂泛酸、口苦、肠鸣泄泻、舌苔薄黄而腻、脉弦数可辨证为脾胃不和证。

（二）反射区按摩手法

1. 仰卧位

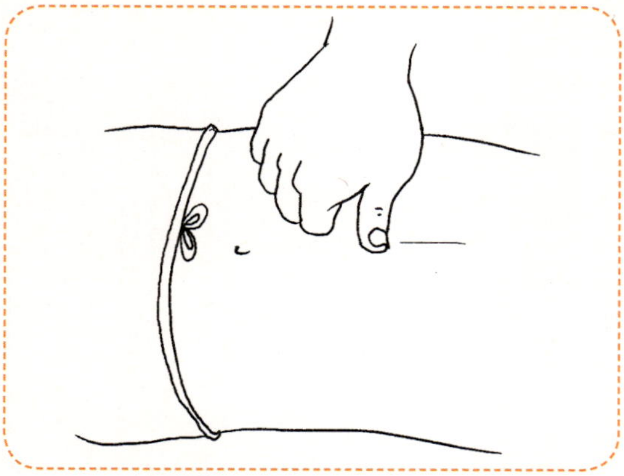

（1）以拇指或掌直推胃反射区 3，由上至下反复 3 ~ 5 分钟。

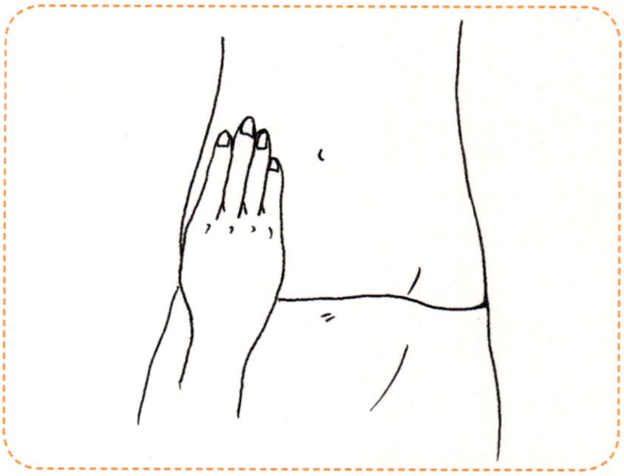

（2）以拇指或掌推升结肠反射区，由下至上反复 5 ~ 8 次。

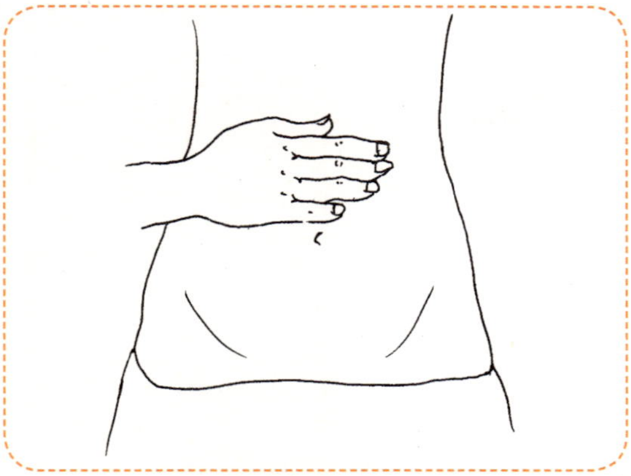

（3）以拇指或掌推横结肠反射区，自右向左反复 5 ~ 8 次。

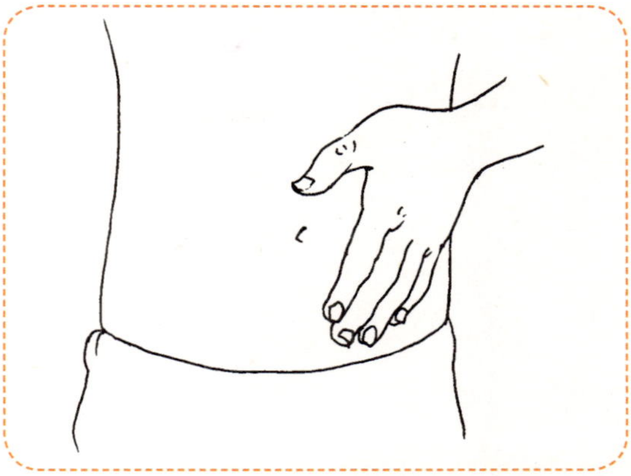

（4）以拇指或掌推降结肠反射区，自上向下反复 5 ~ 8 次。

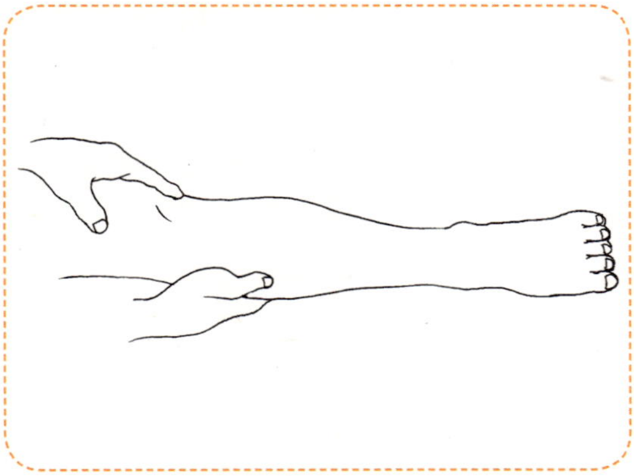

（5）以拇指顺时针揉胃反射区 2，由上至下反复 3 ~ 5 分钟。

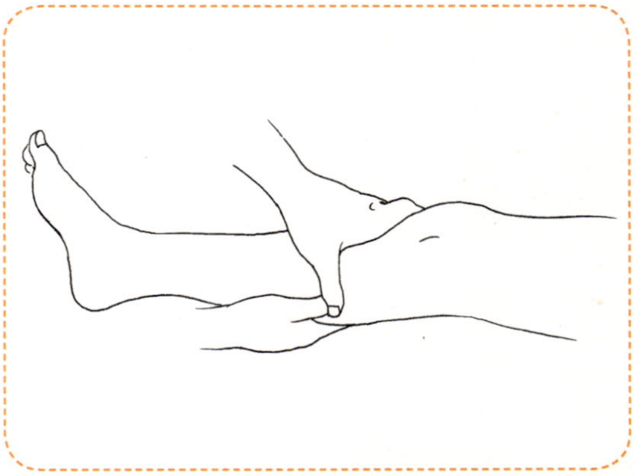

（6）以拇指揉胆反射区 2，顺、逆方向各 30 次。

2. 俯卧位

以掌或砭石刮痧板擦热胃反射区 1。

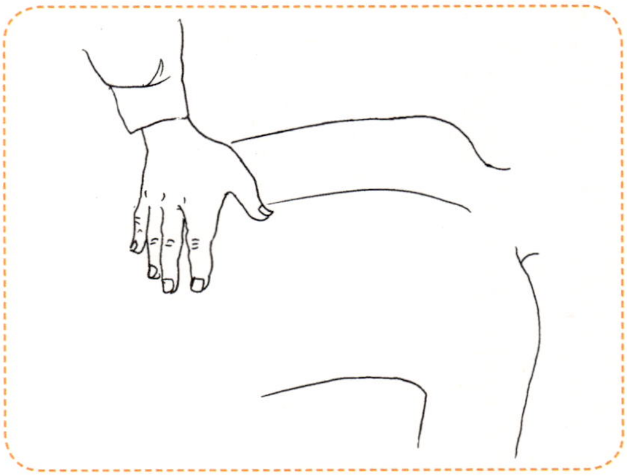

（三）辨证选取反射区

肝气犯胃证可加用拇指揉肝反射区 3～5 分钟，由上向下直推胸部反射区 4 反复 3～5 分钟

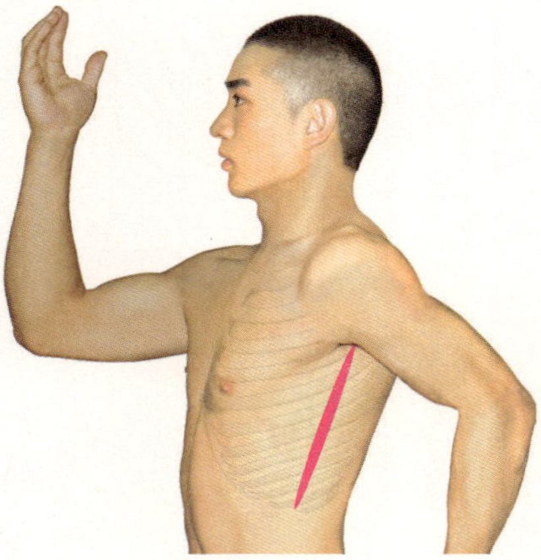

胸部反射区 4

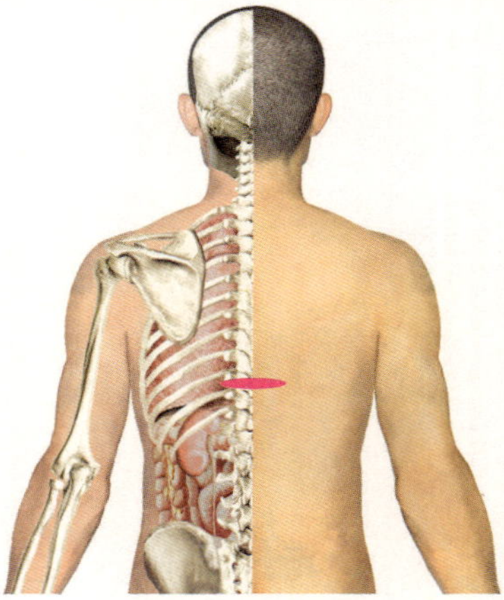

肝反射区

饮食停滞证可重用胃反射区 3 及结肠反射区，但要注意手法应由轻到重，避免引起不适

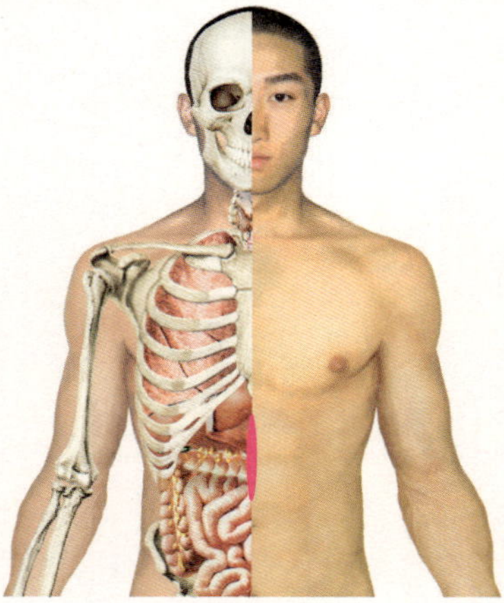

胃反射区 3

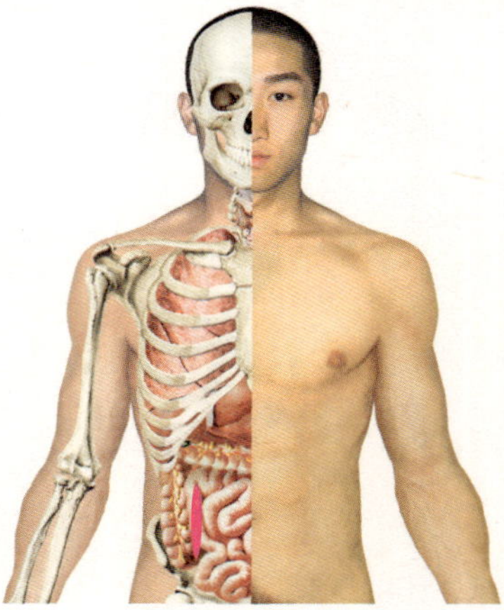

升结肠反射区

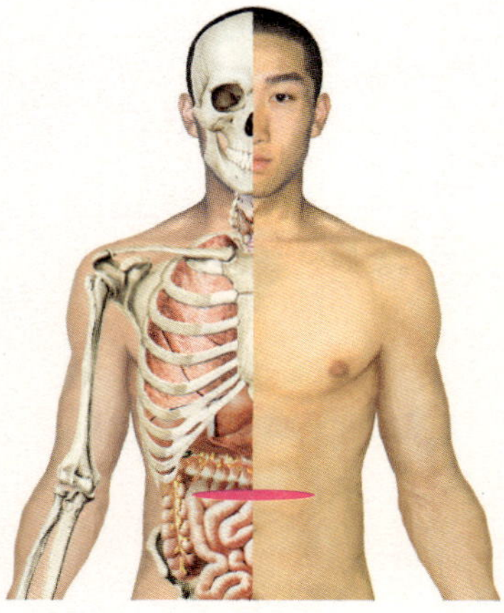

横结肠反射区

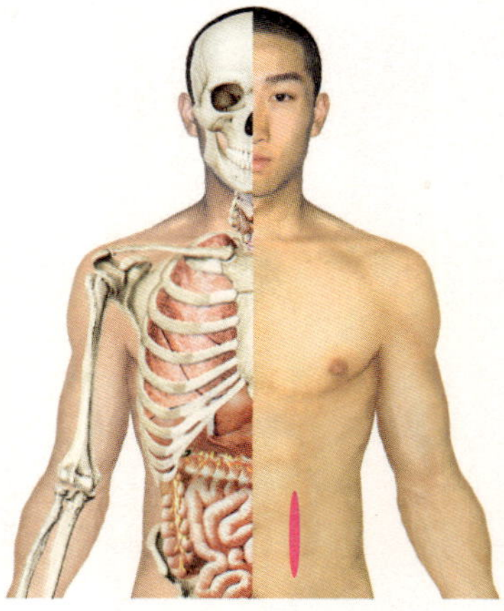

降结肠反射区

脾虚痰湿证可加用拇指揉脾反射区 1 反复 3～5 分钟

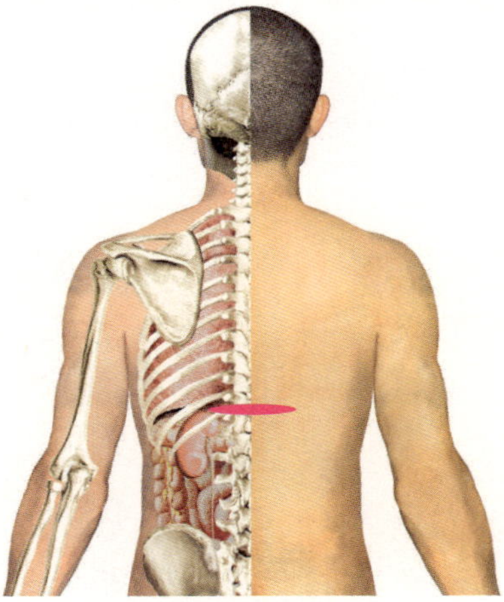

脾反射区 1

脾胃不和证手法不宜过重，可加用拇指揉脾反射区 1 反复 3～5 分钟，并顺时针环摩腹部到发热

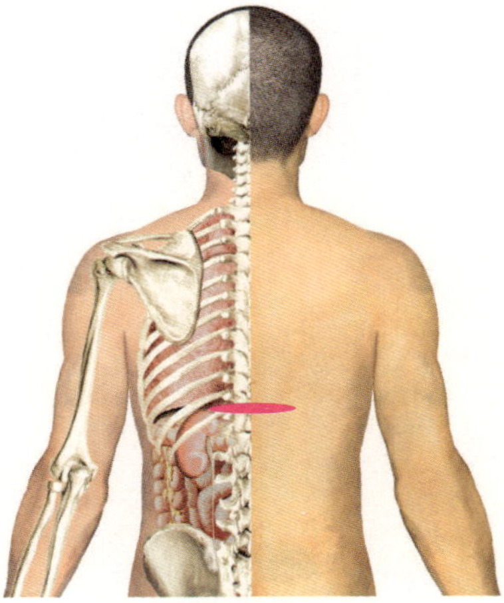

脾反射区 1

十二、消渴

（一）概述

消渴病是指以多尿、多饮、多食、乏力、消瘦，或伴尿有甜味为典型临床表现的一种疾病，即现代医学所说的糖尿病。该病发病率高、病程长、并发症多，近年来发病率有增高的趋势，严重危害患者的健康。

现代医学认为糖尿病是因为各种原因导致的胰岛功能减退、胰岛素抵抗等而引发的糖、蛋白质、脂肪、水和电解质等一系列代谢紊乱综合征。中医学很早就对该病有着丰富的认识，认为消渴发病与先天禀赋有着密切的关系，先天禀赋不足，特别是阴虚体质最容易罹患该病；长期过食肥甘厚味、辛辣香燥食物，损伤脾胃，积热内蕴，化燥伤津，也是导致消渴的重要因素；长期过度的精神刺激，如郁怒伤肝，思虑过多，导致郁久化火，消灼肺胃阴津而引发消渴；劳欲过度，肾精亏损，虚火内生，导致肾虚肺燥胃热，发为消渴。因此，消渴的病机主要在于阴津亏损、燥热偏盛，而以阴虚为本、燥热为标。病变脏腑主要在肺、胃、肾，尤以肾为关键，又常常互相影响。消渴日久则容易导致阴阳俱虚和血脉瘀滞。

根据消渴的临床表现，可分为上、中、下三消，分别与肺、胃、肾三脏相应，其中表现为烦渴多饮、口干舌燥、尿频量多、舌边尖红、苔薄黄、脉洪数者可辨证为肺热津伤证；表现为多食易饥、口渴、尿多、形体消瘦、大便干燥、苔黄、脉滑实有力者可辨证为胃热炽盛证；表现为尿频量多、浑浊如脂膏、或尿甜、腰膝酸软、乏力、头晕耳鸣、口干唇燥、皮肤干燥、瘙痒、舌红少苔、脉细数可辨证为肾阴亏虚证；表现为小便频数、浑浊如脂膏、甚至饮一溲一、面容憔悴、耳轮干枯、腰膝酸软、四肢欠温、畏寒肢冷、阳痿或月经不调、舌苔淡白而干、脉沉细无力可辨证为阴阳两虚证。

消渴病常病及多个脏腑，病变影响广泛，日久还常可并发各种其他病证，如白内障、雀目、耳聋、疮疖痈疽、水肿等。消渴早期发现及时治疗的预后较好，在治疗的过程中应注意及早防治各种并发症。消渴的生活调摄十分重要，首先要节制饮食，限制粮食、油脂的摄入，忌食糖类，定时、定量进餐，戒烟酒、浓茶及咖啡等，保持情志平和，制订并实施有规律的生活起居制度。

（二）反射区按摩手法

1. 俯卧位

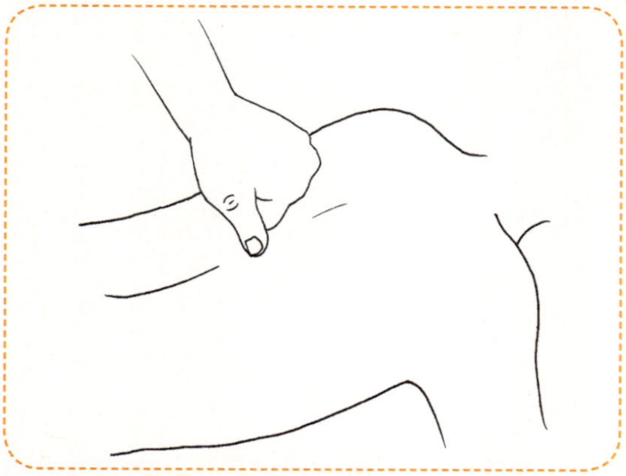

（1）以拇指按揉胰反射区1，反复5～8分钟。

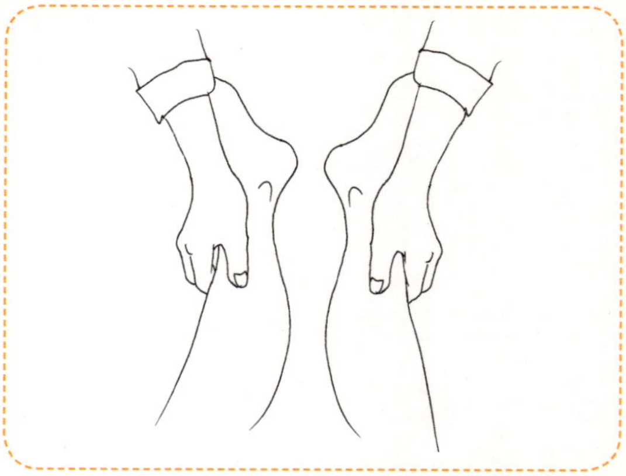

（2）以拇指拨揉胰反射区2，反复8～10次。

2. 仰卧位

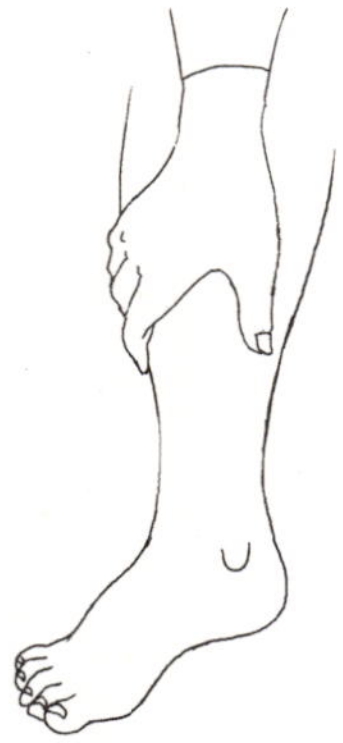

以拇指推糖尿病反射区，反复3～5分钟。

（三）辨证选取反射区

肺热津伤证可加用拇指按揉肺反射区1反复3～5分钟

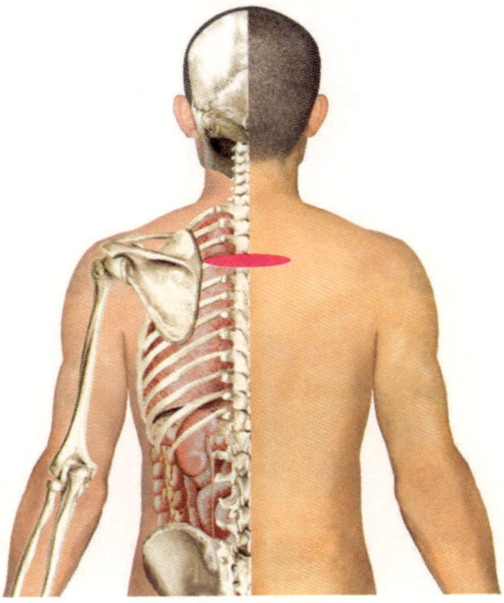

肺反射区1

胃热炽盛证可加用拇指按揉胃反射区1、胃反射区3各3～5分钟

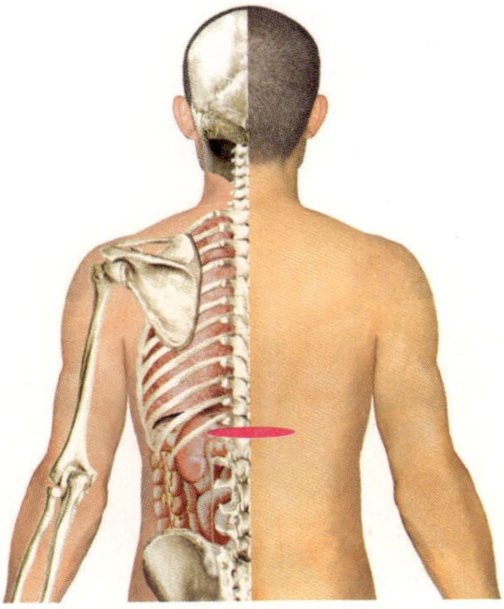

胃反射区1

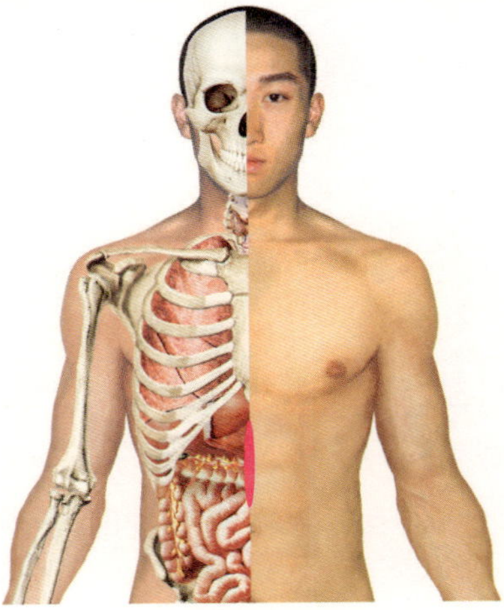

胃反射区3

肾阴亏虚证可加用拇指按揉肾反射区 2、肾反射区 3 各 3 ～ 5 分钟

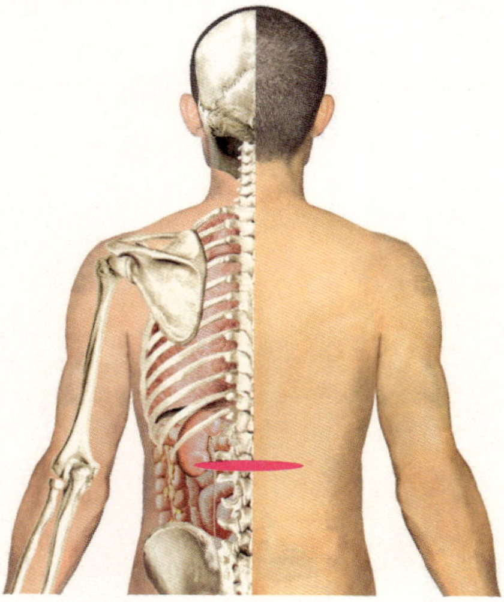
肾反射区 2

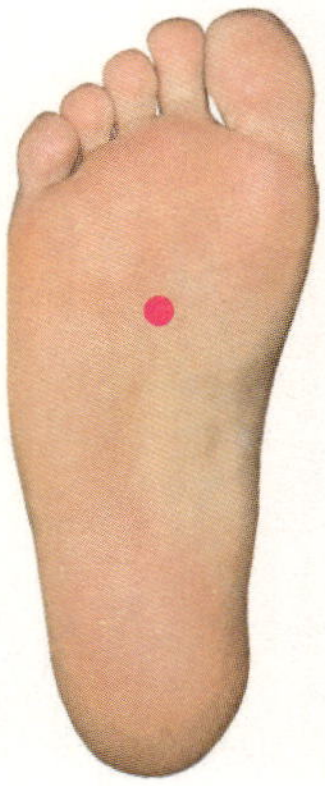
肾反射区 3

阴阳两虚证加用掌擦肝反射区及肾反射区 2，以热为度

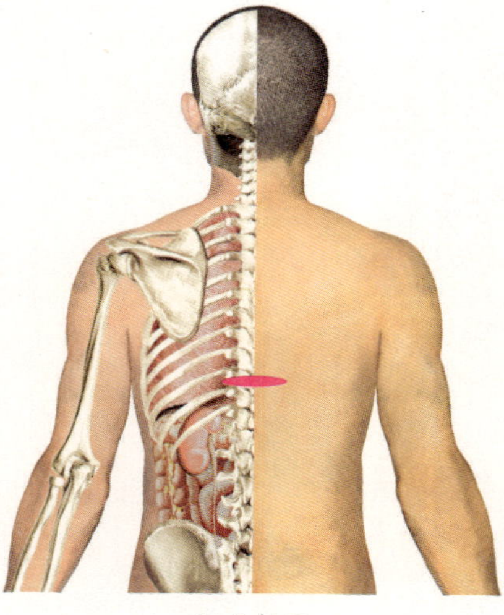
肝反射区

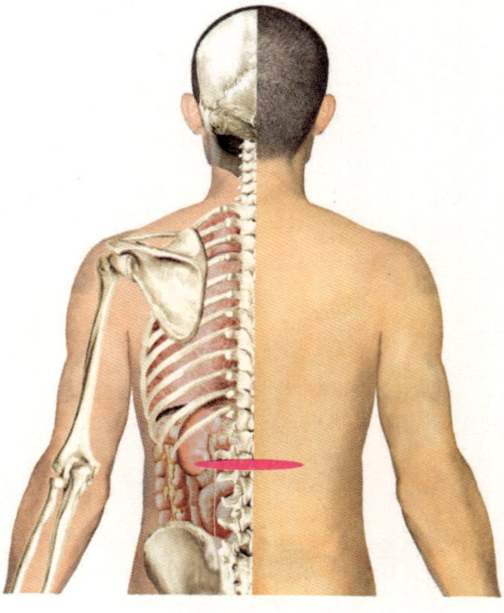
肾反射区 2

十三、呕吐

（一）概述

呕吐是指以饮食、痰涎等胃内之物从胃中上涌，自口而出为表现的一种临床常见症状，可单独成为一种疾病，也经常见于其他疾病中。

呕吐病因有多方面，且常相互影响，共同致病，呕吐的病位在胃，与肝脾有密切的关系。如外感六淫、饮食失调、痰饮停聚、气机郁结等实邪犯胃，可以导致胃失和降，胃气

上逆而发为呕吐；而气虚、阳虚、阴虚等正气不足，使胃失温养或濡润，也可导致胃失和降，胃气上逆出现呕吐。一般来说，初病多实，日久则可由实转虚，出现虚实并见的复杂情况。

呕吐要注意询问起病的原因，病程，并观察呕吐物的情况，并根据情况确定是否需要止吐，如果呕吐是人体自身祛除有害物质的一种保护性反应或是误食毒物所致，都应该先呕吐出有害物质，再进行对症治疗。如果表现为呕吐食物、吐出有力、突然发生、起病较急，伴有恶寒发热、胸脘满闷、不思饮食、舌苔白、脉濡缓者可辨证为外邪犯胃证；表现为呕吐酸腐食物、脘腹胀满拒按、嗳气畏食、食后加重、吐后舒适、大便或干或稀、气味臭秽、苔厚腻、脉滑实者可辨证为饮食停滞证；表现为呕吐清水痰涎、胸脘满闷、不思饮食、头眩心悸、或肠鸣、苔白腻、脉滑可辨证为痰饮内停证；表现为呕吐反酸、嗳气频作、胸胁胀满、烦闷不舒，每因情志不遂而加重，舌边红、苔薄白、脉弦者可辨证为肝气犯胃证；如果表现为饮食稍有不慎或稍有劳倦即出现呕吐、时作时止、食欲较差、脘腹痞闷、口淡不渴、面白少华、倦怠乏力、舌淡苔薄白、脉濡弱者可辨证为脾胃虚弱证； 若呕吐反复发作但量不多、或仅吐唾涎沫、时作干呕、口燥咽干、胃中似饥而不欲食、舌红少津、脉细数可辨证为胃阴不足证。

呕吐实证病程短、病情轻、易治愈，日久则多为虚证或虚实并见，较为难治，长期反复的呕吐容易损害人体的正气，影响患者的身体健康，因此宜早期治疗。同时在日常生活中应注意避免外邪的侵袭，避免精神刺激，养成良好的饮食习惯，不可暴饮暴食，忌食生冷、辛辣、香燥之品。

（二）反射区按摩手法

仰卧位

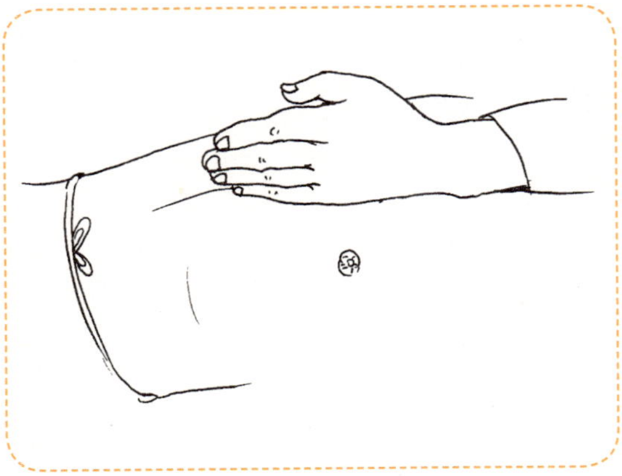

（1）以掌直推胸部反射区3，由上而下，反复8～10次。

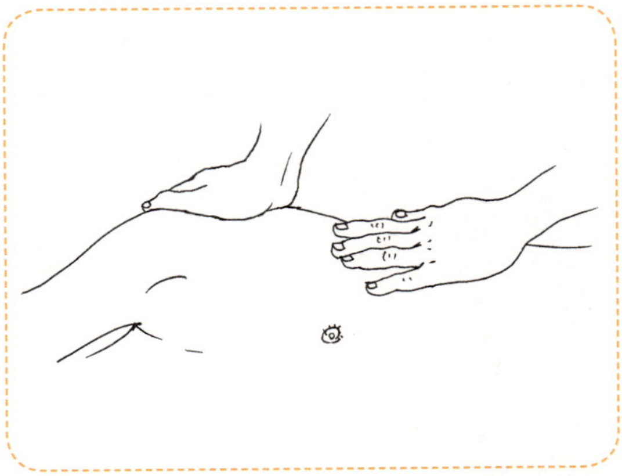

（2）以掌直推胸部反射区4，由上至下，反复8～10次。

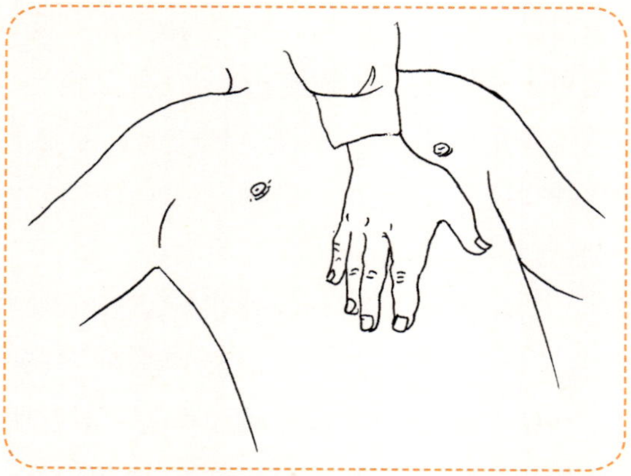

(3) 以掌直推胃部反射区3，由上至下，反复 8 ~ 10 次。

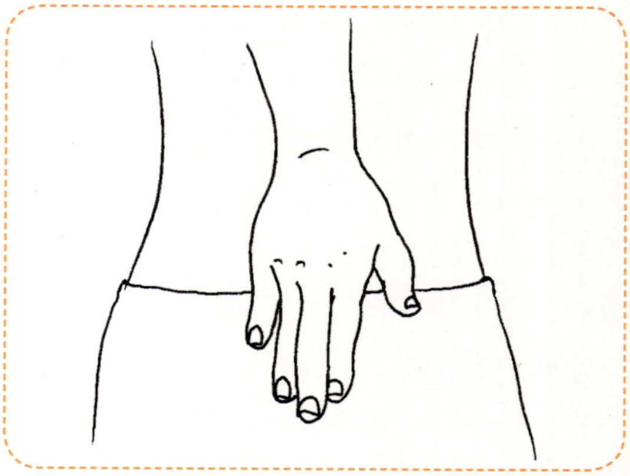

(4) 以掌揉腹腔反射区或以砭石刮痧板揉腹腔反射区。

（三）辨证选取反射区

外邪犯胃证可配合热熨腹部，环摩腹部以热为度，轻擦肺反射区 1 以热为度

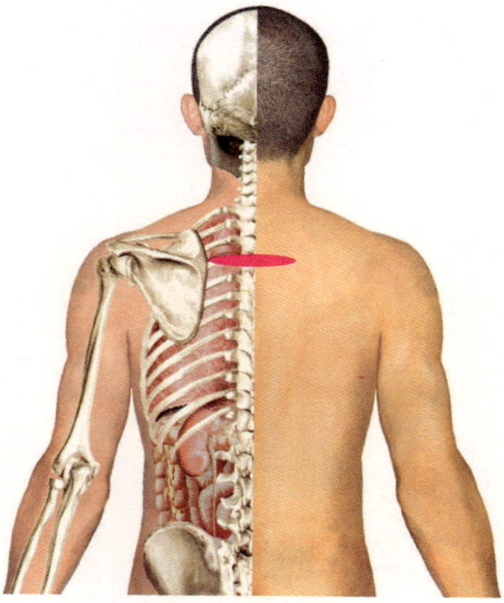

肺反射区 1

饮食停滞证手法宜稍重，并加用依次推升结肠反射区、横结肠反射区和降结肠反射区 8 ～ 10 次

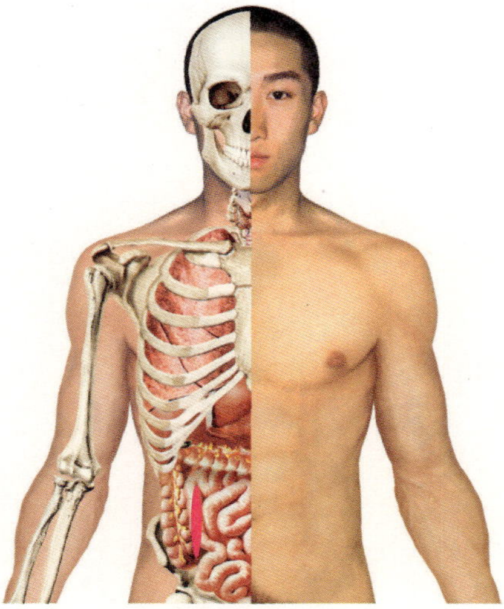

升结肠反射区

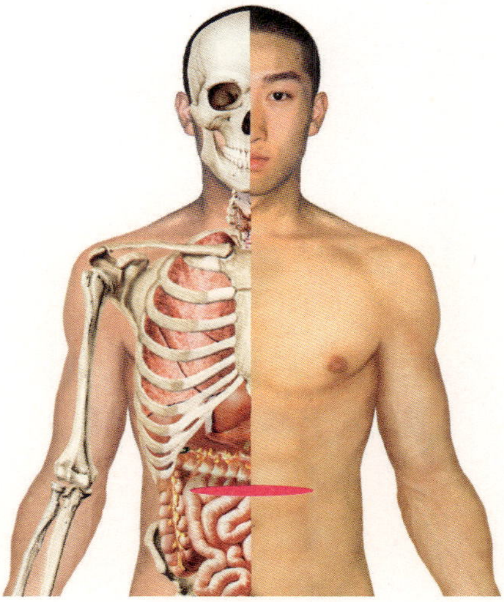

横结肠反射区

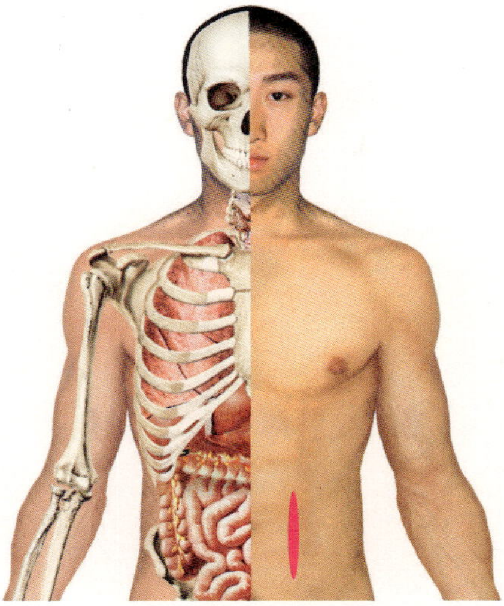

降结肠反射区

痰饮内停证宜加指揉脾反射区 1、肾反射区 2 各 3 ～ 5 分钟

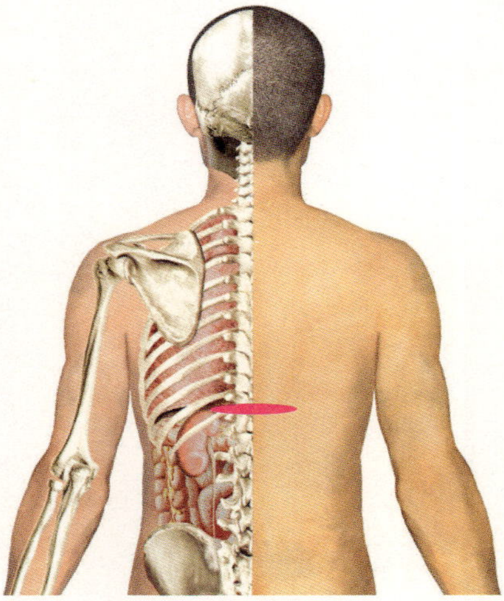

脾反射区 1

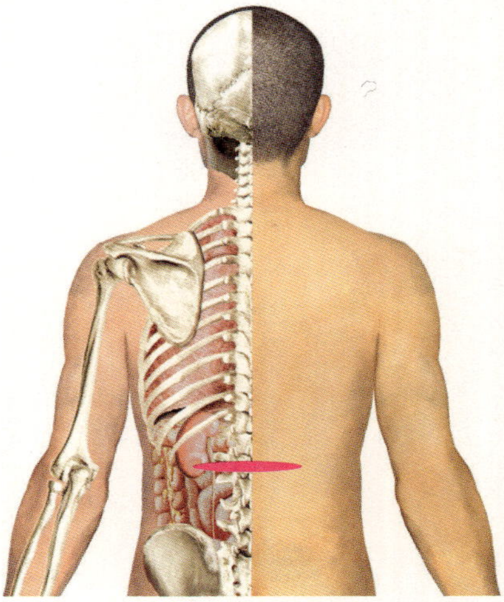

肾反射区 2

肝气犯胃证宜配合指揉肝反射区、胆反射区 1 各 3 ～ 5 分钟

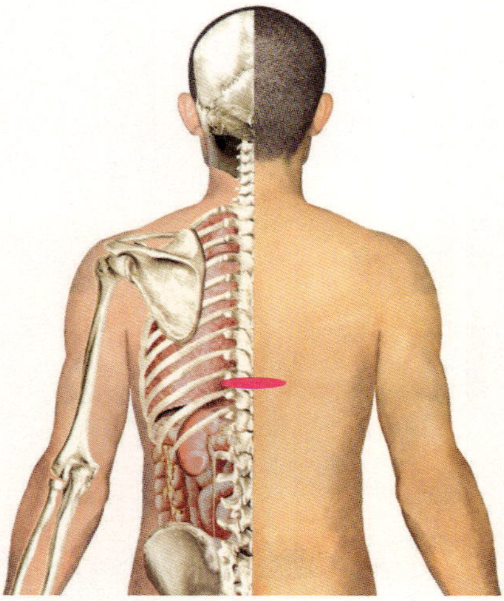

肝反射区

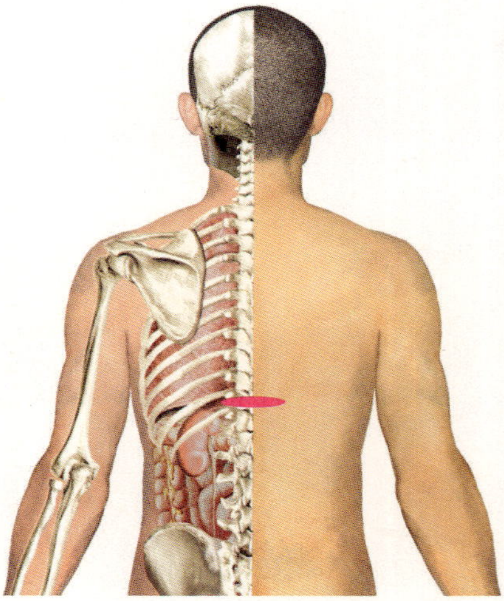

胆反射区 1

脾胃虚弱证宜加用指揉脾反射区 1、胃反射区 1、胃反射区 2 各 3 ~ 5 分钟

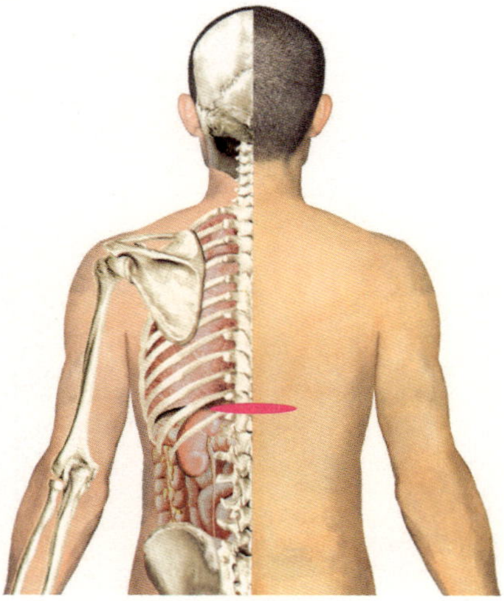

脾反射区 1

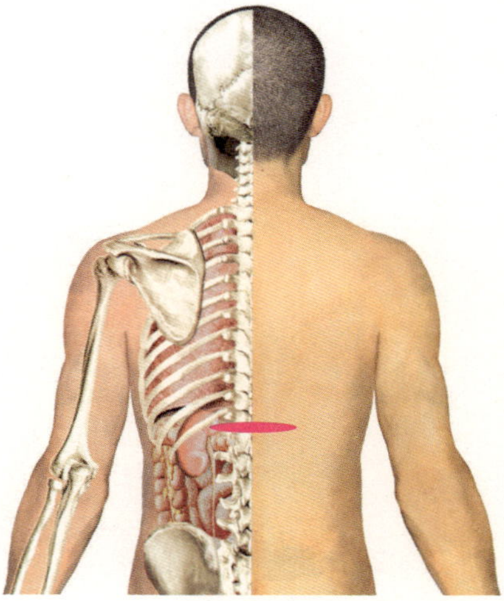

胃反射区 1

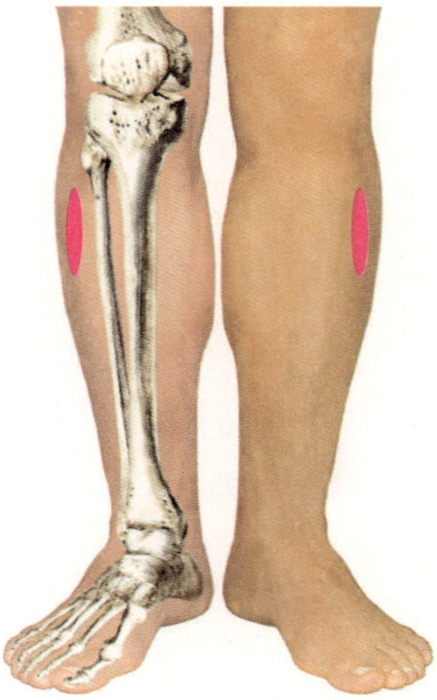

胃反射区 2

胃阴不足证宜加用指揉胃反射区 1、肾反射区 2 各 3 ~ 5 分钟

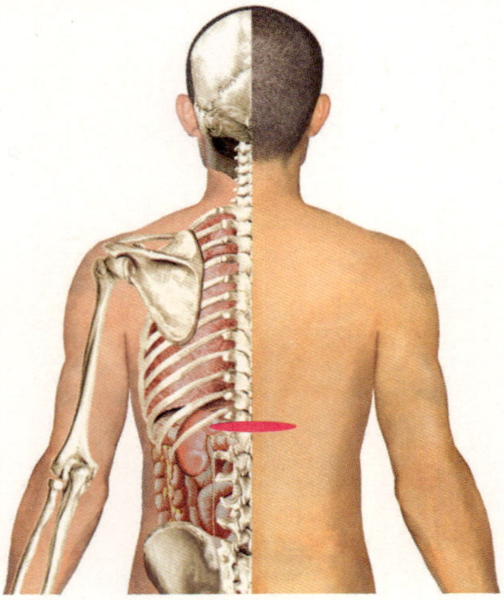
胃反射区 1

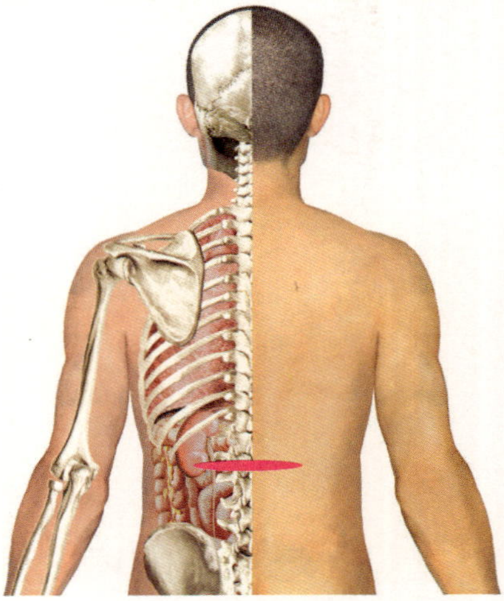
肾反射区 2

十四、泛酸

（一）概述

泛酸是指胃中酸水上泛的不适症状，又叫吐酸，若随即咽下称为吞酸，若随即吐出称为泛酸。可单独出现，但常与胃痛、胃胀满等同时出现。

泛酸有寒热之分，以热证居多。属热者，多因肝郁化热、胃失和降所致；因寒者，则因肝气犯胃、脾胃虚弱而致。病位在胃，与肝的关系密切，肝气犯胃是其基本病机。表现为吞酸时作、嗳腐气秽、胃脘闷胀、两胁胀满、心烦易怒、口干口苦、咽干口渴、舌红苔黄、脉弦数可辨证为热证；若表现为时时吐酸、嗳气酸腐、胸脘胀闷、喜唾涎沫、饮食喜热、四肢不温、大便溏泄、舌淡苔白、脉沉迟者可辨证为寒证。

（二）反射区按摩手法

1. 仰卧位

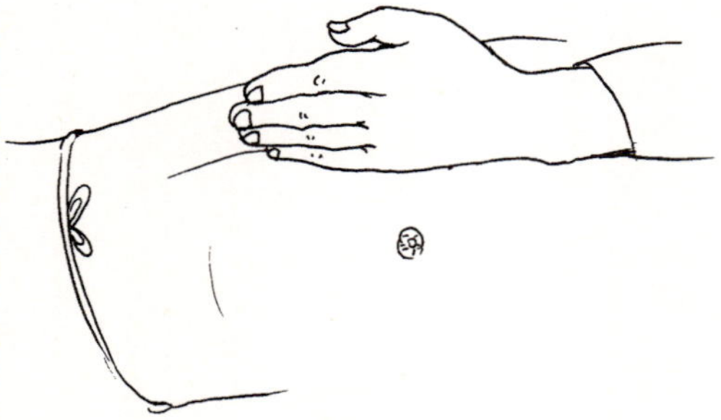

（1）以掌直推胸反射区 3，由上而下，反复 8 ~ 10 次。

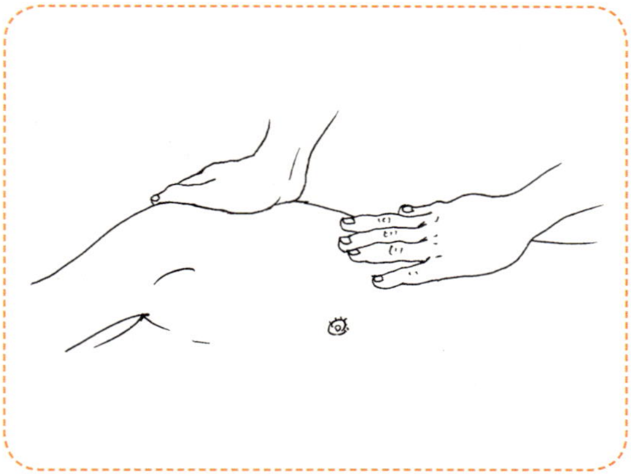

（2）以掌直推胸反射区 4，由上至下，反复 8 ~ 10 次。

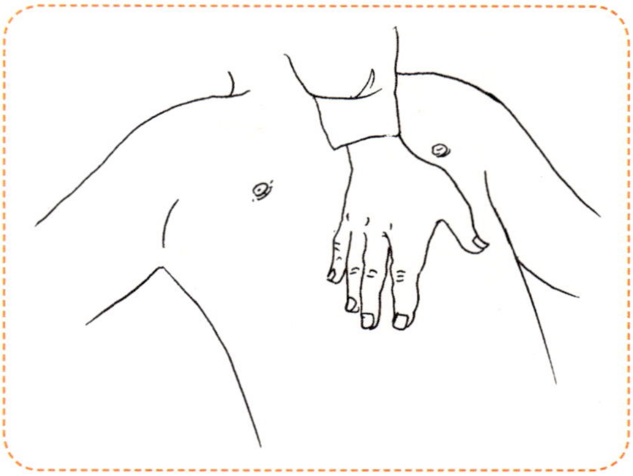

（3）以掌直推胃反射区 3，由上至下，反复 8 ~ 10 次。

2. 俯卧位

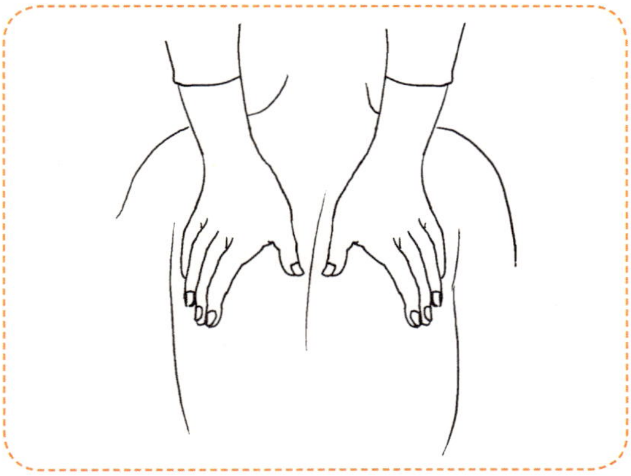

（1）以掌直推胸反射区 2，由上至下，反复 8 ~ 10 次。

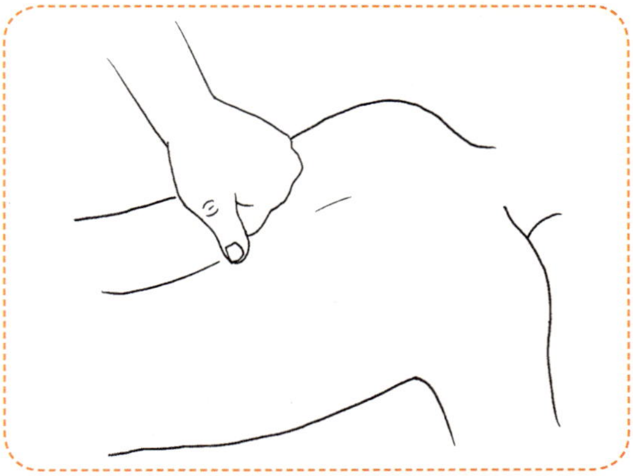

（2）以拇指揉肝反射区 3 ~ 5 分钟。

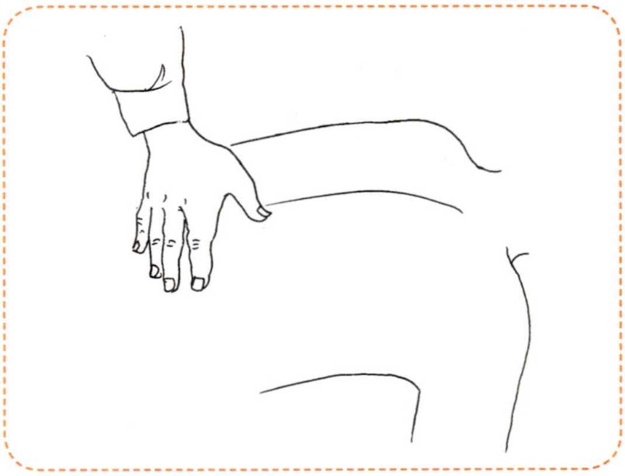

（3）以拇指揉胃反射区 1，反复 3 ~ 5 分钟。

（三）辨证选取反射区

热证上述手法宜稍重，并可加拇指揉心脏反射区 1 1 ～ 3 分钟

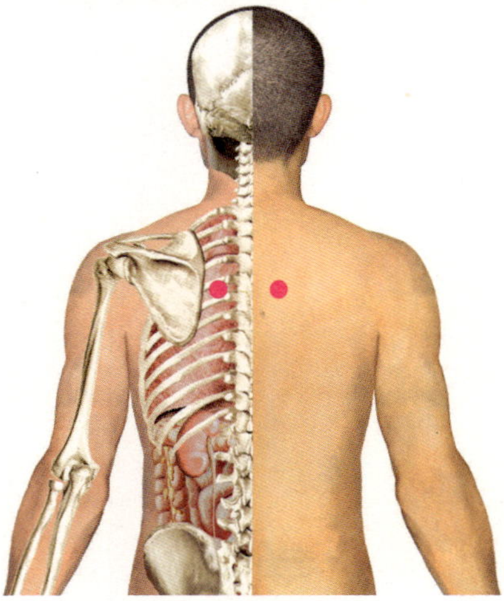

心脏反射区 1

寒证宜在胃反射区 1 施用轻擦手法以热为度，并可加用轻擦脾反射区 1、肾反射区 2 以热为度，拇指揉胃反射区 2 反复 3 ～ 5 分钟

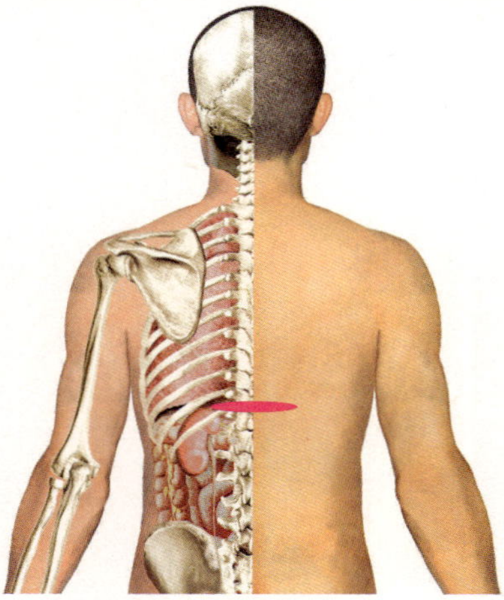

脾反射区 1

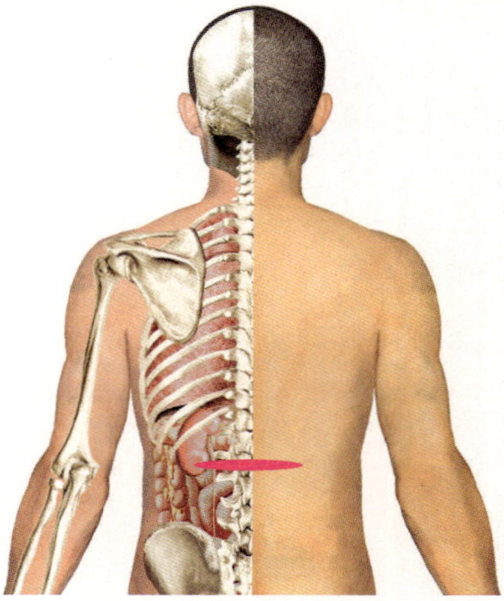

肾反射区 2

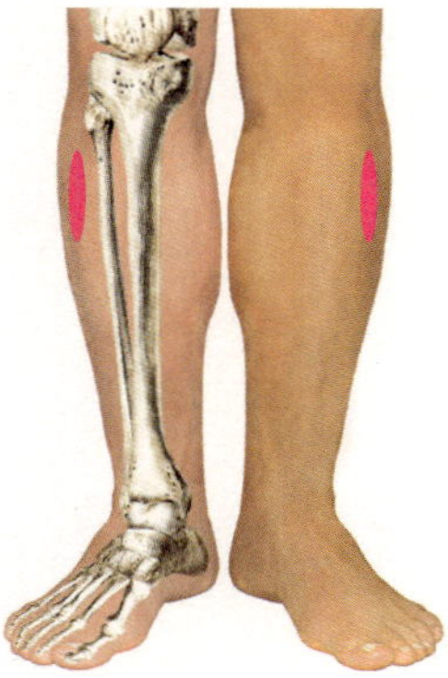

胃反射区 2

十五、呃逆

（一）概述

呃逆是指以气逆上冲，喉间呃呃连声，声短而频，令人不能自止为主要临床表现的一种病证。可作为一种单独的病证出现，即现代医学中所称的单纯性膈肌痉挛，也可以伴见于其他一些疾病，如胃神经官能症、胃炎、胃癌、肝硬化晚期、脑血管病、尿毒症，以及胃、食管手术后等引起的膈肌痉挛，本书所论述的主要是前者，也包括后者中消化系统疾病的伴随症状，但不包括重危病证中所出现的呃逆。

呃逆可因进食过快过饱，过食生冷食物或服用寒凉药物，导致寒气蓄积于胃，胃失和降，胃气上逆，使膈间气机不利，气逆上冲于喉，发生呃逆；或因情志不遂，恼怒伤肝，横逆犯胃，胃失和降，胃气上逆动膈出现呃逆；或因素体不足，年高体弱，大病久病，正气未复，使脾胃虚弱，胃失和降或胃阴不足，不得润降，致胃气上逆动膈发生呃逆。其病位在膈，主要病变脏腑为胃，并与肺、肝、肾等脏器有密切关系。

呃逆在临床辨证中应关注其病程的长短、呃声的性质及其他伴随症状。若表现为呃声沉缓有力、胸膈及胃脘不舒、得热则减、遇寒加重、进食减少、口淡不渴、舌苔白、脉迟缓者可辨证为寒邪犯胃证；表现为呃声洪亮有力、冲逆而出、口臭烦渴、多喜饮冷、脘腹满闷、大便秘结、小便短赤、苔黄燥、脉滑数者可辨证为胃火上逆证；表现为呃逆连声、因情志不畅诱发或加重、胸胁满闷、脘腹胀满、食欲下降、嗳气、肠鸣矢气、苔薄白、脉弦可辨证为气机郁滞证；表现为呃声低长无力、气不得续、泛吐清水、脘腹不舒、喜温喜按、面色㿠白、手足不温、食少乏力、大便溏薄、舌淡苔薄白、脉细弱可辨证为脾胃阳虚证；表现为呃声短促而不得续、口干咽燥、烦躁不安、不思饮食或食后饱胀、大便干结、舌红苔少而干、脉细数可辨证为胃阴不足证。

呃逆有轻重之分，轻者多不需治疗，重者才需治疗，一时性的呃逆往往可不药而愈，患者也仅仅有轻微不适，若持续性或反复发作者则需要进行适当的治疗，若慢性危重病证后期出现呃逆者，多为病情恶化的危候，不属于本节所讨论的范围。反复呃逆的患者要保持精神舒畅，避免郁怒等精神刺激，注意防寒，并进食清淡饮食，忌生冷、辛辣，不可过饥、过饱。

（二）反射区按摩手法

1. 仰卧位

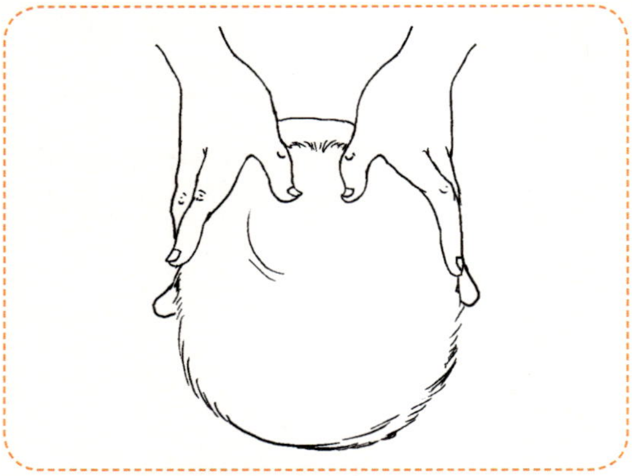

（1）以拇指揉按胸部反射区 1，3 ～ 5 分钟。

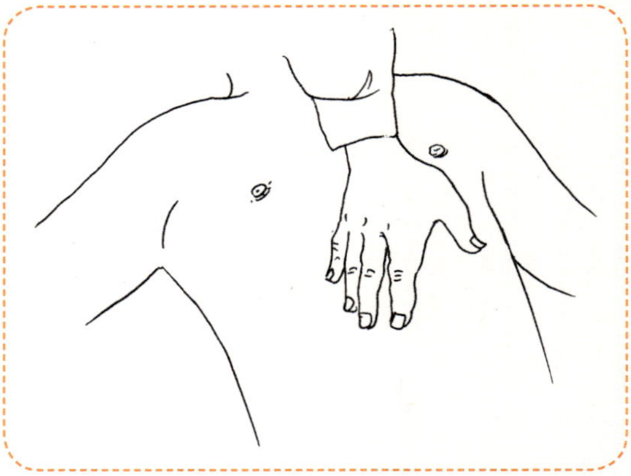

（2）以掌自上而下推胃反射区 3，8 ～ 10 次。

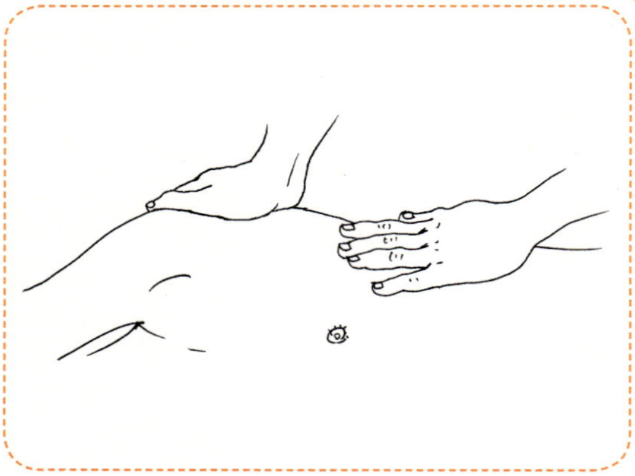

（3）以掌推或砭石刮痧板轻刮胸部反射区 4，以热为度。

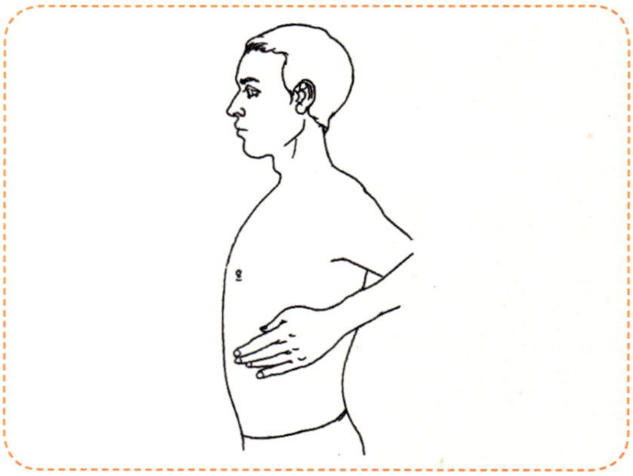

（4）以掌或砭石刮痧板摩膈反射区，以热为度。

2. 俯卧位

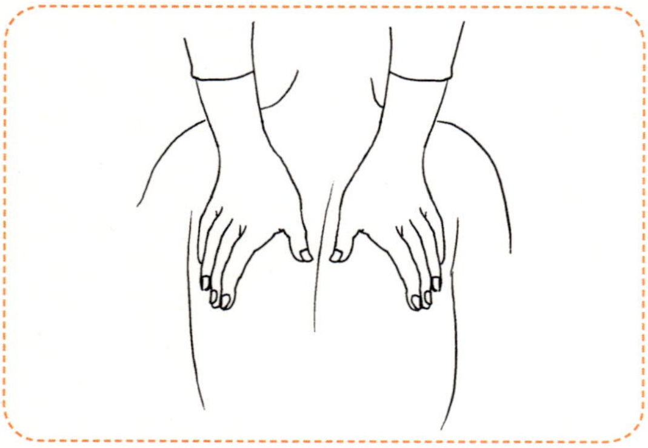

以手或砭石刮痧板拍打胸部反射区 2，持续 1 ～ 3 分钟。

（三）辨证选取反射区

寒邪犯胃证可配合胃部的热熨、加轻擦胃反射区 1，以热为度

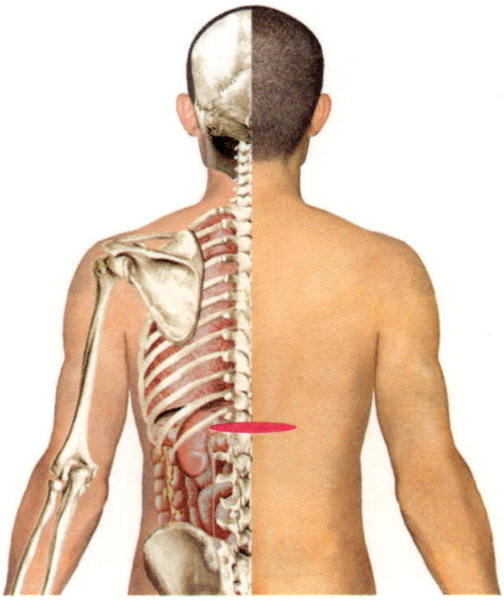

胃反射区 1

胃火上逆证加指揉胃反射区 1，反复 3 ～ 5 分钟

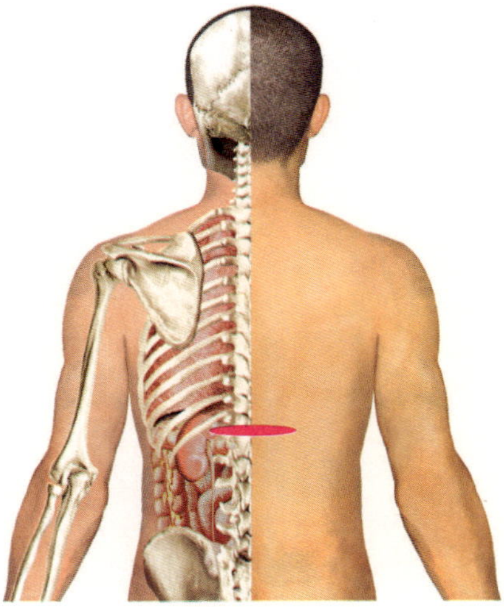

胃反射区 1

气机郁滞证加指揉肝反射区、胃反射区 1 各 3 ～ 5 分钟

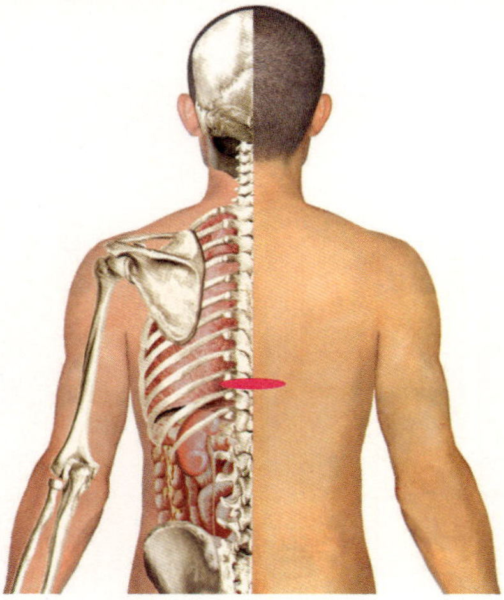

肝反射区

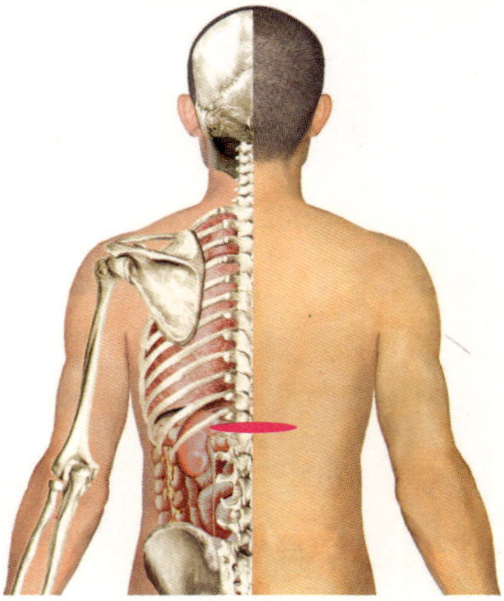

胃反射区 1

脾胃阳虚证可加用擦脾反射区 1、胃反射区 1 以热为度，指揉胃反射区 2，反复 3 ～ 5 分钟

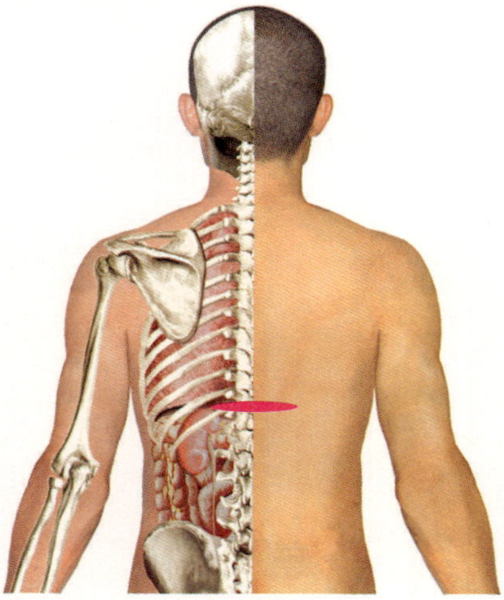

脾反射区 1

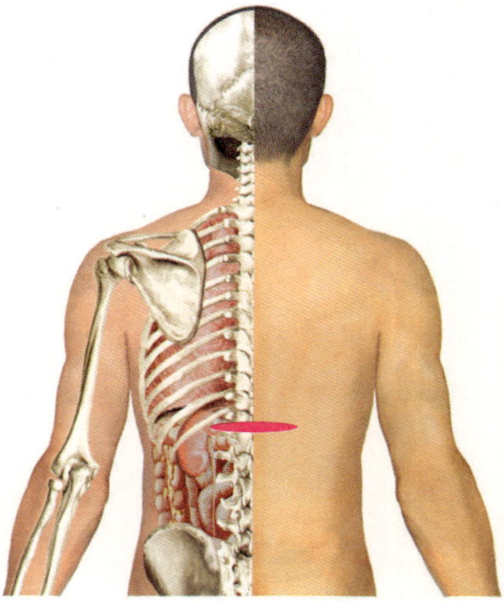

胃反射区 1

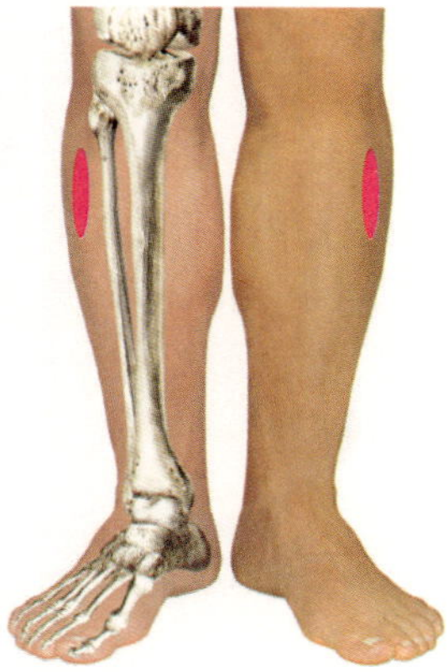

胃反射区 2

胃阴不足证可加用指揉胃反射区1、肾反射区2，反复3～5分钟

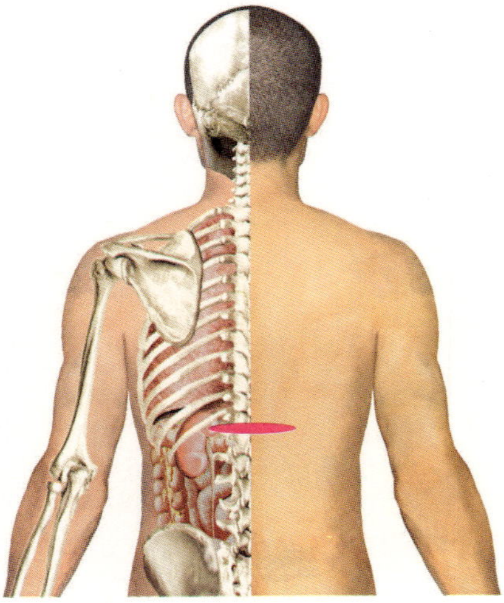

胃反射区1

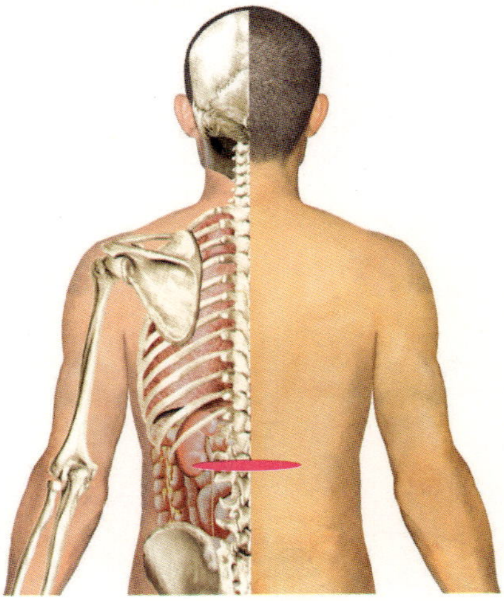

肾反射区2

十六、慢性胰腺炎

（一）概述

慢性胰腺炎是指胰腺局部的，节段性或弥漫性、进行性、持续性及不可逆性的慢性炎症，最终导致胰腺实质硬化及钙化，内外分泌功能衰退或衰竭的一种疾病。在中医学中可属于“胃脘痛”、“腹痛”、“胁痛”、“呕吐”的范畴。

慢性胰腺炎可因暴饮暴食、恣啖膏粱厚味、贪凉饮冷损伤脾胃，运化失司，内生湿浊，湿蕴生热，与食滞积于肠道成阳明腑实；湿热薰蒸于肝胆，胆汁外溢而形成黄疸；情志不畅，暴怒伤肝，肝气横逆克脾，引起肝脾不和、肝胃气滞，气滞又与湿热互结，形成气滞血瘀。本病病位在胰，与肝、胆、脾、胃、大肠等脏器关系密切。

如果患者表现为突然发作性脘腹疼痛、两胁胀满、恶心呕吐、身热、口干口苦、便秘、舌红苔薄黄、脉弦数者可辨证为肝郁气滞化热证；表现为脘腹胀满疼痛、发作剧烈、呈阵发性加剧、拒按、呕吐频作、大便秘结、小便短赤、身热烦躁、舌红苔黄燥、脉弦滑数者可辨证为阳明腑实证；表现为胁腹胀满疼痛、拒按、身热汗黏、目黄染、恶心呕吐、大便干结不畅、小便短赤、舌红苔黄腻、脉弦滑数可辨证为肝胆湿热证；表现为胃脘胀闷隐痛不适、恶心纳呆、便溏、进食油腻时便溏加重、面色萎黄、神疲乏力、口干不饮、伴有低热、舌淡红苔白腻、脉缓可辨证为脾虚湿阻证。

慢性胰腺炎病程迁延，容易复发，还可能诱发急性胰腺炎，病情急重甚至可能造成生命危险，因此应加强日常生活中对本病的调摄，首先是注意节制饮食，勿暴饮暴食，禁止饮酒、吸烟，保持心情愉快，避免情绪激动，并树立战胜疾病的信心，积极配合治疗，坚持不懈，同时加强对胆道疾患如胆石症的治疗，如遇急性发作要及时到医院就诊。

（二）反射区按摩手法

俯卧位

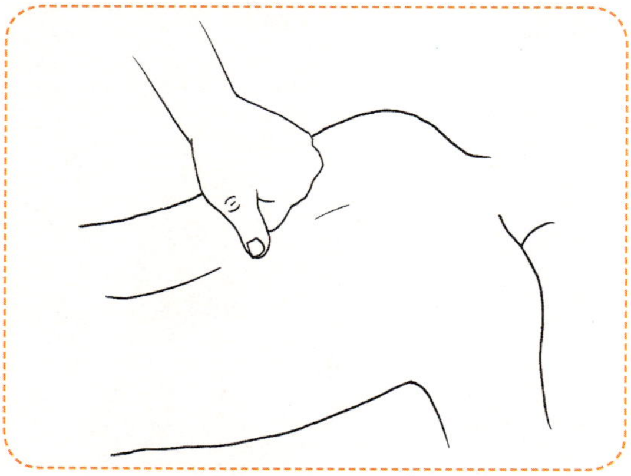

(1)以拇指揉搓胰反射区1,以热为度。

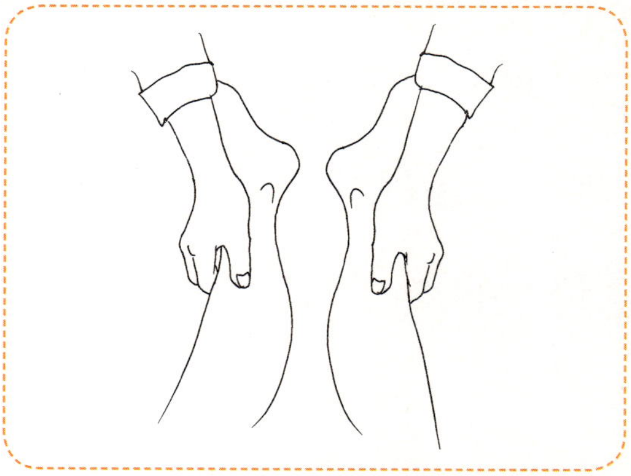

(1) 以拇指由足踝处向上推至胰反射区2，反复揉按8～10次。

（三）辨证选取反射区

肝郁气滞化热证可加用由上向下直推胸部反射区3、胸部反射区4各8～10次，点揉肝反射区、胆反射区1各3～5分钟

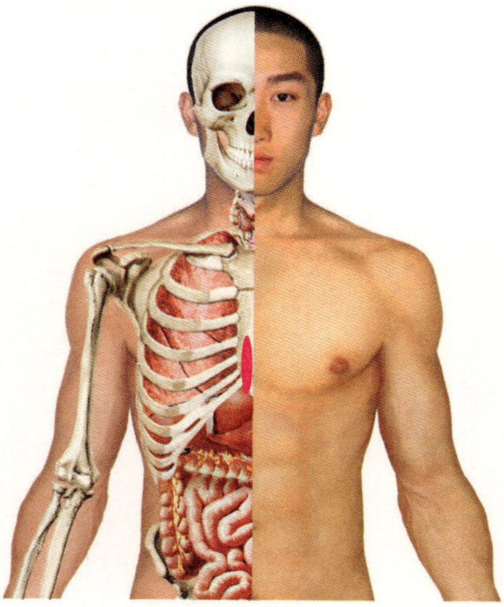

胸部反射区3

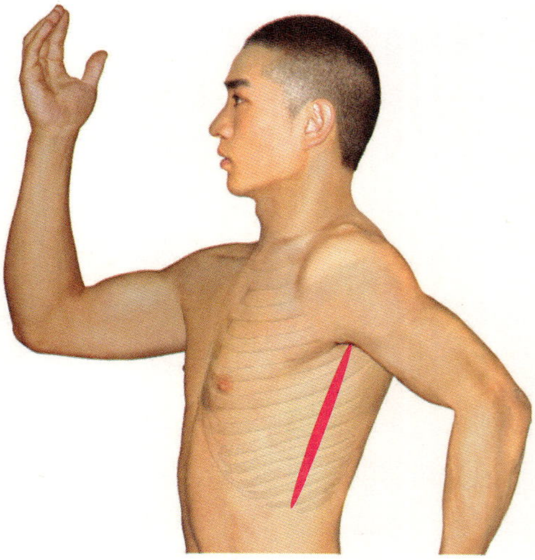

胸部反射区4

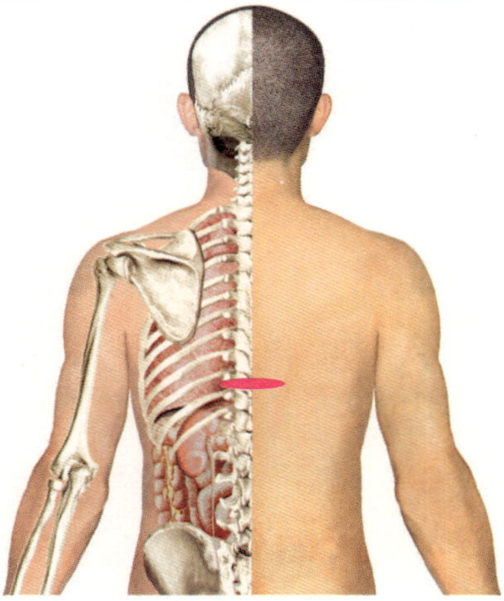
肝反射区

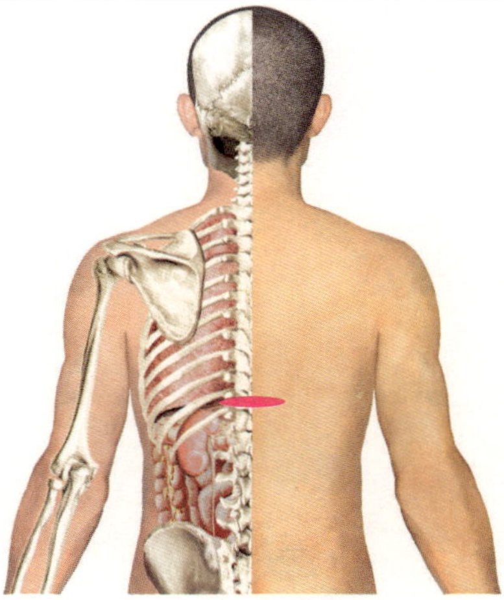
胆反射区 1

阳明腑实证可加用由上向下直推胸部反射区 3、胃反射区 3 各 8 ～ 10 次，依次推升结肠反射区、横结肠反射区、降结肠反射区各 8 ～ 10 次，揉按胃反射区 1，反复 3 ～ 5 分钟

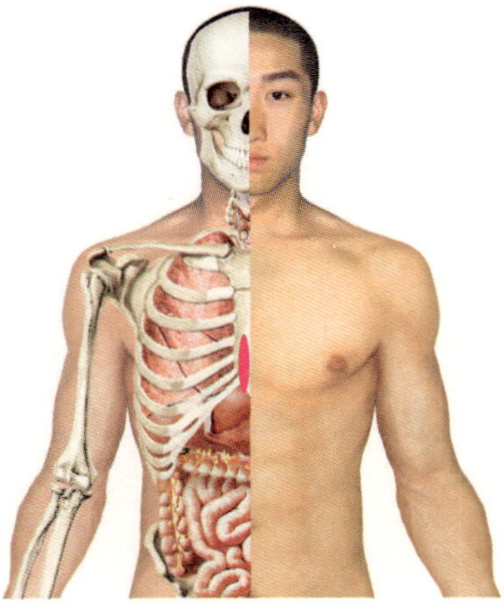
胸部反射区 3

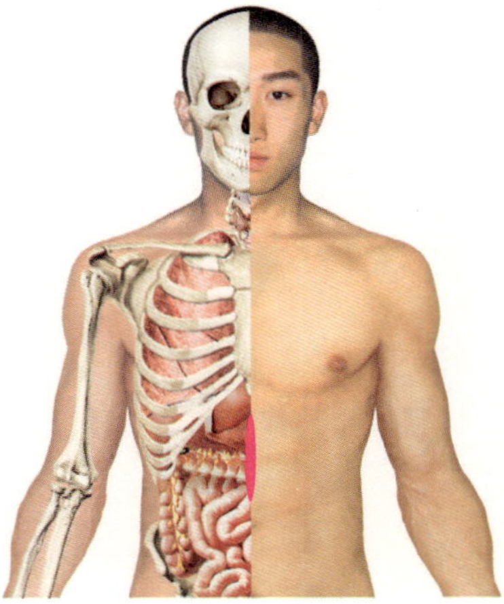
胃反射区 3

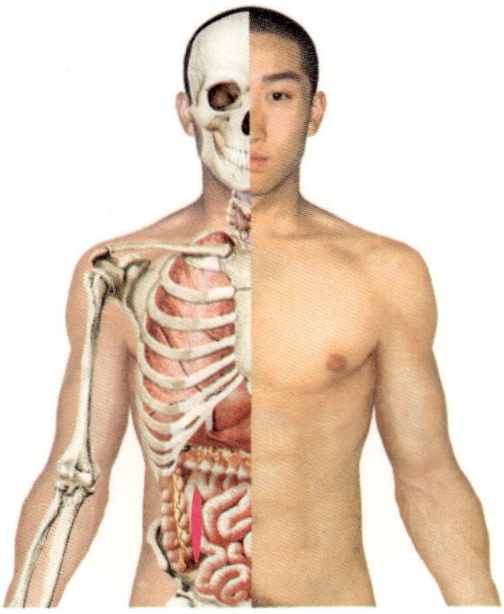
升结肠反射区

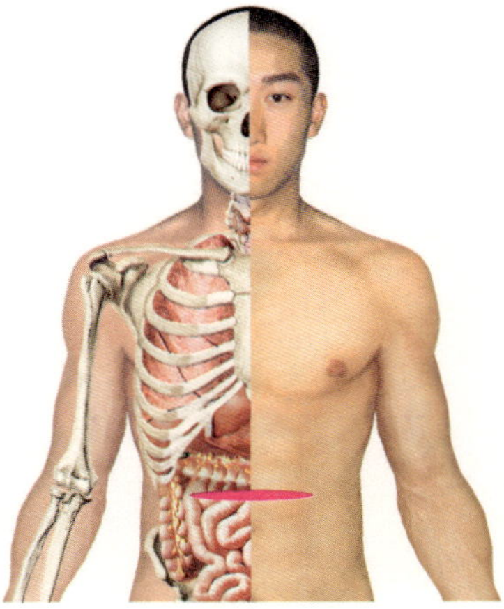
横结肠反射区

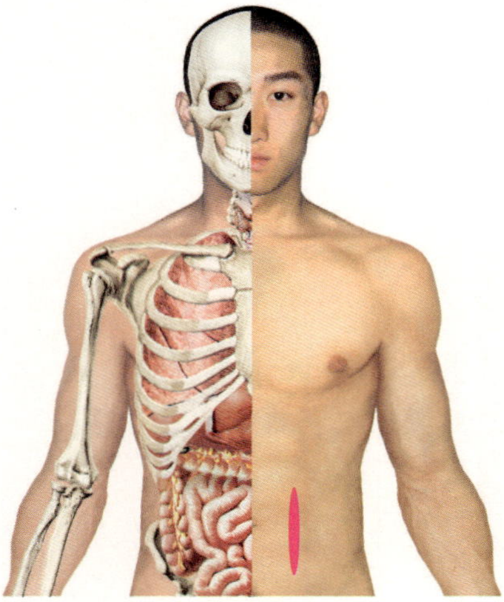

降结肠反射区

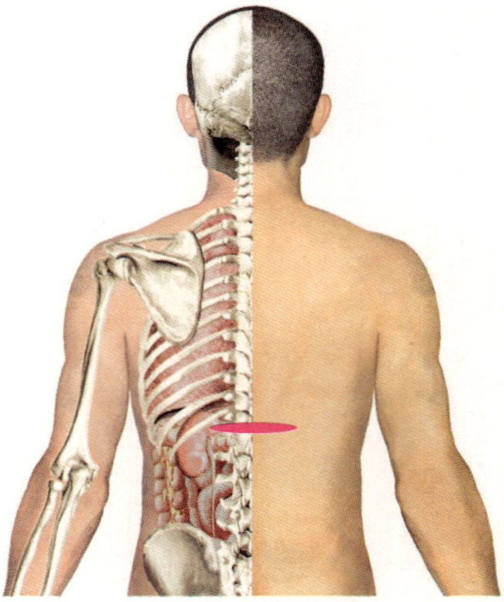

胃反射区 1

肝胆湿热证可加用揉按肝反射区、胆反射区 1、胆反射区 2 各 3 ～ 5 分钟

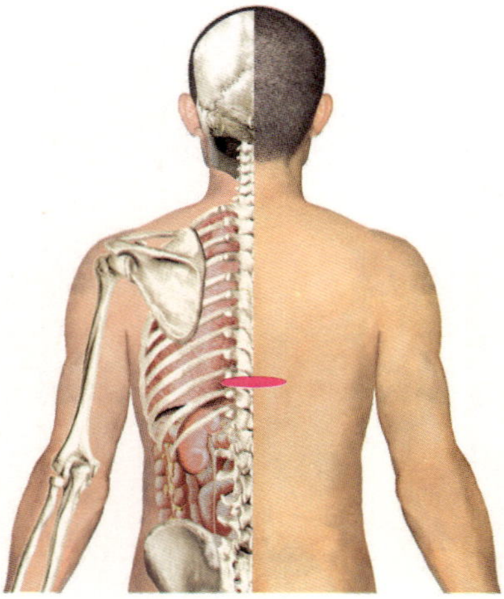

肝反射区

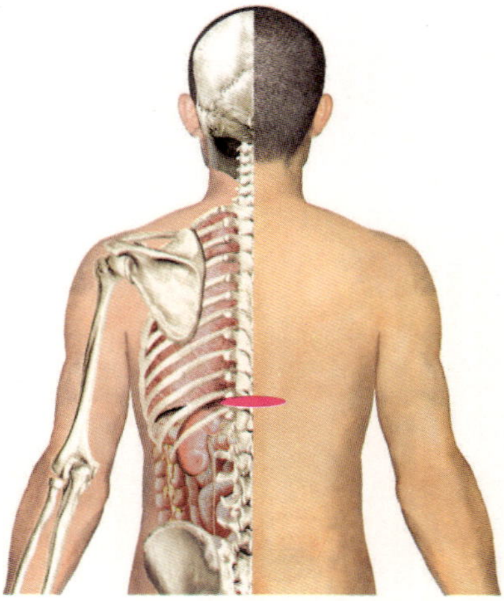

胆反射区 1

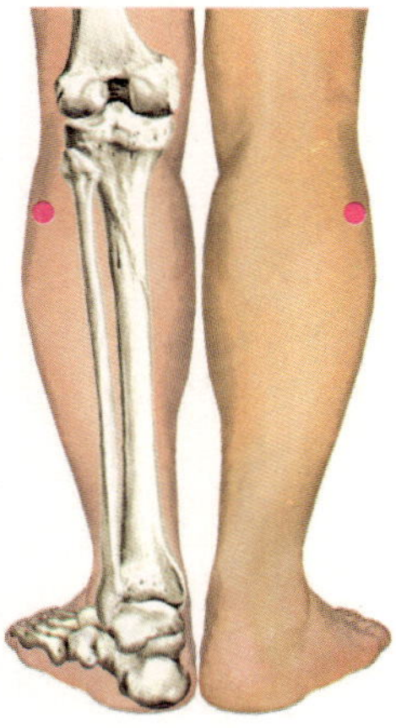

胆反射区 2

脾虚湿阻证可加用摩揉腹部以热为度，拇指揉脾反射区 1、胃反射区 1 和胃反射区 2 各 3 ～ 5 分钟

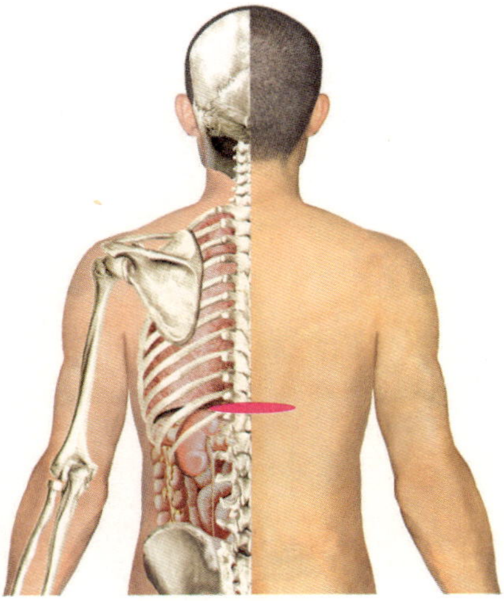

脾反射区 1

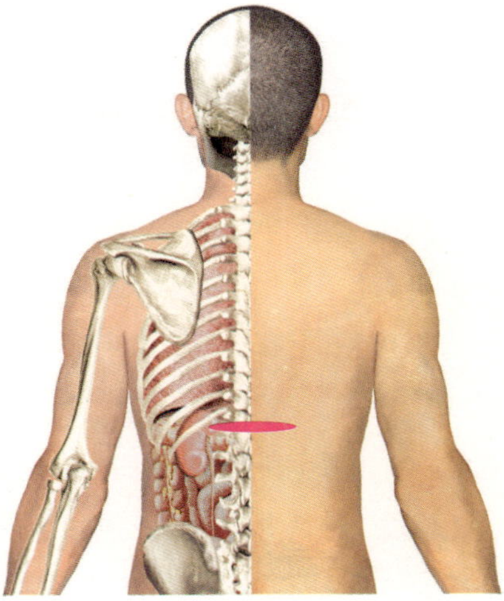

胃反射区 1

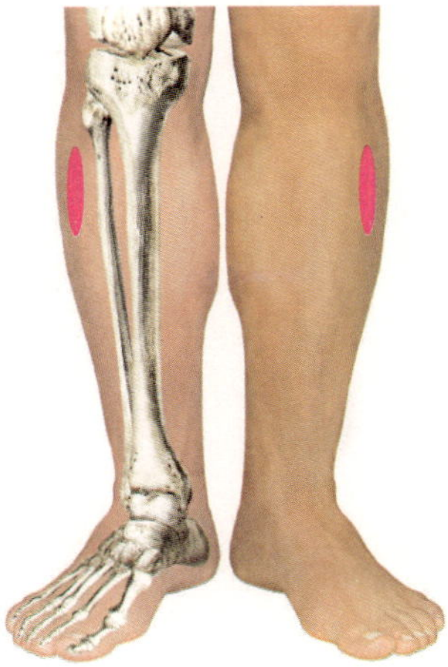

胃反射区 2

十七、腹痛

（一）概述

腹痛是指胃脘以下、耻骨毛际以上部位发生疼痛为主要表现的一种病证，是临床上的常见病，各地皆有，四季皆可发生，我们在这里所讨论的腹痛属于内科腹痛，以腹痛为主要表现，并能排除外科、妇科疾病。

腹内有肝、胆、脾、肾、大肠、小肠、膀胱等诸多脏器，并是许多经脉循行之处，因此，病因、病机也比较复杂。六淫外邪侵入腹中，导致脏腑经脉气机阻滞，不通则痛，可发为腹痛；饮食不节或恣食肥甘厚腻、辛辣损伤脾胃，饮食停滞或变生湿热之邪，腑气通

降不利，气机阻滞，可发生腹痛；抑郁恼怒，肝失条达，气机不畅，或忧思伤脾，肝脾不和，气机不利，也可引起脏腑经络气血郁滞，引起腹痛；外伤、气滞日久或腹部手术，血络受损，血行不畅，久病入络也可形成腹痛；脾阳不足，或过服寒凉损伤脾阳，或肾阳虚衰，或久病伤及肾阳，均可致脏腑经络失养，阴寒内生，寒阻气滞而生腹痛。

腹痛需仔细询问疼痛的性质、部位及诱因等，以帮助临床上进行辨证。如腹痛急起、剧烈拘挛、得温痛减、遇寒加重、怕冷身蜷、手足不温、口淡不渴、小便清长、大便自可、苔薄白、脉沉紧可辨证为寒邪内阻证；若腹部胀满疼痛拒按、得热痛增、遇冷则减、胸闷不舒、烦渴喜冷饮、大便秘结或溏滞不爽、身热自汗、小便短赤、苔黄燥或黄腻、脉滑数可辨证为湿热积滞证；若患者有伤食史、脘腹胀痛拒按、嗳气酸腐、畏食、痛而欲泻、泻后痛减、粪便奇臭或大便秘结、舌苔厚腻、脉滑可辨证为饮食停滞证；表现为脘腹疼痛，并伴有胀满、痛引两胁、时聚时散、攻窜不定、得嗳气矢气则舒、遇忧思恼怒则剧、苔薄白、脉弦可辨证为气机郁滞证；表现为腹痛如刺、痛势较剧、腹内或有结块、痛处固定而拒按、经久不愈、舌质紫暗或有瘀斑、脉细涩可辨证为瘀血阻滞证；表现为腹痛绵绵、时作时止、痛时喜按、喜热怕冷、得温则舒、饥饿劳累后加重、得食或休息后减轻、神疲乏力、气短懒言、四肢发凉、大便溏薄、面色不华、舌淡苔薄白、脉沉细可辨证为中虚脏寒证。

腹痛的转归及预后决定于其所属疾病的性质和患者的体质。一般来说体质好，病程短，属实证者预后良好；体质较差，病程较长，属虚证者预后较差。腹痛的预防与调摄需要注意节制饮食，调节寒暖，调摄情志。

（二）反射区按摩手法

仰卧位

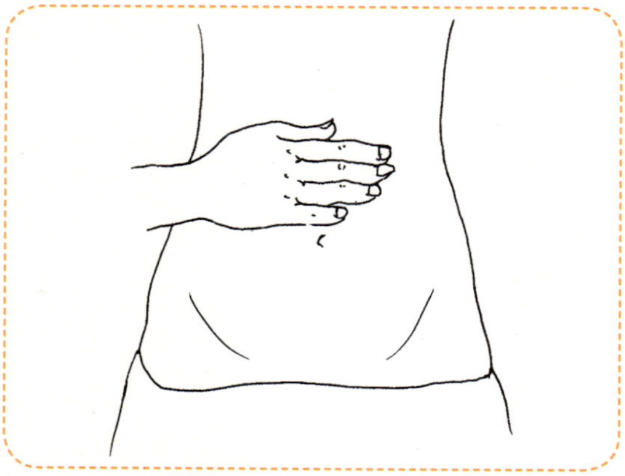

（1）以掌顺时针方向摩腹 5 分钟。

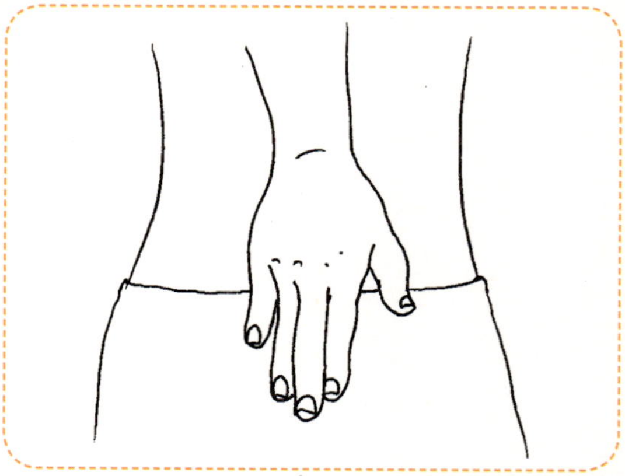

（2）以拇指逆时针方向揉腹腔反射区 5 ~ 10 分钟。

（三）辨证选取反射区

寒邪内阻证重用摩腹手法，以温热为度，也可用加热的砭石刮痧板进行摩擦，可加用掌擦脾反射区 1、肾反射区 2，以温热为度

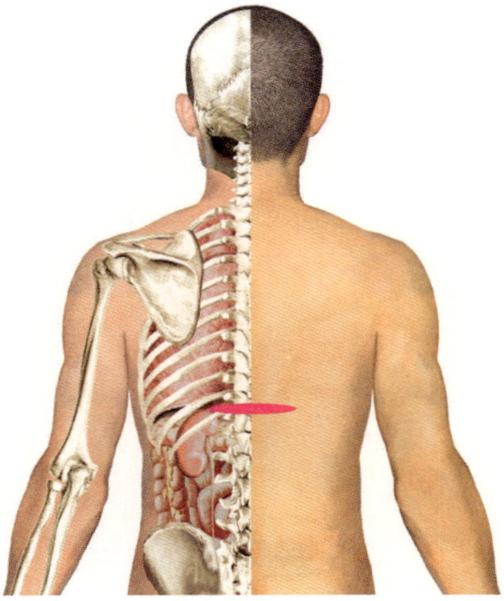
脾反射区 1

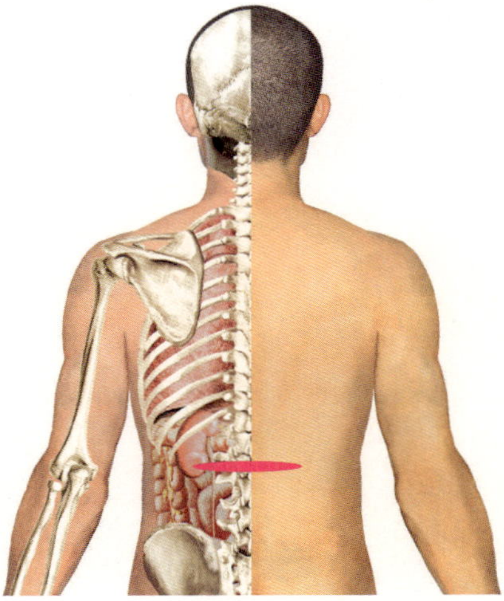
肾反射区 2

湿热积滞证可用掌由上向下推腹腔反射区 8 ～ 10 次，并用掌依次推升结肠反射区、横结肠反射区和降结肠反射区反复 8 ～ 10 次，拇指揉脾反射区 1 反复 3 ～ 5 分钟

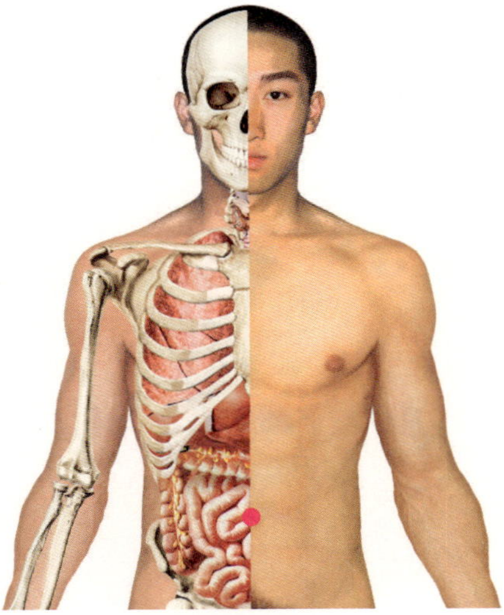
腹腔反射区

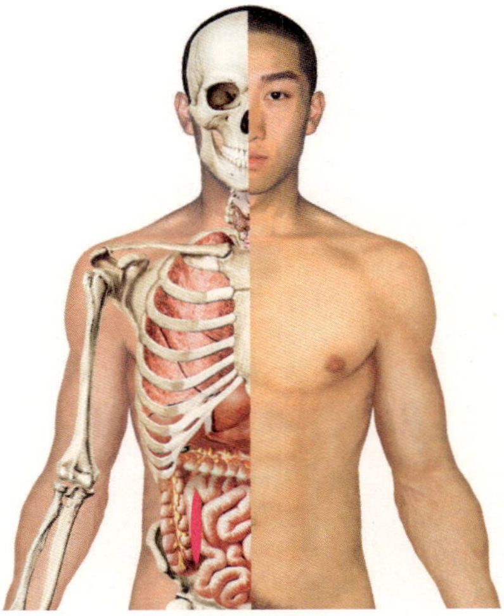
升结肠反射区

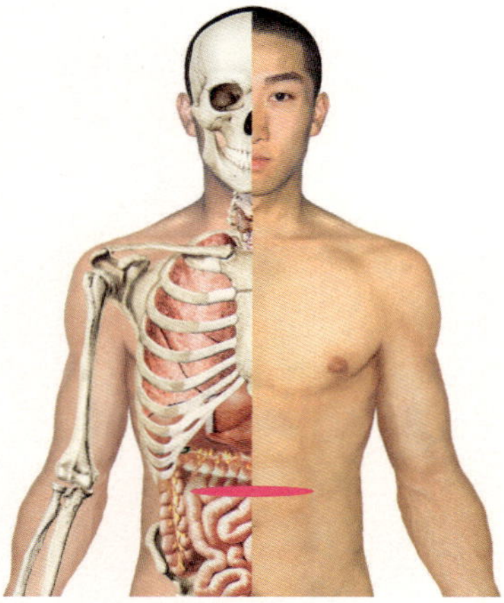

横结肠反射区

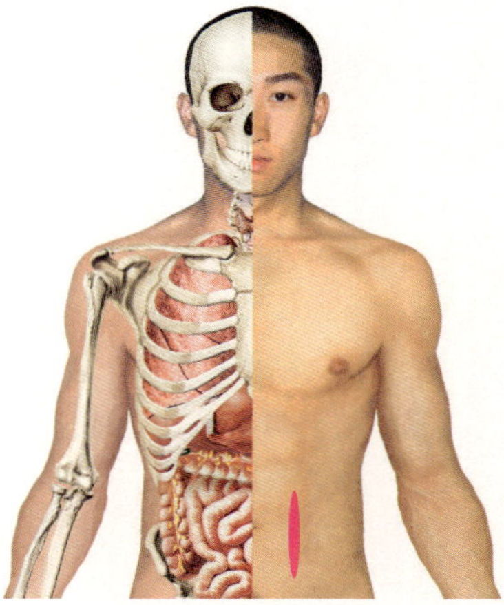

降结肠反射区

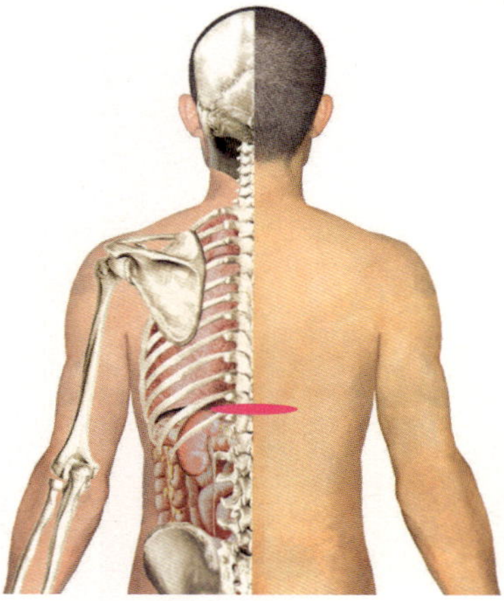

脾反射区 1

饮食停滞证可用掌由上而下推胃反射区 3、腹腔反射区各 8 ～ 10 次，并用掌依次推升结肠反射区、横结肠反射区和降结肠反射区各 8 ～ 10 次，拇指揉脾反射区 1 反复 3 ～ 5 分钟

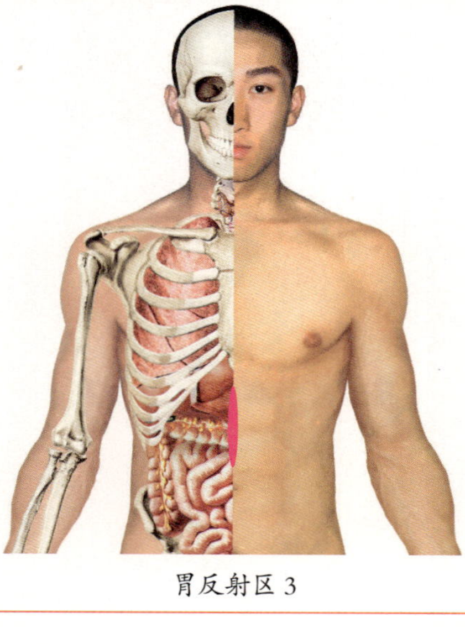

胃反射区 3

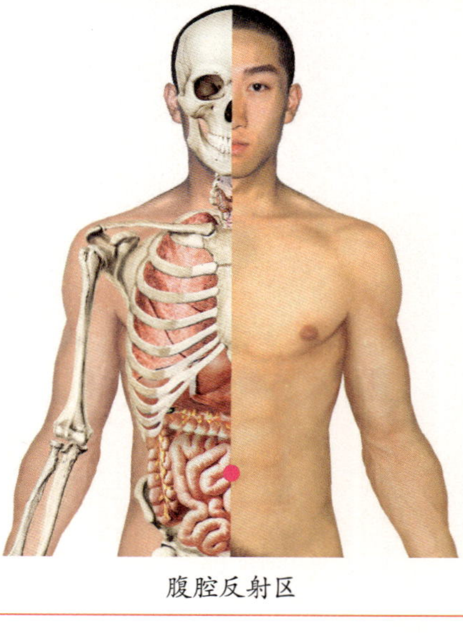

腹腔反射区

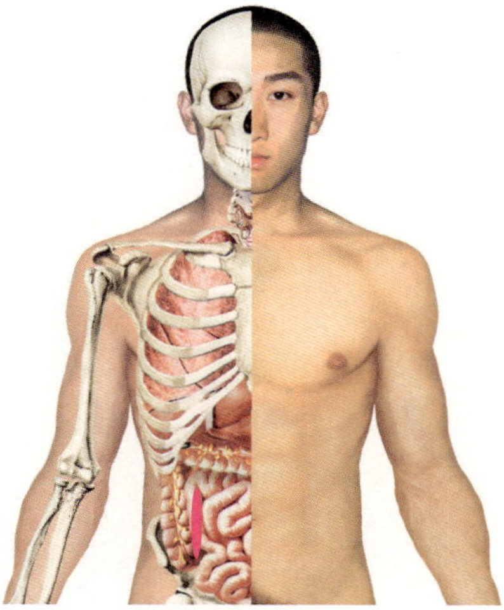

升结肠反射区

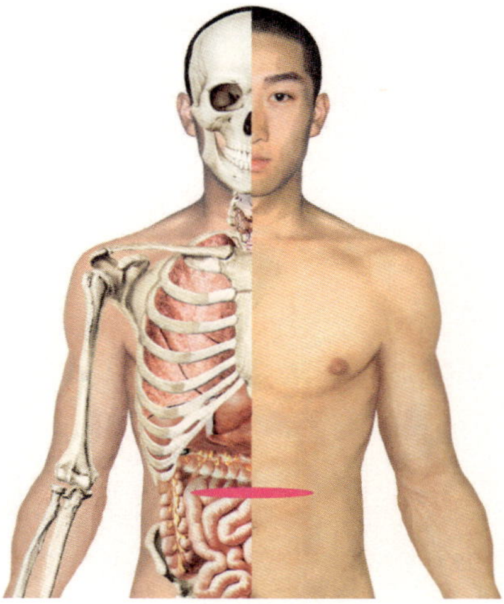

横结肠反射区

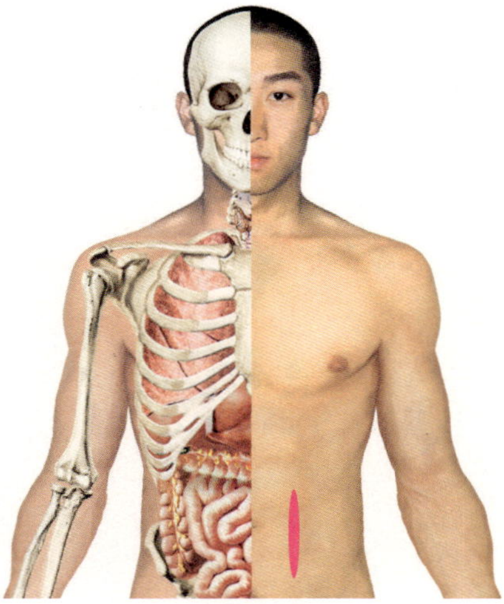

降结肠反射区

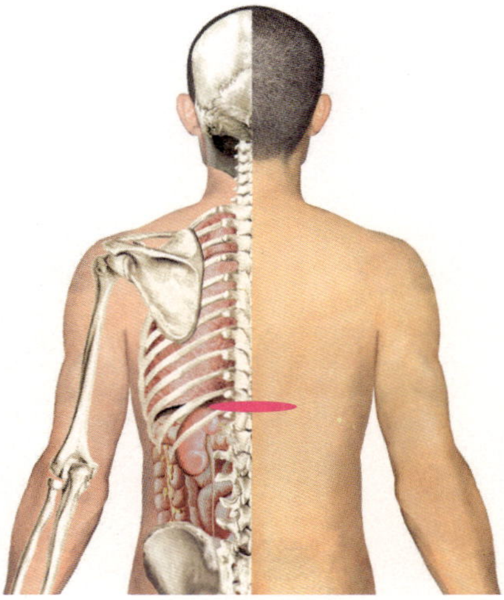

脾反射区 1

气机郁滞证可加用掌由上而下推胸部反射区 4 反复 8 ～ 10 次，拇指按揉肝反射区、胆反射区 1 各 3 ～ 5 分钟

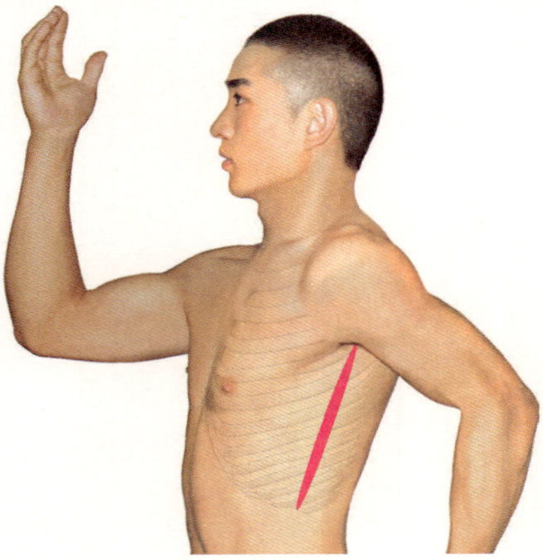

胸部反射区 4

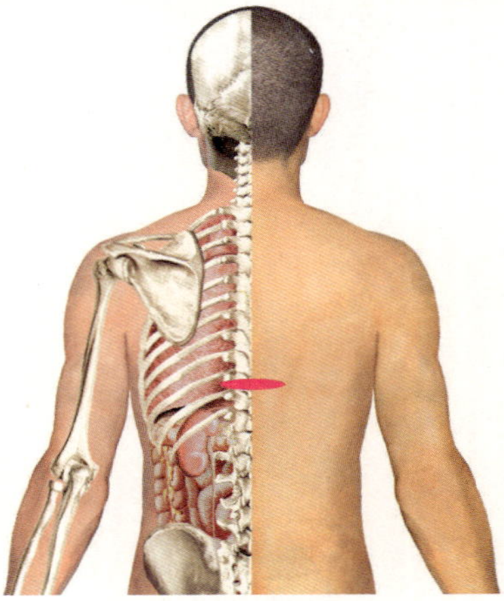

肝反射区

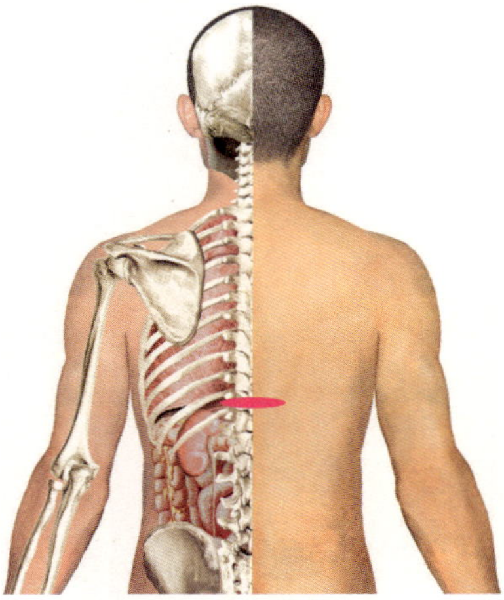

胆反射区 1

瘀血阻滞证可加用拇指按揉肝反射区

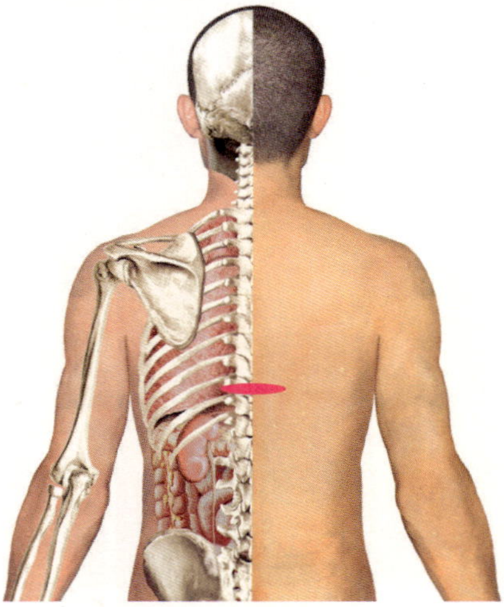

肝反射区

中虚脏寒证可加用掌轻擦脾反射区 1、肾反射区 2，以热为度

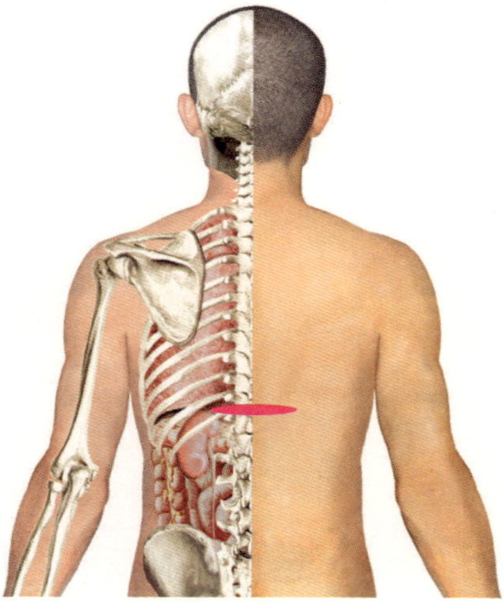

脾反射区 1

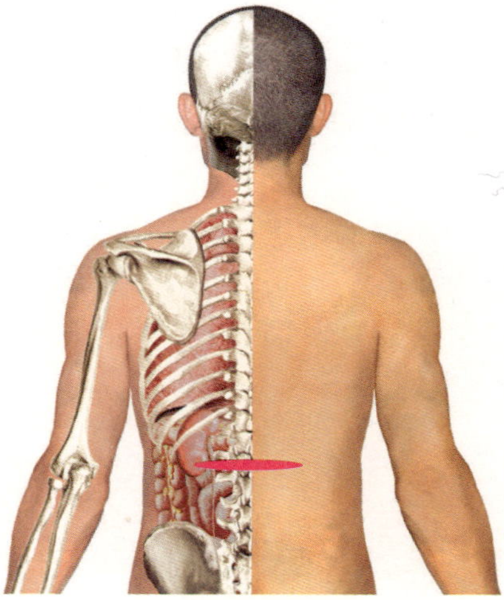

肾反射区 2

十八、胁痛

（一）概述

胁痛是以胁肋部疼痛为主要表现的一种肝胆病证。胁是指侧胸部，从腋以下至第 12 肋骨部位的统称，并包括两侧下胸肋及肋缘部，是肝、胆、胰等脏器所居之处。

胁痛主要与肝胆相关。若情志不舒，或抑郁暴怒气逆，都可导致肝脉不畅，肝气郁结，不通则痛，发为胁痛；肝郁气滞久则引起血行不畅而导致瘀血停留，或外伤瘀血不化，均可致瘀血阻滞脉络，发为胁痛；外感湿热之邪，或嗜食肥甘、醇酒、辛辣，蕴生湿热之邪，蕴结于肝胆，导致肝胆疏泄不利，气机阻滞，发为胁痛；素体肾虚或久病都可导致肝阴不足，络脉失养，不荣则痛，而成胁痛。因此，胁痛虽然主要责之于肝胆，但与脾、胃、肾等各脏腑都密切相关，不但可成虚实并见之证，也可出现气血同病之象。

胁痛的性质可表现为胀痛、窜痛、刺痛、隐痛等，病因也有外感和内伤之分，在临床中应仔细询问为辨证提供依据。若患者表现为胁肋胀痛、走窜不定、甚则连及胸肩背、若情志不舒则疼痛加重、伴有胸闷、善太息、嗳气则舒、饮食减少、脘腹胀满、舌苔薄白、脉弦者可辨证为肝气郁结证；若患者表现为胁肋刺痛、痛处固定而拒按、疼痛持续不已、入夜则加重、面色晦暗、舌质紫暗、脉沉弦可辨证为瘀血阻络证；若患者胁肋胀痛、触痛明显而拒按、痛及肩背、伴有胃脘胀闷、恶心呕吐、厌食油腻、口干口苦、腹胀尿少、或有黄疸、舌苔黄腻、脉弦滑者可辨证为湿热蕴结证；若患者表现为胁肋隐痛、绵绵不已、劳累后加重、口干咽燥、两目干涩、心中烦热、头晕目眩、舌红少苔、脉弦细数可辨证为肝阴不足证。

胁痛无论外感或内伤，一般预后良好，但若治疗不及时，转为积聚、臌胀者，治疗较为困难。由于胁痛与肝的疏泄功能失常密切有关，所以精神愉快、情绪稳定对胁痛的调摄有重要的作用，同时要注意饮食的调整，多食蔬菜、水果、瘦肉等清淡而富有营养的食物，忌酒和辛辣肥甘之品。

（二）反射区按摩手法

1. 俯卧位

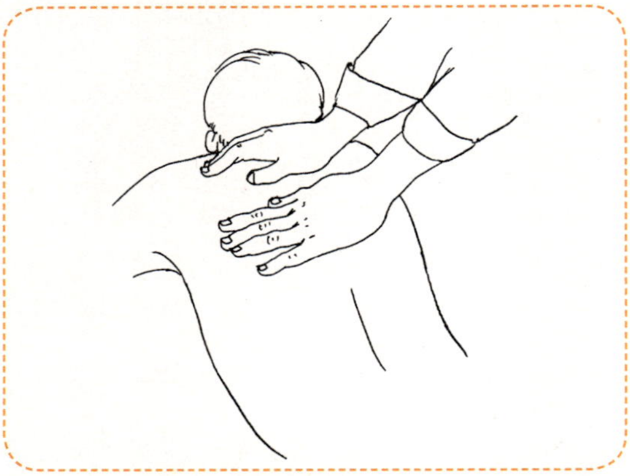

（1）以掌横擦肝反射区，以透热为度。

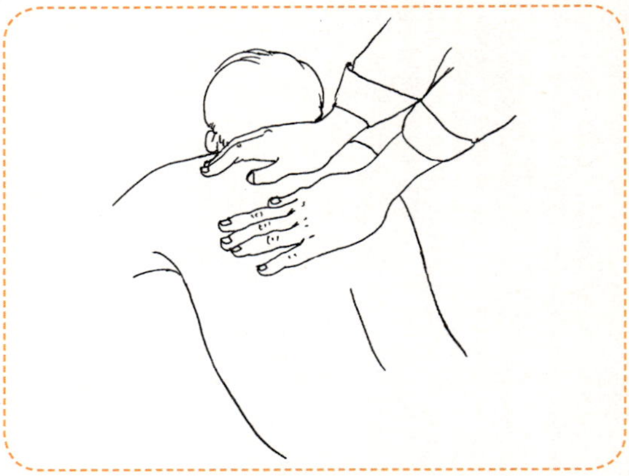

（2）以掌按肝反射区 1 ～ 3 分钟。

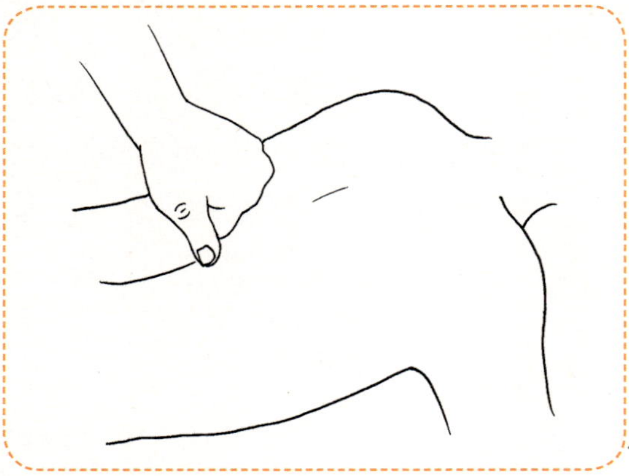

(3) 以拇指按揉胆反射区 1，反复 1 ～ 3 分钟。

2. 仰卧位

以拇指按揉胆反射区 2，反复 1 ～ 3 分钟。

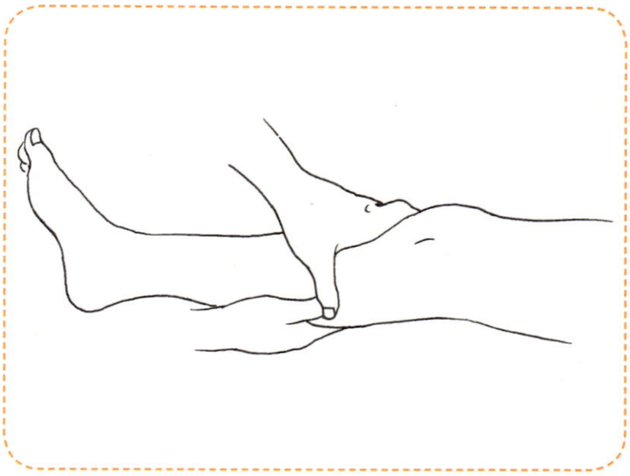

（三）辨证选取反射区

肝气郁结证可加用由上而下直推胸反射区 4 反复 8 ～ 10 次，直推或点揉胸部反射区 3 反复 8 ～ 10 次

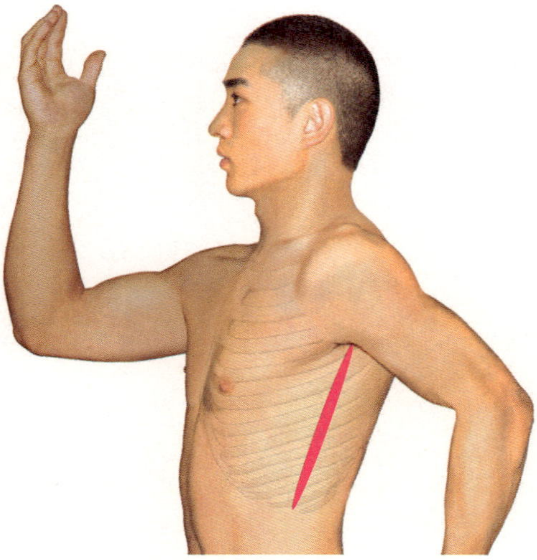

胸部反射区 4

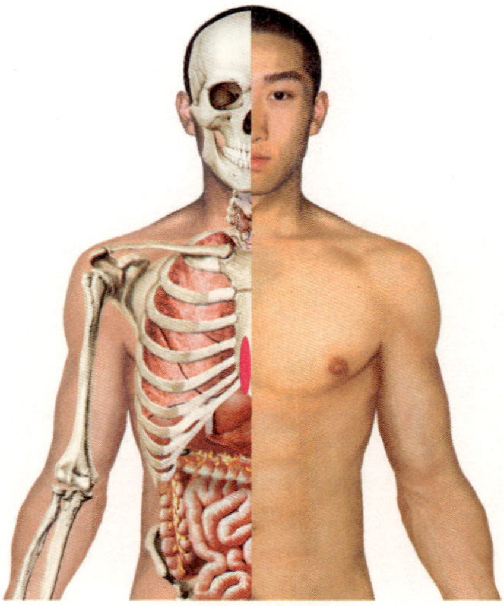

胸部反射区 3

瘀血阻络证加推摩两胁肋区 3 ~ 5 分钟，直推胸部反射区 2 反复 1 ~ 3 分钟

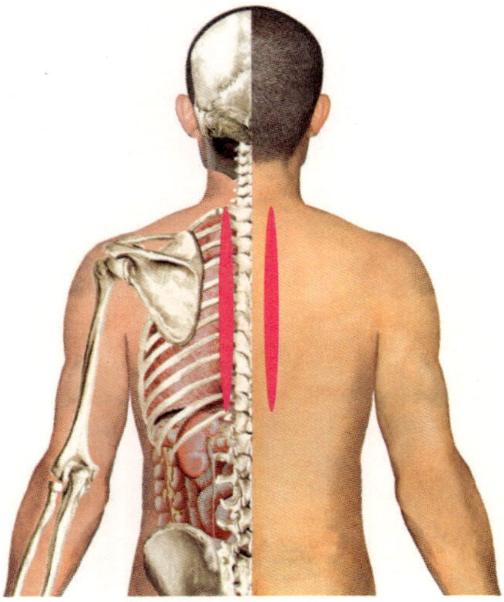

胸部反射区 2

湿热蕴结证加指揉脾反射区 1、胃反射区 1 各 3 ~ 5 分钟

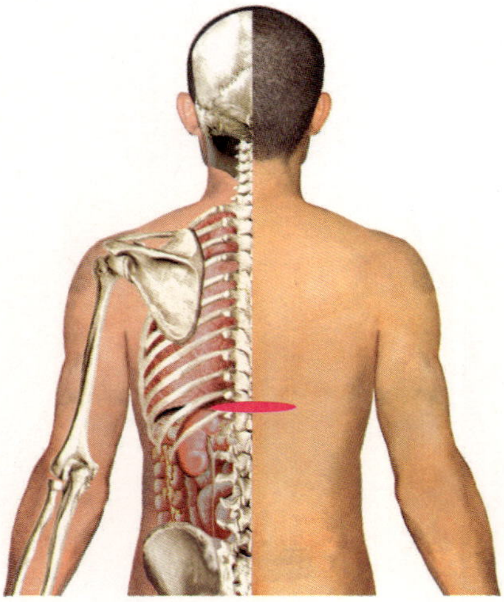

脾反射区 1

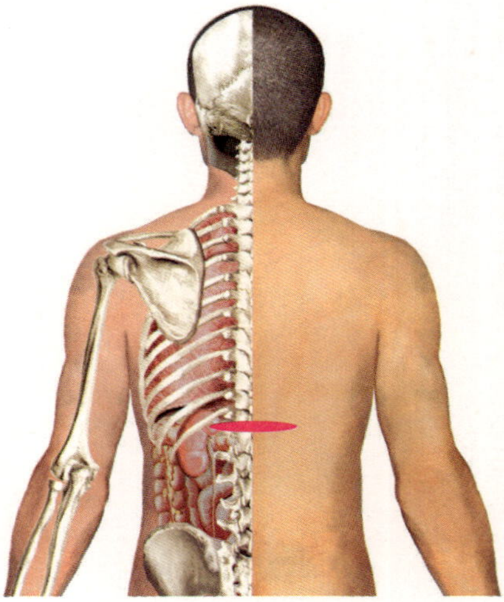

胃反射区 1

肝阴不足证加轻擦肾反射区 2 以热为度，点揉肾反射区 3 反复 3 ～ 5 分钟

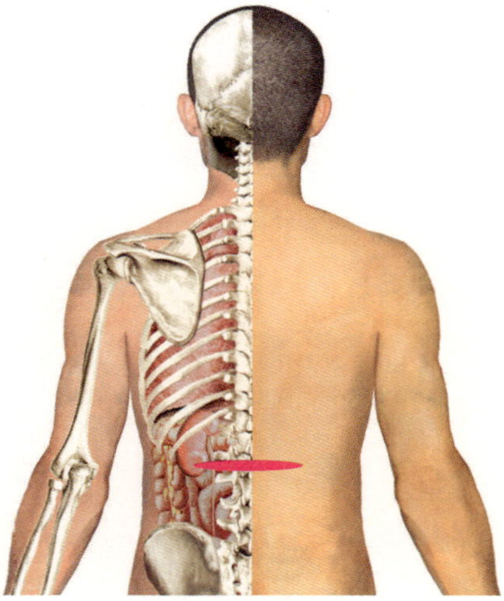

肾反射区 2

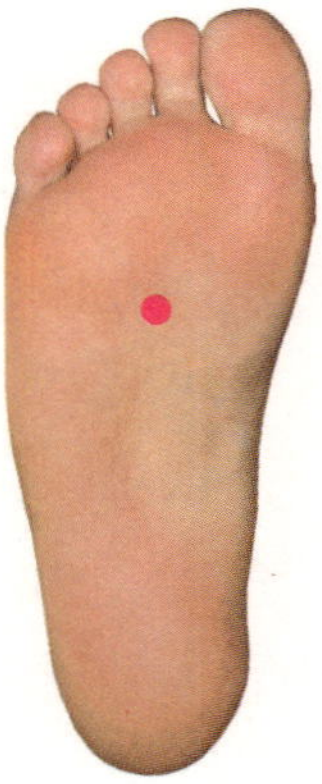

肾反射区 3

十九、便秘

（一）概述

便秘是指由于大肠传导功能失常导致的以大便排出困难，排便时间或排便间隔时间延长为临床特征的一种疾病，是临床中常见的一种病证，发病率很高，常表现为粪质变干，排出困难，大便次数减少，常三五日、七八日，甚至更长时间大便一次，并常伴腹胀腹痛、头晕头胀、嗳气食少、心烦失眠等症，由于粪质干硬、排便费力可导致肛裂、出血，日久还可引起痔疮，对患者的日常生活、工作造成了长期的困扰，反射区疗法对于便秘有良好的疗效。

便秘的病位在大肠，并与脾、胃、肺、肝、肾等脏器密切相关。引起便秘的病因很多，如素体阳盛或热病之后，或肺燥下移大肠，或过食醇酒厚味辛辣，或过服热药，都可致肠胃积热，耗伤津液，肠道干涩失润，粪质干燥，难于排出，形成所谓“热秘”；忧思伤脾或郁怒伤肝或久坐少动、气机不利，可导致腑气郁滞，传导失职，糟粕内停，形成“气秘”；多食生冷或外感寒邪直中肠胃均可导致阴寒凝滞胃肠，传导失常，糟粕不行，而成“冷秘”；饮食劳倦，素体阳虚或年老体弱，气虚阳衰或久病产后，或苦寒药物伤阳耗气，均可导致气虚阳衰，形成便秘；素体阴虚；津亏血少或病后产后、年高体弱者阴血虚少，导致肠道失润，大便干结，便下困难，形成便秘。这些病因、病机往往相互转化，造成虚实夹杂之象。

便秘可分为实秘和虚秘两大类，其中实秘中表现为大便干结、腹胀腹痛、面红身热、口干口臭、心烦不安、小便短赤、舌红苔黄燥、脉滑数者可辨证为肠胃积热证；表现为大便干或不太干结、有便意但无法便出、或便而不畅、肠鸣有声、经常矢气、腹中胀痛、胸胁满闷、嗳气频作、饮食减少、舌苔薄腻、脉弦者可辨证为气机郁滞证；表现为大便艰涩、腹痛拘挛、胀满拒按、手足不温、呃逆呕吐、舌苔白腻、脉弦紧者可辨证为阴寒积滞证。虚秘中表现为大便质地并不干硬、也有便意、但临厕排便困难、需努挣方出、便后汗出短气乏力、体质虚弱、面白神疲、肢倦懒言、舌淡苔白、脉弱者可辨证为气虚证；表现为大便干结、排出困难、面色无华、心悸气短、健忘、口唇色淡、脉细者可辨证为血虚证；表现为大便干结如羊屎状、形体消瘦、头晕耳鸣、心烦失眠、潮热盗汗、腰酸膝软、舌红少苔、脉细数者可辨证为阴虚证；表现为大便干或不干、排出困难、小便清长、面色㿠白、四肢不温、腹中冷痛、得热痛减、腰膝冷痛、舌淡苔白、脉沉迟者可辨证为阳虚证。

便秘通常有一个长期慢性进程，除排便困难本身的不适外，便秘还常可引起其他的不适症状，因此出现该病应进行积极治疗，并结合饮食、情志、运动等调护。实证便秘的治疗起效快，效果较好，虚证便秘则起效较慢，宜长期调理。患者平时首先要养成定时排便的习惯，在日常生活中注意饮食调节，适当食用富含纤维素的粗粮、蔬菜、水果，避免辛辣燥热的食物，加强锻炼，特别要加强腹肌锻炼，避免久坐少动，还要保持良好的心情，避免忧思恼怒等不当的情绪反应。

（二）反射区按摩手法

1. 仰卧位

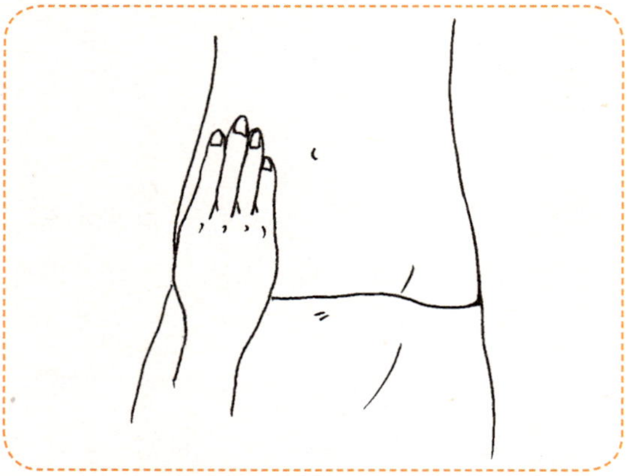

（1）以五指啄升结肠反射区 8 ~ 10 次。

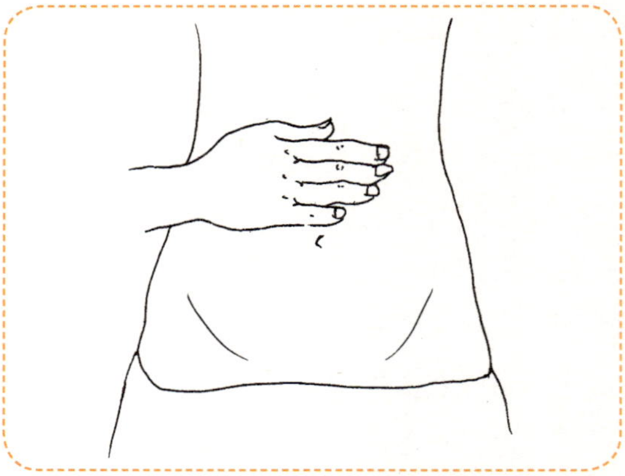

（2）以掌自右向左推横结肠反射区 8 ~ 10 次。

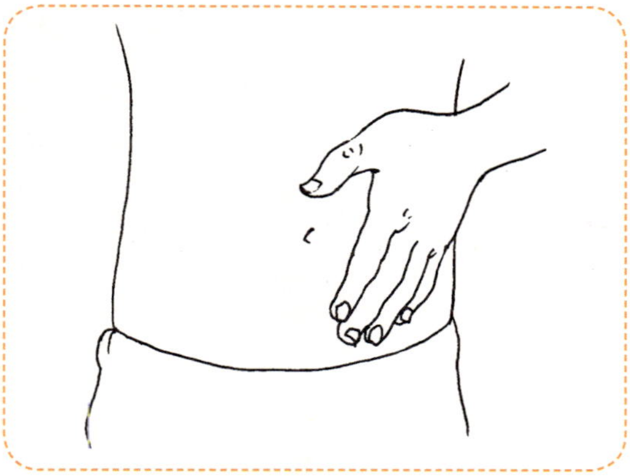

（3）以五指啄降结肠反射区硬块部，再以掌推 8 ～ 10 次。

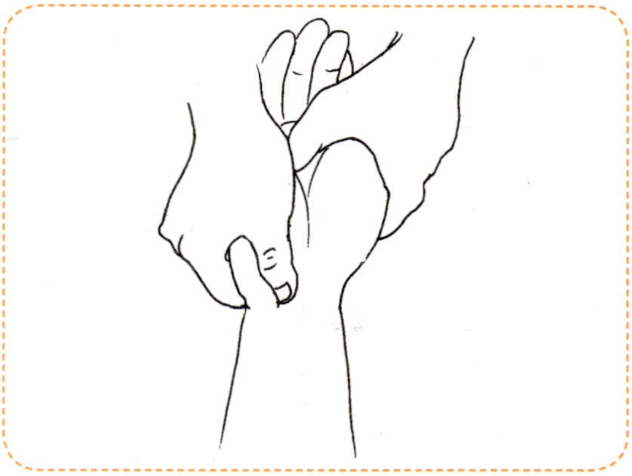

（4）以拇指揉肛门反射区 8 ～ 10 次。

2. 俯卧位

叠掌震颤或拳叩腰丛神经反射区 8 ～ 10 次。

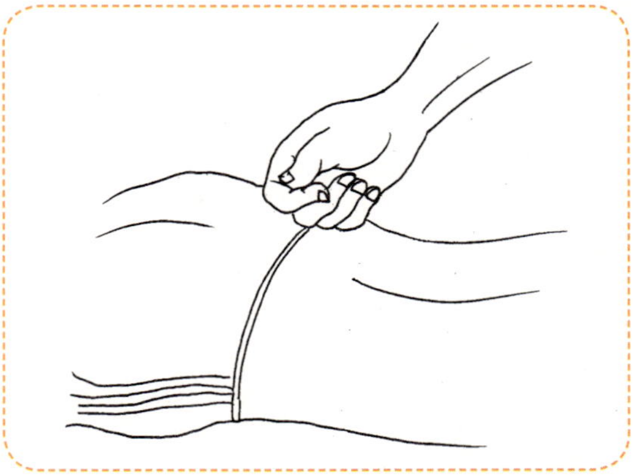

（三）辨证选取反射区

肠胃积热证可加由上向下推胃反射区 3 反复 8 ～ 10 次，拇指揉胃反射区 1 反复 3 ～ 5 分钟

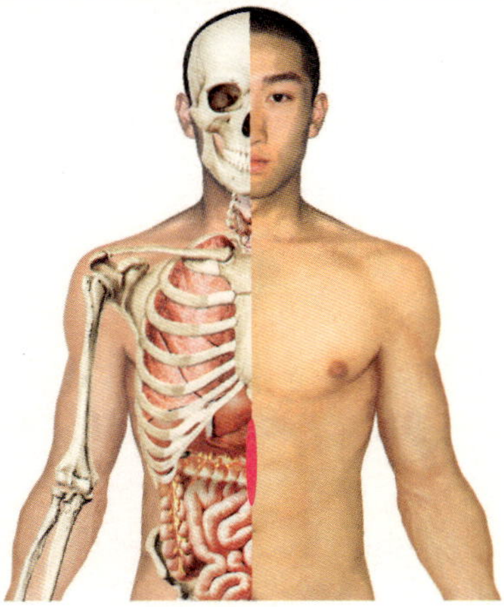

胃反射区 3

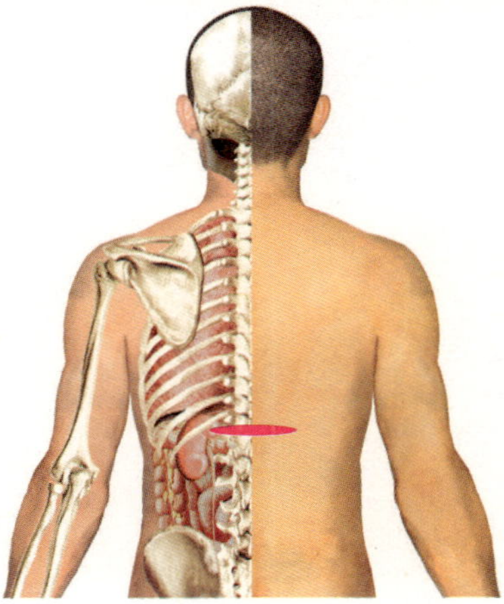

胃反射区 1

气机郁滞证可加用指揉肺反射区 1、肝反射区各 3 ～ 5 分钟，由上而下推胸部反射区 2 反复 8 ～ 10 次 、

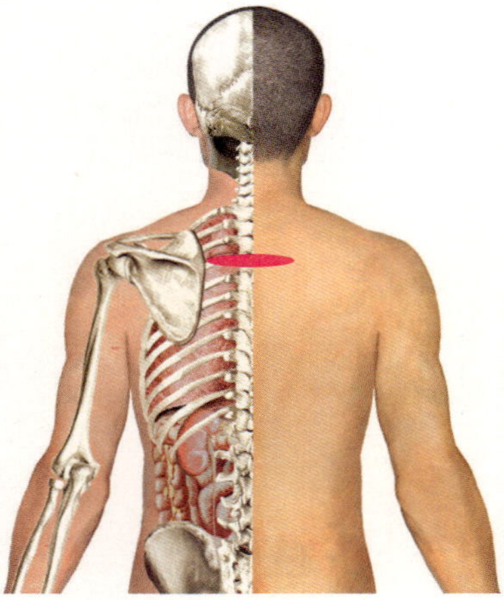

肺反射区 1

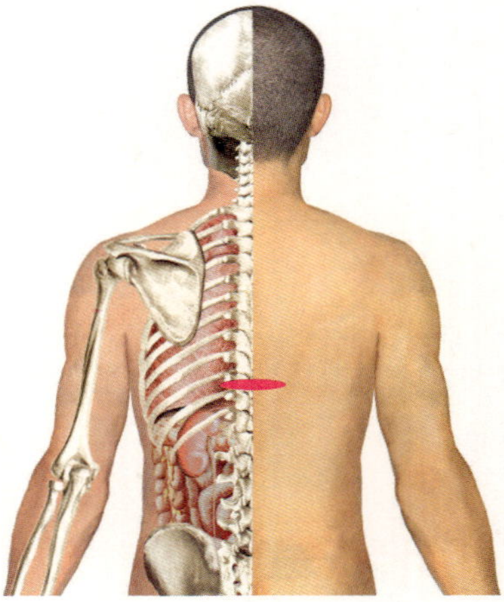

肝反射区

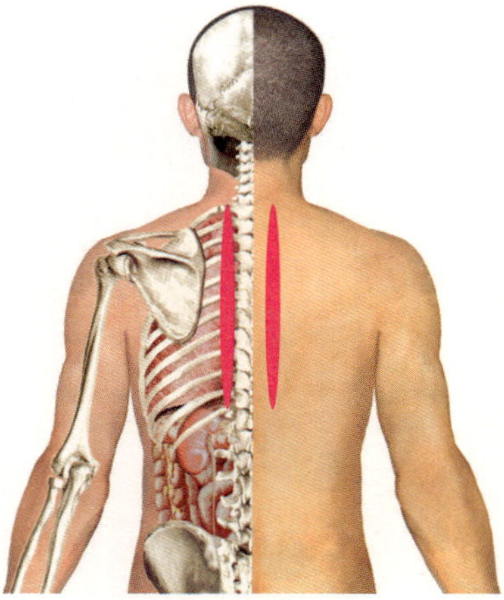

胸部反射区 2

阴寒积滞证可加用轻擦胃反射区 1、肾反射区 2，以热为度

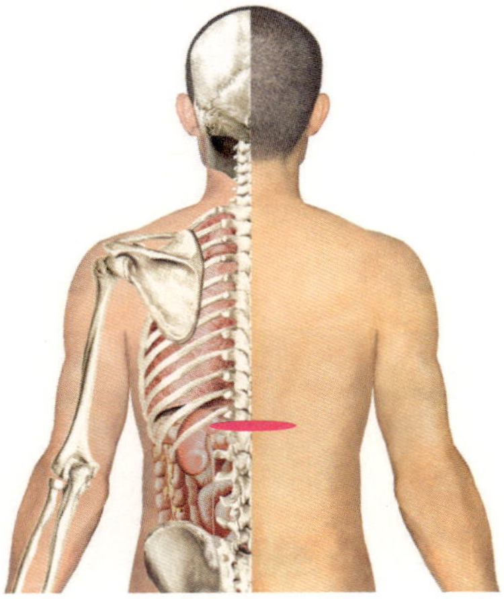

胃反射区 1

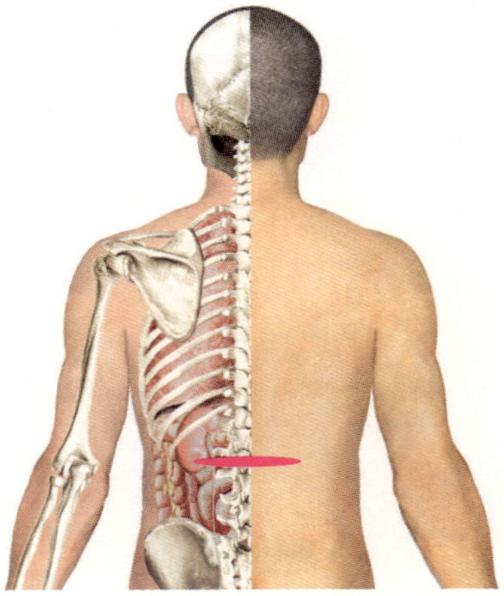

肾反射区 2

气虚证可加用轻擦肺反射区 1、脾反射区 1，以热为度

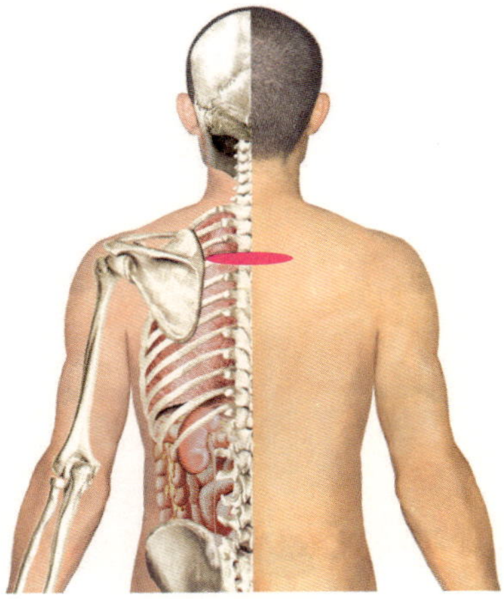

肺反射区 1

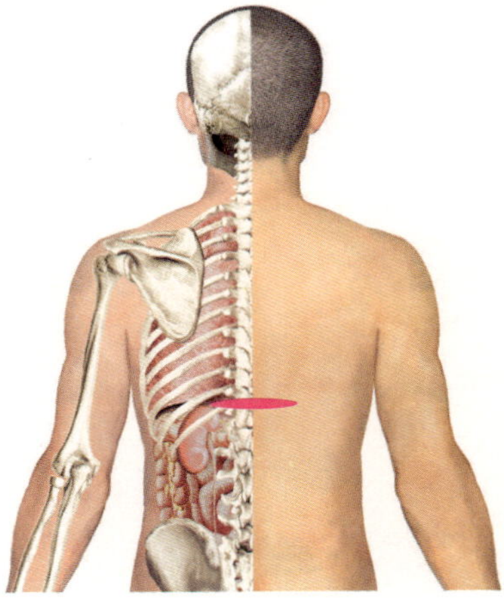

脾反射区 1

血虚证可加用指揉脾反射区 1、胃反射区 1 各 3 ～ 5 分钟

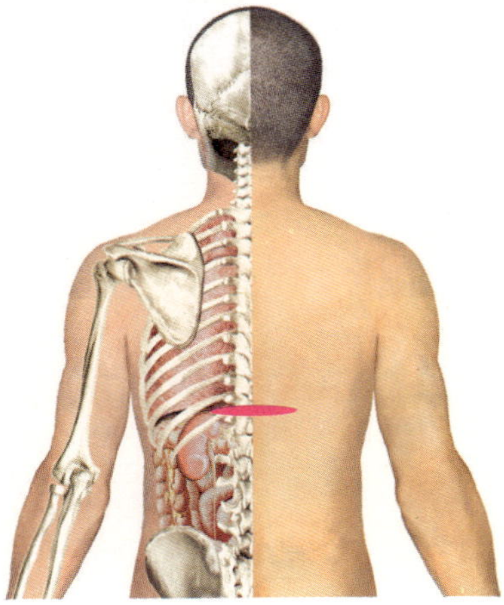

脾反射区 1

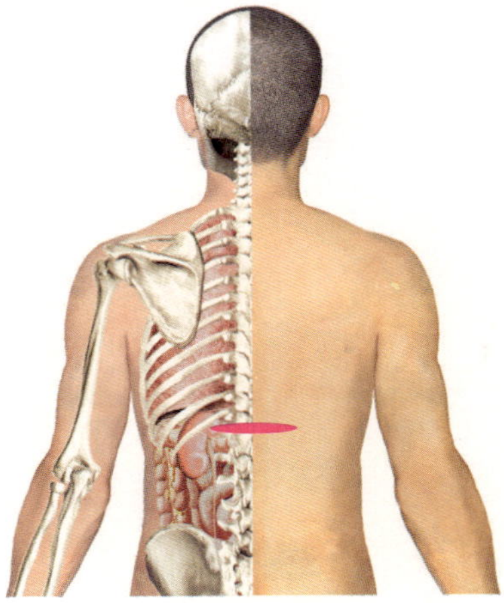

胃反射区 1

阴虚证可加用指揉肝反射区、胃反射区 1、肾反射区 2 各 3 ～ 5 分钟

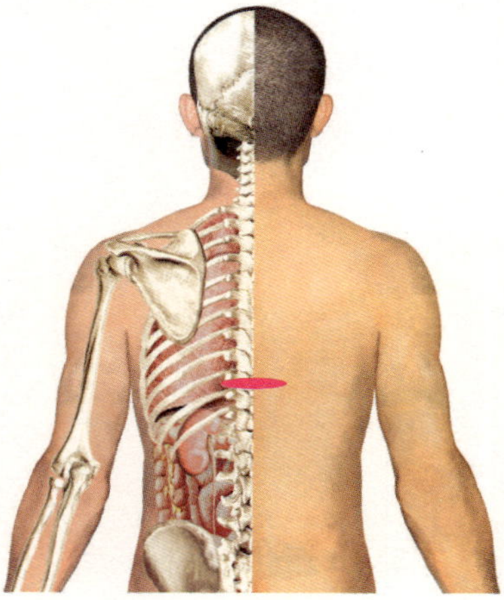

肝反射区

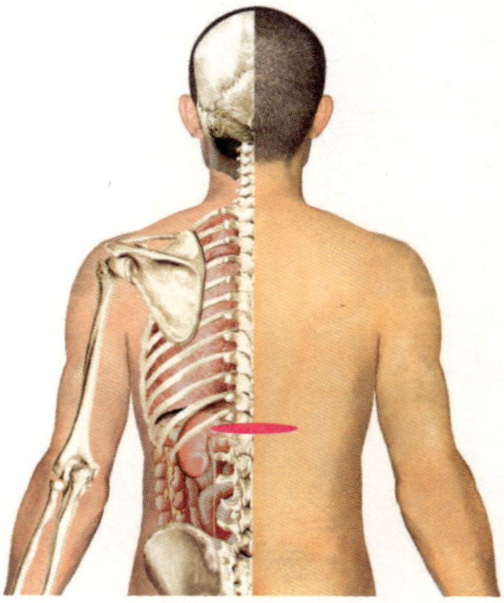

胃反射区 1

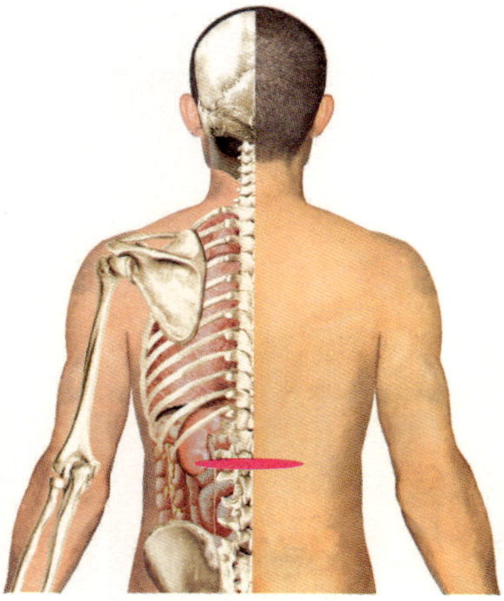

肾反射区 2

阳虚证可加用轻擦肾反射区 2、腰部反射区 1 及腰丛神经反射区，以热为度

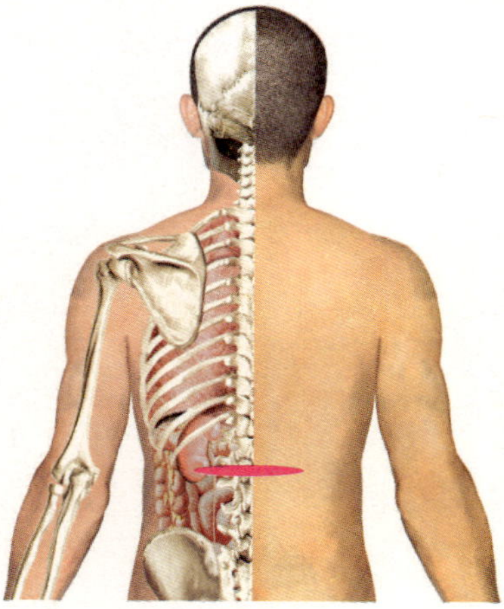

肾反射区 2

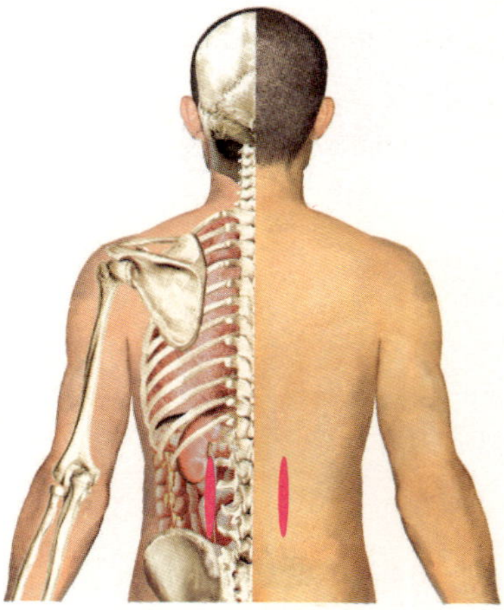

腰部反射区 1

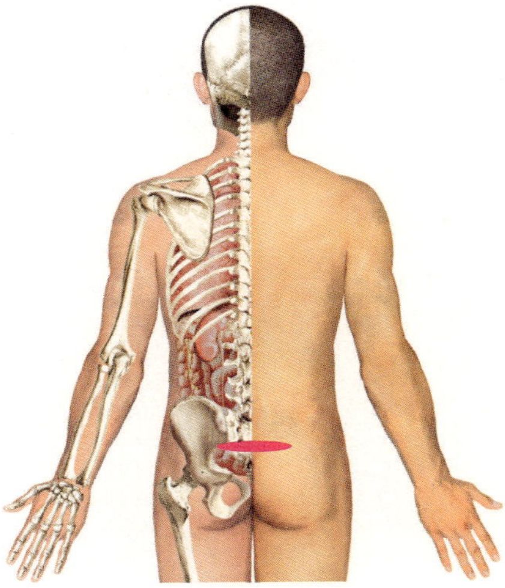

腰丛神经反射区

二十、慢性阑尾炎

（一）概述

慢性阑尾炎是指阑尾急性炎症消退后而遗留的阑尾慢性炎症病变，诸如管壁纤维结缔组织增生、管腔狭窄或闭塞、阑尾扭曲及与周围组织粘连而表现出来的病证。

慢性阑尾炎的主要表现有位于右下腹部的位置比较固定的间断性隐痛或胀痛，时重时轻，往往在饱餐、运动和长期站立后被诱发，患者常自觉有消化不良、食欲下降等症状，病程较长也可出现消瘦、体重下降，但一般没有恶心、呕吐、腹胀的表现，部分老年患者可伴有便秘。右下腹部可有范围较小、位置恒定的压痛，没有肌紧张和反跳痛，一般无腹部包块。慢性阑尾炎可能起病隐蔽，症状发展缓慢，病程持续数月到数年，起病前无急性阑尾炎的发作史，病程中也无反复急性发作的现象；也可能是起病于首次急性阑尾炎发病后，经非手术治疗而愈或自行缓解，其后遗留有临床症状，久治不愈，病程中可再次或多次急性发作。

（二）反射区按摩手法

仰卧位

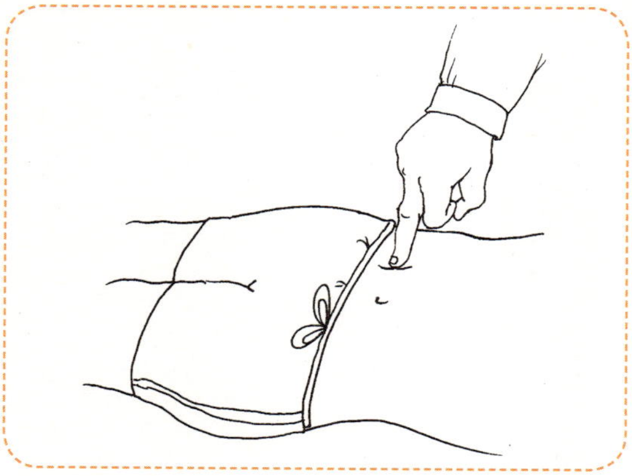

以中指点按阑尾反射区，持续 8 ～ 10 分钟。

二十一、中风

（一）概述

中风是以突然昏仆、半身不遂、口舌歪斜、言语謇涩或不语、偏身麻木为主要临床表现的一种疾病，多发病于中老年人，四季都可发病，但以冬、春两季最为多见。中风在临床上严重危害着人类健康，其死亡率、致残率均较高，为发达国家人口前三位死因之一。本节所论述的中风是指中风后遗症期的各种症状。

引起中风的原因很复杂，主要由于正气亏虚，饮食、情志、劳倦内伤等引起气血逆乱，产生风、火、痰、瘀，导致脑脉痹阻或血溢脑脉之外而出现各种症状，病位在脑，与心、肾、肝、脾等脏器密切相关。急性期可出现神昏、谵妄、躁扰不宁、半身不遂、言语不流利或不语、口舌歪斜、偏身麻木、头痛、眩晕、呕吐、二便失禁或不通、烦躁、抽搐、痰多、呃逆，如病情严重或抢救不利都可造成生命危险。后遗症期多遗有半身不遂、患肢强痉挛缩，特别以手指关节僵硬、屈伸不利最为严重，并有口舌歪斜、口角流涎、言语迟缓不利等症状，如不进行及时正确的治疗，症状可能持续患者终身，严重影响其生活质量。

根据中风后遗症的表现，可以分为以下几种证型，初期多为实邪阻滞，日久则正气虚衰，虚实夹杂。如表现为半身不遂、口舌歪斜、舌强言謇或不语、偏身麻木、头晕目眩、舌质暗淡、舌苔薄白或白腻、脉弦滑者可辨证为风痰瘀血、痹阻脉络证；表现为半身不遂、偏身麻木、舌强言謇或不语、或口舌歪斜、眩晕头痛、面红目赤、口苦咽干、心烦易怒、尿赤便干、舌质红或红绛、脉弦有力者可辨证为肝阳暴亢、风火上扰证；表现为半身不遂、口舌歪斜、言语謇涩或不语、偏身麻木、腹胀便干便秘、头晕目眩、咳痰或痰多、舌质暗、苔黄或黄腻、脉弦滑或偏瘫侧脉弦滑而大可辨证为痰热腑实、风痰上扰证；表现为半身不遂、口舌歪斜、口角流涎、言语謇涩或不语、偏身麻木、面色㿠白、气短乏力、心悸、自汗、便溏、手足肿胀、舌质暗淡、舌苔白腻、脉沉细缓者可辨证为气虚血瘀证；表现为半身不遂、口舌歪斜、舌强言謇或不语、偏身麻木、烦躁失眠、眩晕耳鸣、手足心热、舌质暗红、少苔或无苔、脉细弦者可辨证为肝阳上亢证。

中风后遗症的病残率很高，其转归、预后与患者本身体质的强弱、正气的盛衰、邪气的浅深及治疗是否正确及时、调养是否得当等关系密切，往往恢复较慢且难于完全恢复。因此中风病应首重预防，好发年龄段的中老年人要特别注意生活规律、劳逸适度、适当进行体育锻炼、避免过食肥甘厚味、烟酒及辛辣刺激食品、节制性生活并保持心情舒畅和情绪稳定，避免情志刺激。患者经过抢救脱离危险期，病情稳定后，应及时进行各种治疗和功能锻炼，并配合患者的自我锻炼，促进患肢功能的恢复，改善患者的生活质量，同时也要注意避免“复中”的发生。

（二）反射区按摩手法

1. 仰卧位

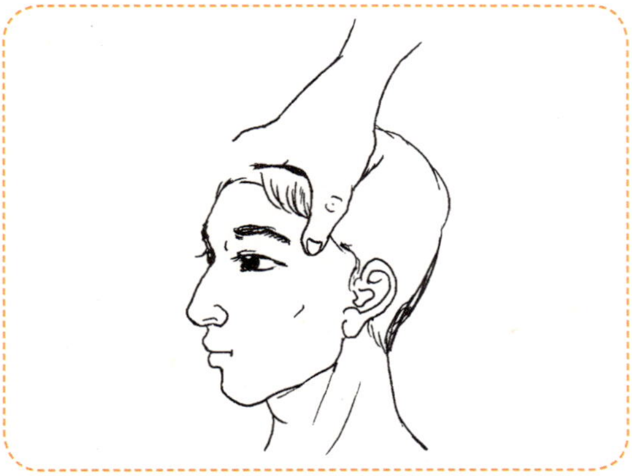

（1）以拇指揉头部反射区 1，反复 3 ~ 5 分钟。

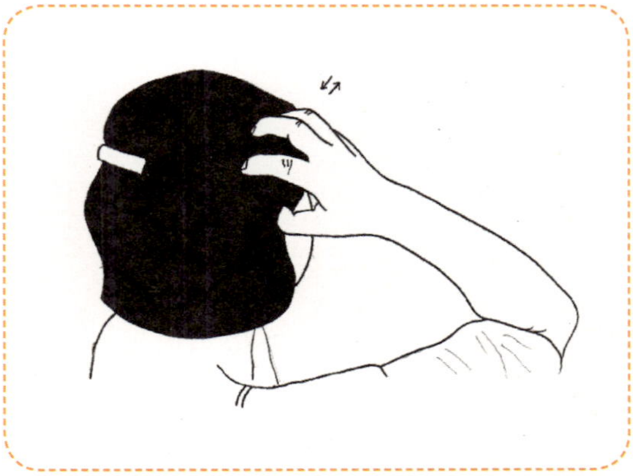

（2）以五指梳头部两侧反复 8 ~ 10 次。

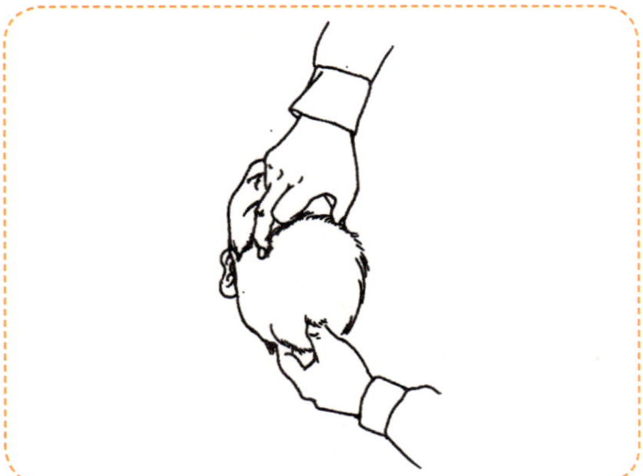

（3）以拇指揉头部两侧头部反射区 2，反复 3 ~ 5 分钟。

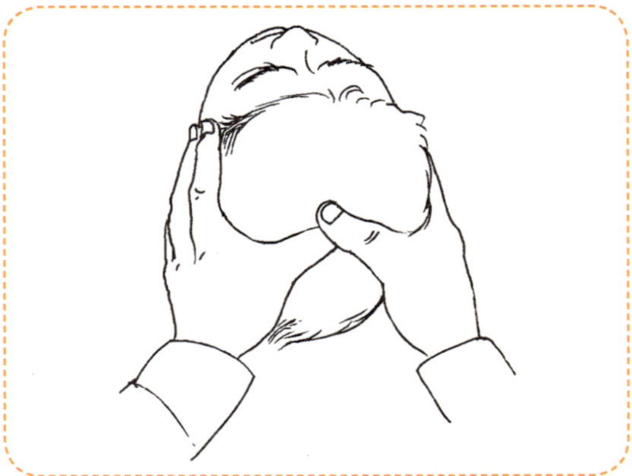

（4）以拇指揉头部两侧头部反射区 3，反复 3 ~ 5 分钟。

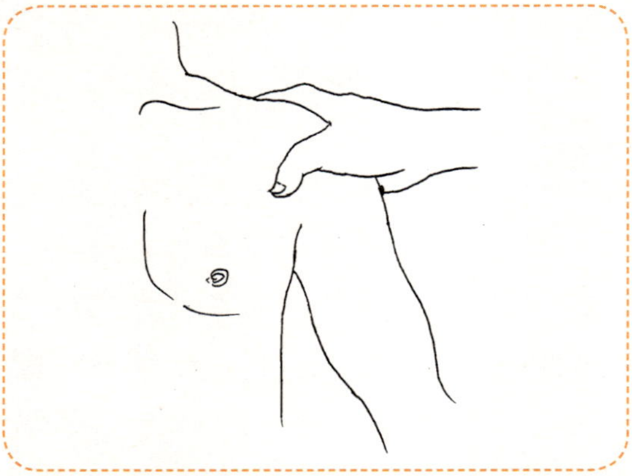

（5）以拇指拨肩部反射区 3，反复 8 ~ 10 分钟。

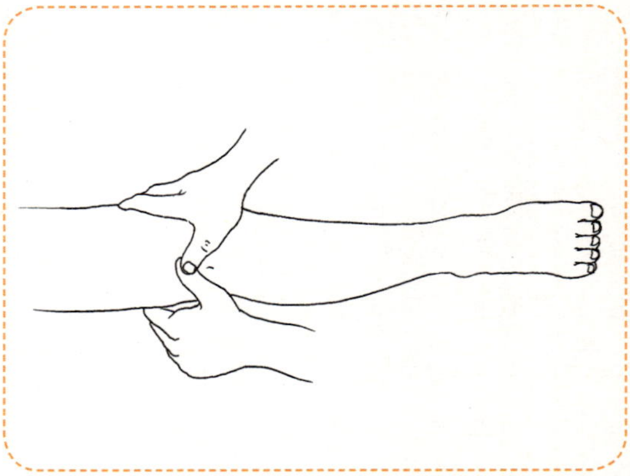

（6）以掌拍膝部反射区 2，反复 3 ~ 5 分钟。

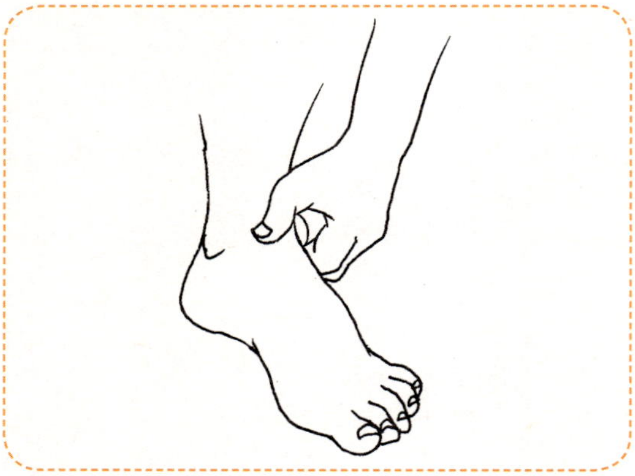

（7）以拇指揉踝反射区 2，反复 3 ~ 5 分钟。

2. 俯卧位

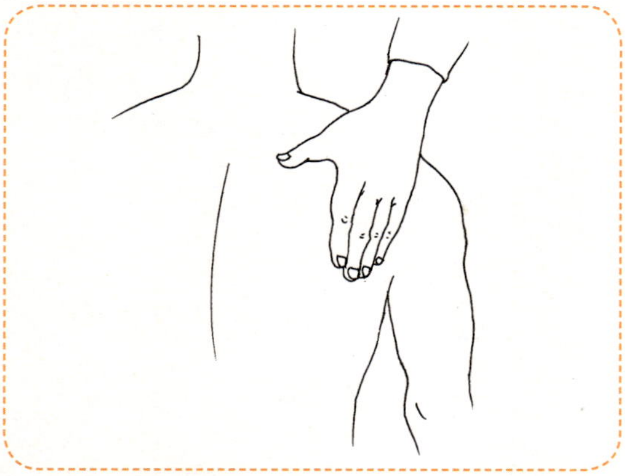

（1）以拇指揉肩部反射区 1，反复 3 ~ 5 分钟。

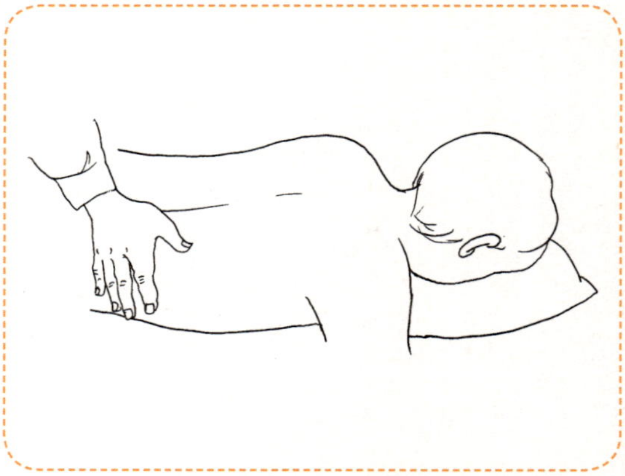

（2）轻擦腰部反射区 1，以热为度。

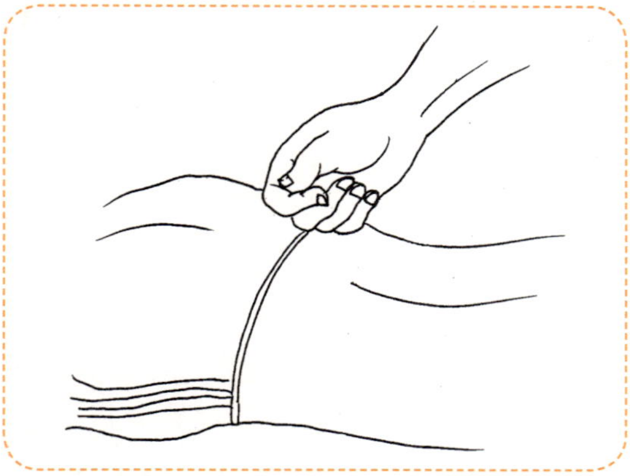

(3) 轻叩腰丛神经反射区，反复 1 ~ 3 分钟。

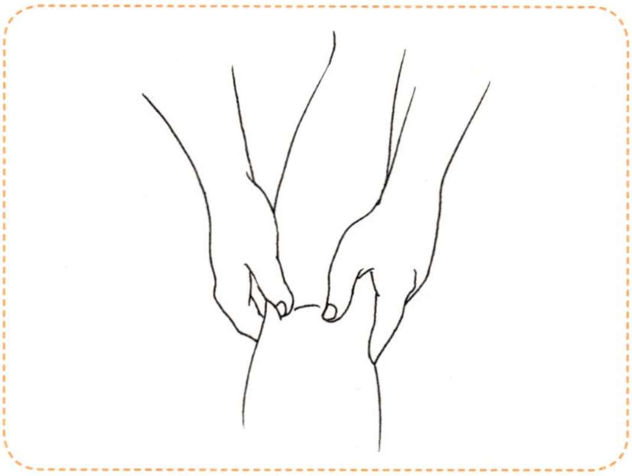

(4) 以拇指揉及轻擦膝部反射区 1，反复 3 ~ 5 分钟。

(5) 以拇指揉踝反射区 1，反复 3 ~ 5 分钟。

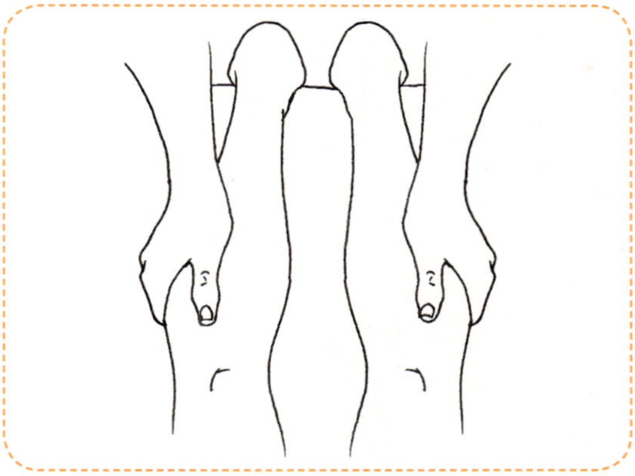

(三) 辨证选取反射区

风痰瘀血、痹阻脉络证可加用直推及指揉胸反射区 3、胃反射区 1 各 3 ~ 5 分钟，由上而下直推胸部反射区 4 反复 8 ~ 10 次

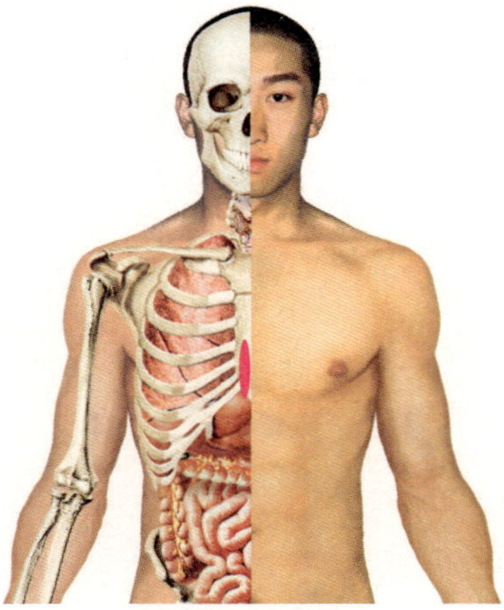

胸反射区 3

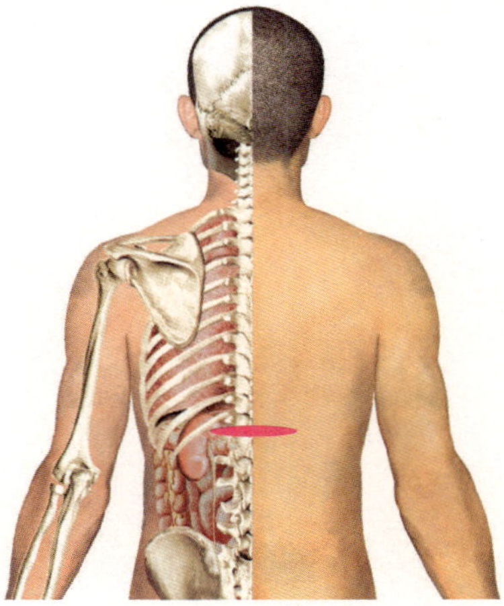

胃反射区 1

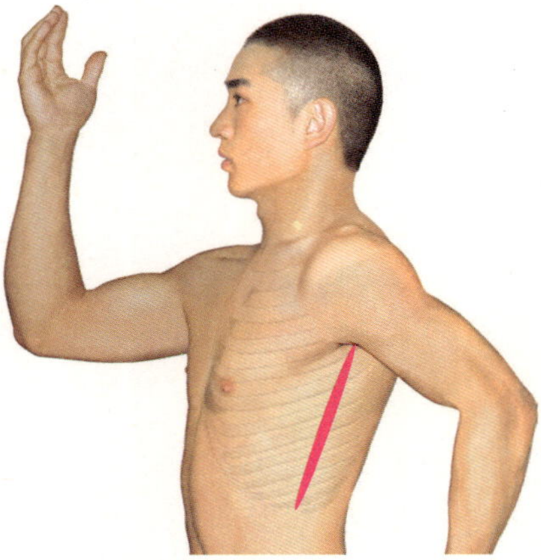

胸反射区 4

肝阳暴亢、风火上扰证可加用指揉肝反射区、胆反射区 1 各 3 ～ 5 分钟

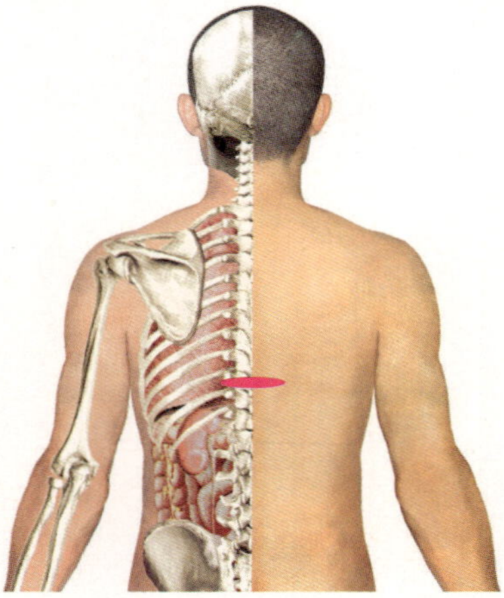

肝反射区

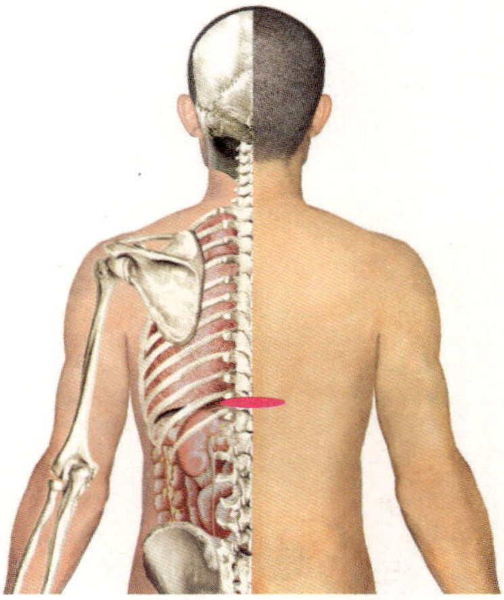

胆反射区 1

痰热腑实、风痰上扰证可加用指揉脾反射区 1、胃反射区 1 各 3 ～ 5 分钟

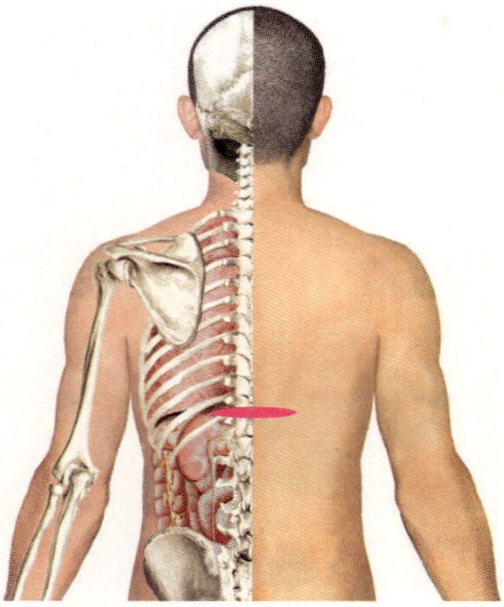

脾反射区 1

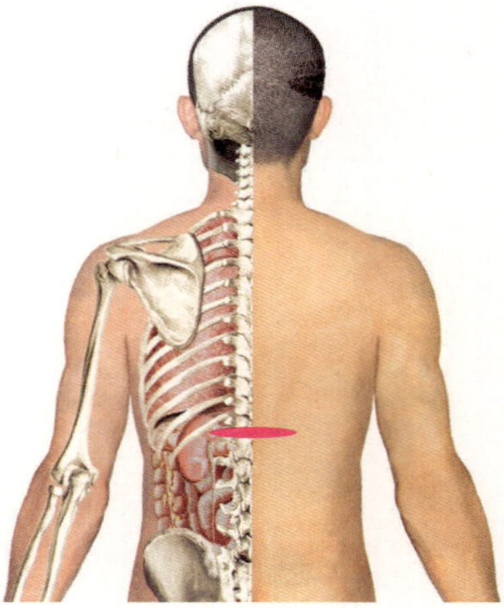

胃反射区 1

气虚血瘀证可加用脾反射区 1、胃反射区 1、胃反射区 2 各 3～5 分钟

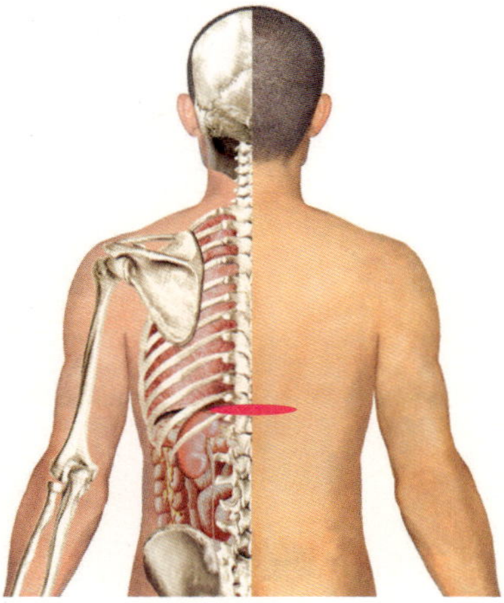

脾反射区 1

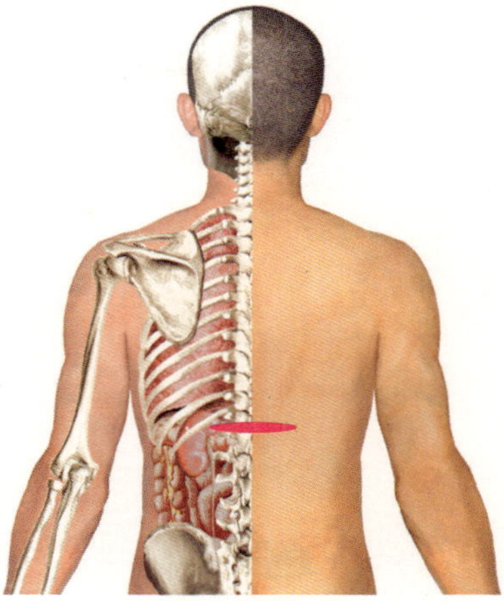

胃反射区 1

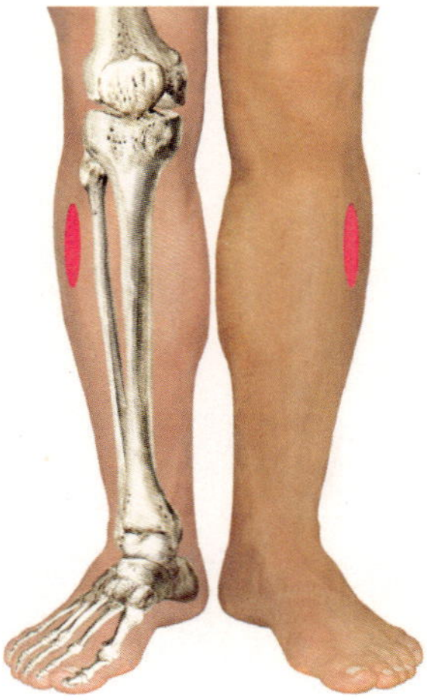

胃反射区 2

肝阳上亢证可加用指揉肝反射区、肾反射区 2、肾反射区 3 各 3～5 分钟

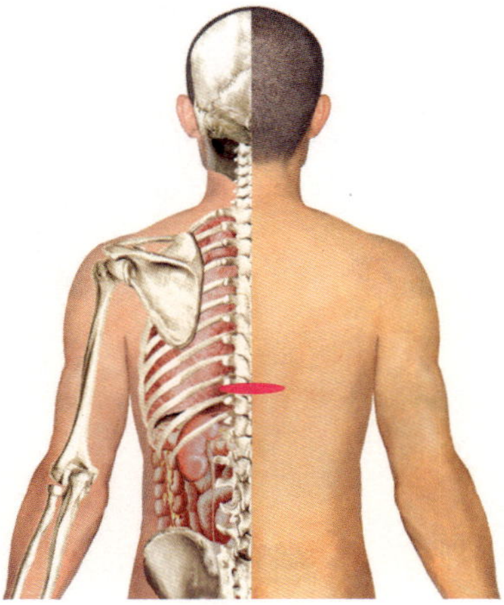

肝反射区

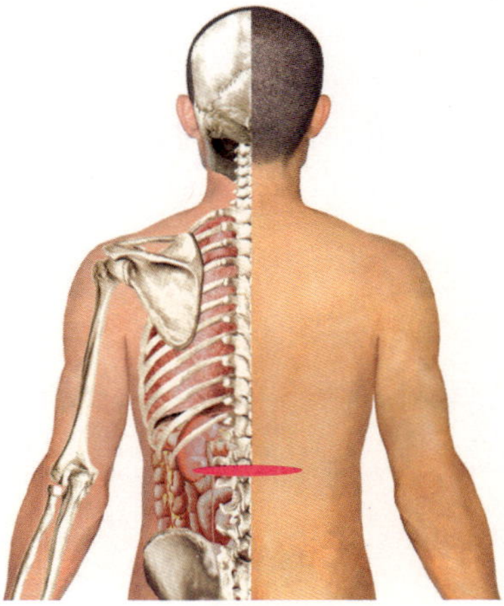

肾反射区 2

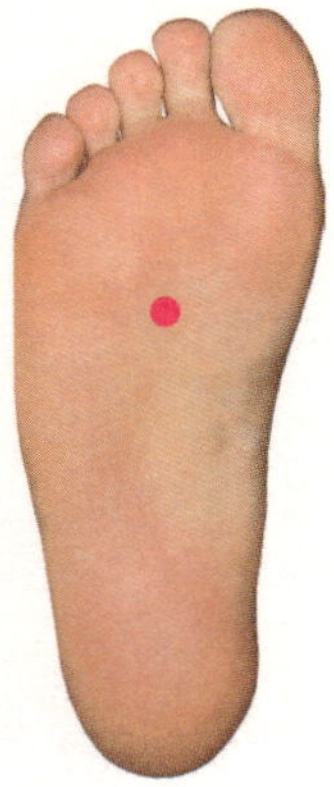

肾反射区 3

二十二、小便不利

（一）概述

小便不利是指以小便频急，滴沥不尽，尿道涩痛，小腹拘急，痛引腰腹为主要临床表现的一类病证，属于中医学“淋证”的范畴。

小便不利常因多食辛热肥甘之品，或嗜酒过度酿成湿热，下注膀胱，或下阴不洁，湿热秽浊毒邪侵入，导致膀胱湿热，气化不利，导致小便不利；或恼怒伤肝，肝失疏泄，致肝气郁结，膀胱气化不利，导致小便不利；或久病不愈，湿热耗伤正气，或劳累过度，房事不节，或年老、久病、体弱，导致脾肾亏虚，无力固摄而导致小便不利。病位在肾与膀胱，与肝、脾关系密切。初病多实，久病多虚，实证多责之于膀胱和肝，虚证多责之肾和脾。

小便不利的起病可急可缓，病程也可长可短，在临床辨证时要详细询问，并注意观察尿的质地及是否伴有血、砂石、膏脂。若表现为小便频急短涩、尿道灼热刺痛、尿色黄赤、少腹胀痛、或有寒热、口苦、恶心呕吐、或腰痛拒按、或大便秘结、苔黄腻、脉滑数可辨证为膀胱湿热证；若表现为小便涩痛、淋沥不畅、小腹胀满疼痛、苔薄白、脉沉弦者可辨证为肝郁气滞证；表现为时作时止，遇劳即发，尿时涩滞、小腹坠胀、尿有余沥、面白不华、舌质淡、脉虚细无力者可辨证为中气不足证；表现为病久不已、反复发作、小便中常见膏脂、尿后则涩痛感减轻、形体日渐消瘦、头昏无力、腰酸膝软、舌淡、苔腻、脉细弱无力者可辨证为肾精不足证。

小便不利的患者平时应注意增强体质，预防情志内伤，消除各种外邪入侵和湿热内生的有关病因，如憋尿、过食肥甘辛辣、纵欲过劳、外阴不洁等，注意日常卫生，多喝水，饮食宜清淡，禁房事，并适当休息。

（二）反射区按摩手法

仰卧位

以中指揉膀胱反射区 3 ～ 5 次，再按压膀胱反射区 3 ～ 5 分钟。

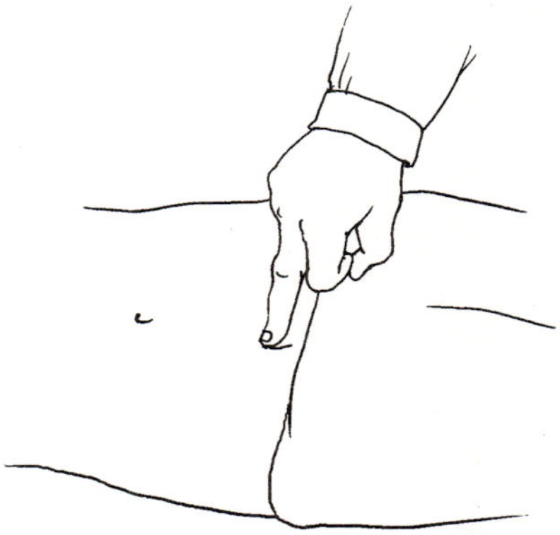

（三）辨证选取反射区

膀胱湿热证可加用拇指揉肾反射区 2 反复 3 ～ 5 分钟

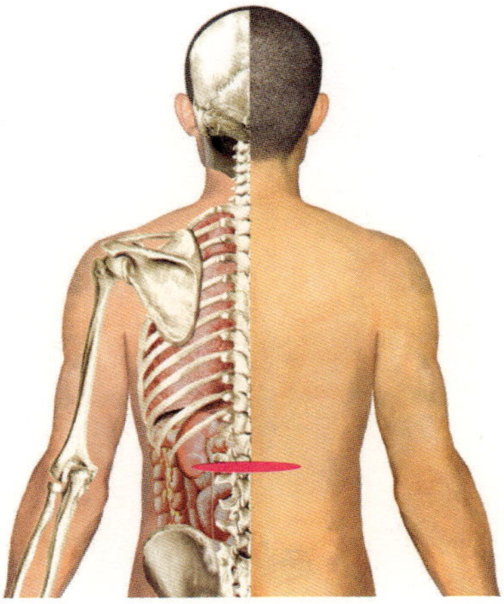

肾反射区 2

肝郁气滞证可加用掌推胸部反射区 3、胸部反射区 4 各 8 ～ 10 次，拇指揉肝反射区 3 ～ 5 分钟

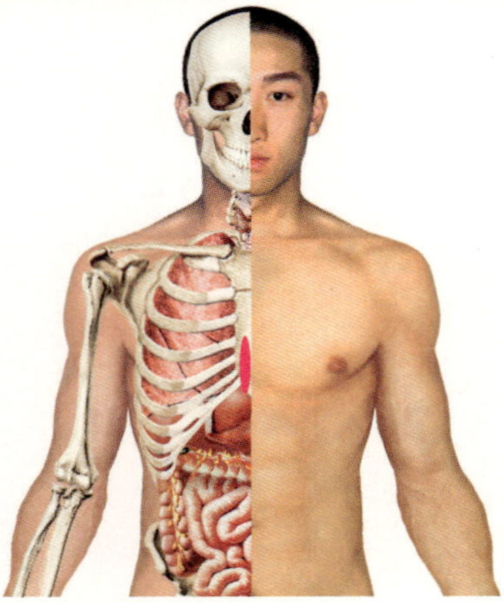

胸部反射区 3

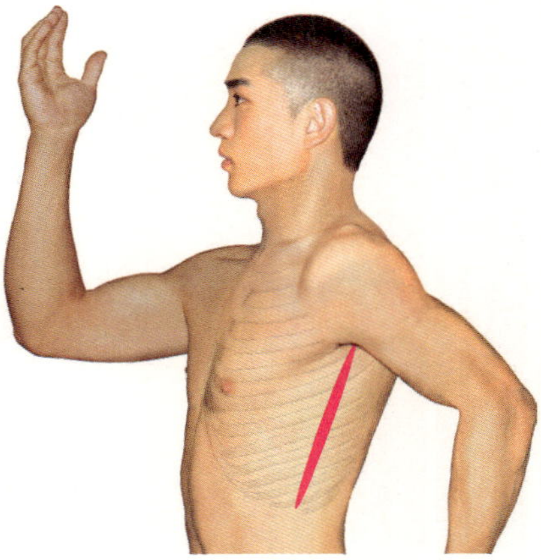

胸部反射区 4

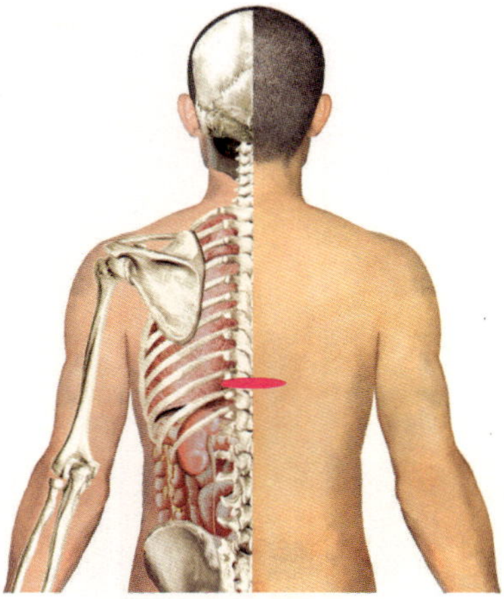

肝反射区

中气不足证可加用轻擦脾反射区 1、胃反射区 1，以热为度

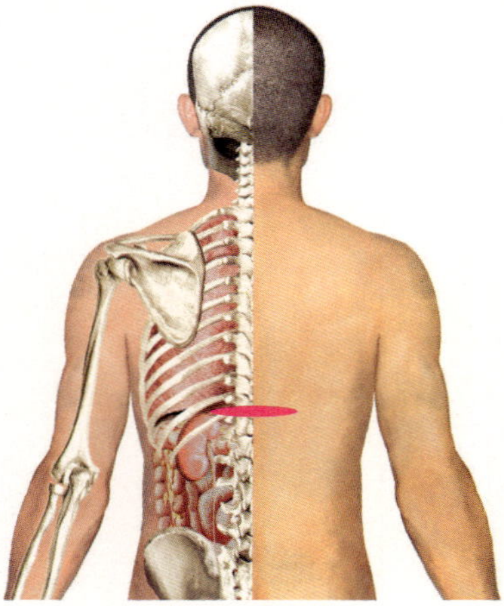

脾反射区 1

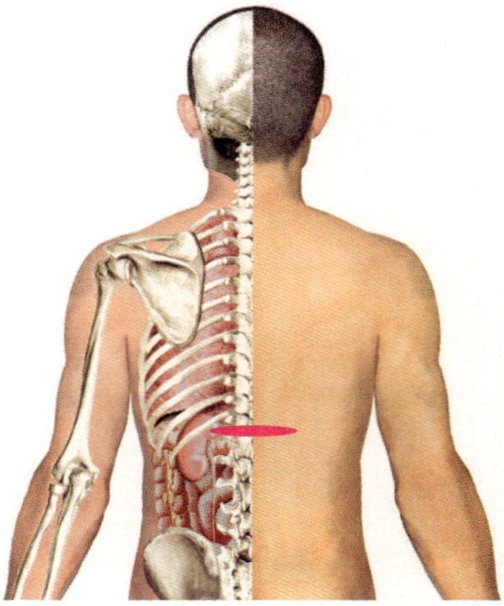

胃反射区 1

肾精不足证可加用拇指反复揉、擦脾反射区 1、肾反射区 2 各 3 ～ 5 分钟

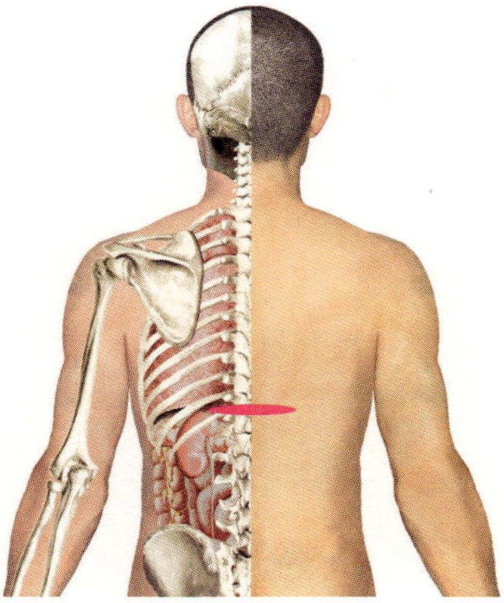
脾反射区 1

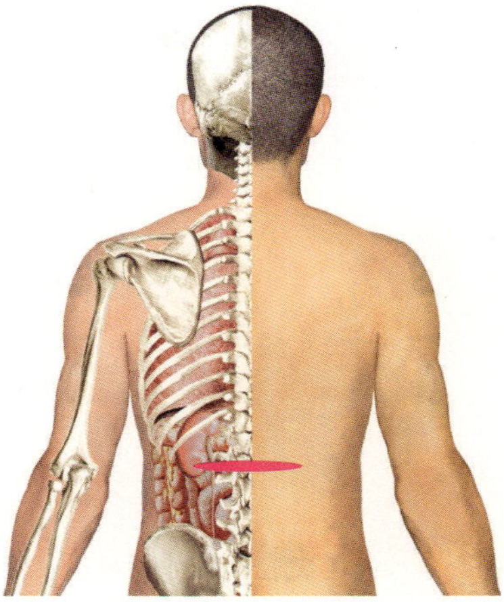
肾反射区 2

二十三、盗汗

（一）概述

盗汗是指夜间睡后汗自出，醒后自止的一种病证，可单独作为一种疾病出现，也可伴见于其他疾病中，本文所论述的盗汗是指前者，常伴有阴虚内热的症状，无其他疾病的症状及体征。

引起盗汗的原因有很多，由于思虑太过损伤心脾，或血证之后血虚失养，均可导致心血不足，血不养心，汗液外泄，引起盗汗；烦劳过度，亡血失精，或邪热耗阴，以致阴精亏虚，虚火内生，阴津被扰，不能自藏而外泄，导致盗汗。因此，盗汗多属阴虚内热，日久则可以伤阳，出现气阴两虚或阴阳两虚之证。

如果患者表现为盗汗、心悸失眠、神疲气短、面色不华、舌淡、脉细可辨证为心血不足证；表现为盗汗、手足心热、伴有午后潮热、两颧娇红、口渴、舌红少苔、脉细数者可辨证为阴虚火旺证。单纯出现的盗汗一般预后良好，在短期内即可好转或治愈，如果是伴见于其他疾病过程中的盗汗则较难治疗，需原发疾病好转才能缓解。

汗出时腠理空虚，外邪容易外侵，应避风寒，以防外感，并及时将汗擦干，保持衣服、卧具干燥清洁。

（二）反射区按摩手法

1. 俯卧位

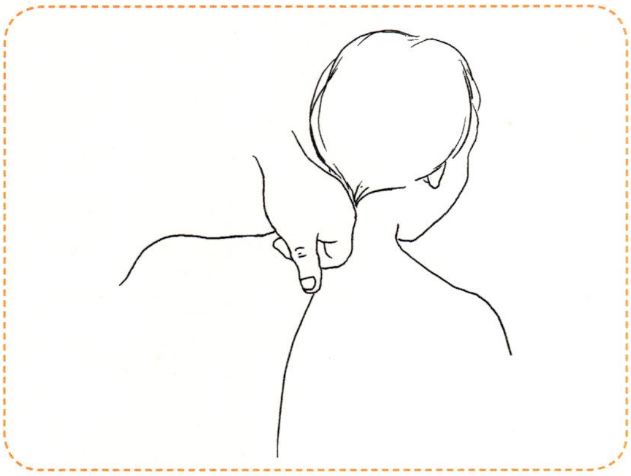

以拇指指腹搓肺反射区 1，以热为度。

2. 仰卧位

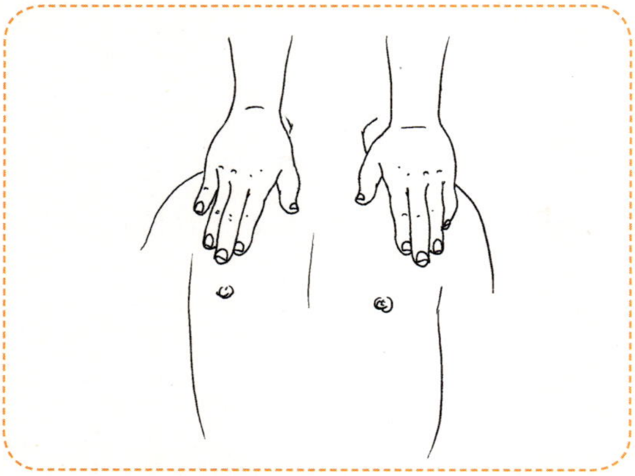

（1）以掌揉搓肺反射区 2，反复 3 ～ 5 分钟。

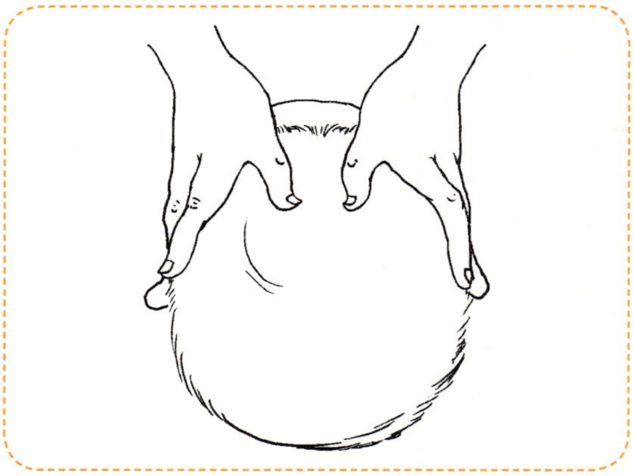

（2）以拇指揉按肺反射区 4，反复 3 ～ 5 分钟。

（三）辨证选取反射区

心血不足证可加用拇指揉心脏反射区 1、肝反射区、胃反射区 2 各 3 ～ 5 分钟

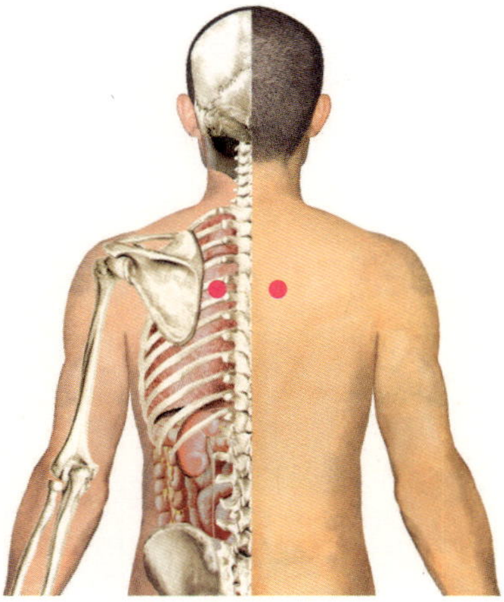

心脏反射区 1

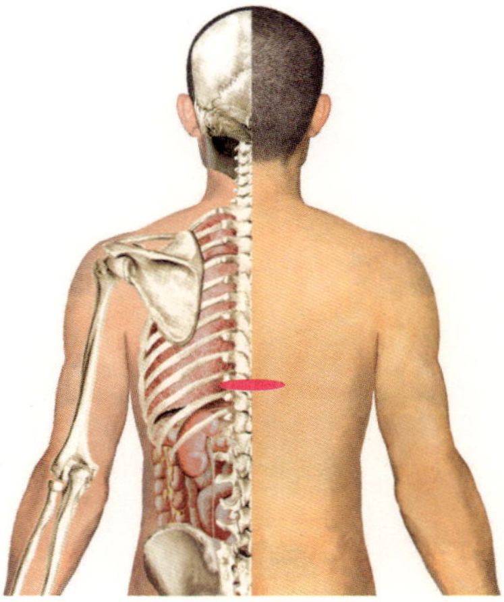

肝反射区

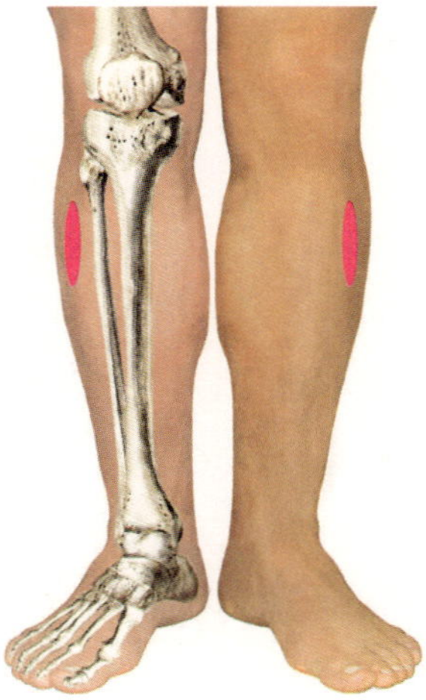

胃反射区 2

阴虚火旺证可加用拇指按揉肾反射区 2、肾反射区 3 各 3 ～ 5 分钟

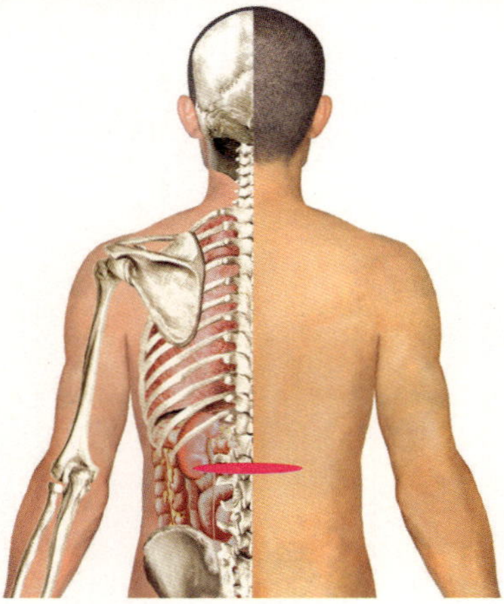

肾反射区 2

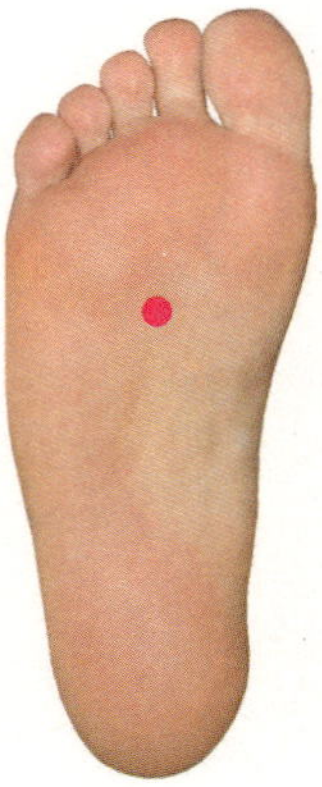

肾反射区 3

二十四、面神经麻痹

（一）概述

面神经麻痹是以颜面表情肌群运动功能障碍为主要特征的一种常见病，又称面瘫。由于其损害部位不同，可分为中枢性面神经麻痹和周围性面神经麻痹两种。在中医学中被称为“口眼㖞斜”、“面瘫”、“吊线风”。其中中枢性面神经麻痹可因脑血管疾病或脑肿瘤引起，而周围性面神经麻痹则由面神经炎而引起，或称贝耳麻痹。两者均以一侧面部表情肌瘫痪为特点，但中枢性面神经麻痹颜面上部的肌肉并不出现瘫痪，因此，闭眼、扬眉、皱眉均正常，瘫痪之上下肢是在面神经瘫痪之同侧。周围性面神经麻痹则一侧面部表情肌瘫痪，病侧不能做闭目、蹙眉、皱额、鼓气、撅嘴、露齿等动作。

本病多由于人体正气不足，络脉空虚，风邪乘虚直中头面阳明、少阳脉络，使颜面一侧营卫不和，气血痹阻，经脉失养而发病，病久致瘀，瘀血阻滞，导致病程迁延。

患者表现为突然口眼㖞斜、眼睑闭合不全，伴恶寒发热、肢体拘紧、肌肉关节酸痛、舌淡红苔薄白、脉浮紧可辨证为风寒袭络证；表现为突然口眼㖞斜、眼睑闭合不全，伴口苦、咽干微渴、肢体肌肉酸楚、舌边尖微红、舌苔薄黄、脉浮数可辨证为风热袭络证；表现为突然口眼㖞斜、眼睑闭合不全、或面部抽搐、颜面麻木作胀，伴头重如蒙、胸闷或呕吐痰涎、舌胖大苔白腻、脉弦滑可辨证为风痰阻络证；表现为口眼㖞斜、眼睑闭合不全日久不愈、面肌时有抽搐、舌质淡暗、苔薄白、脉细涩可辨证为气虚血瘀证。

中枢性面神经麻痹需对原发病进行治疗，周围性面神经麻痹从起病 1 ～ 2 周后开始恢复，1 ～ 2 个月内明显好转而痊愈，但原有糖尿病、高血压、动脉硬化、心绞痛的病史者及老年人预后较差，部分患者恢复不完全，因此应及早治疗。在坚持治疗的过程中，应注意避风保暖，避免外邪侵袭，同时注意休息，忌烟酒、辛辣肥腻食物。

（二）反射区按摩手法

仰卧位

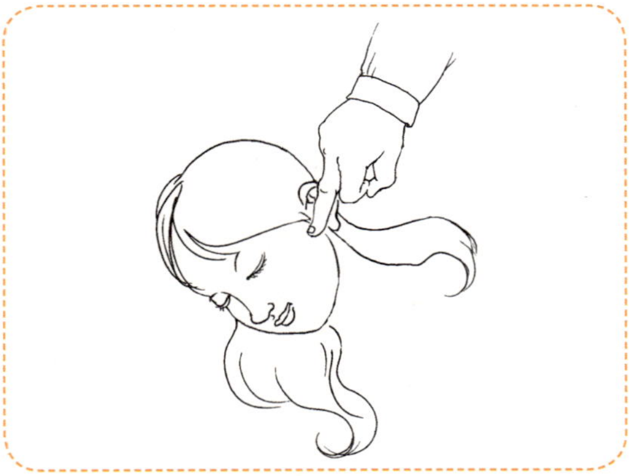

（1）以中指揉按上颌反射区 3 ~ 5 分钟，以拇指与食指揪捏上颌反射区持续 3 ~ 5 分钟。

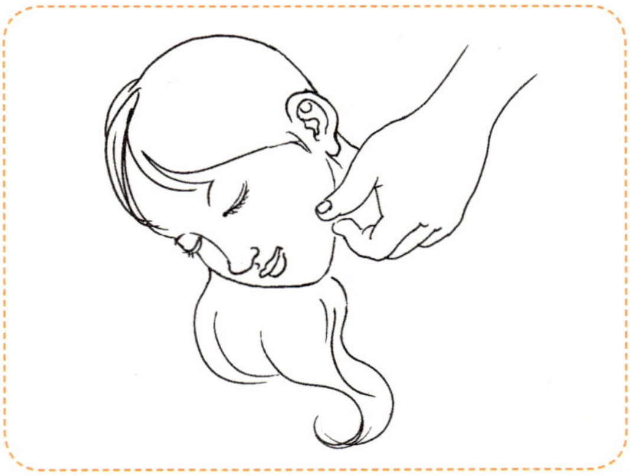

（2）以拇指揉按下颌反射区 3 ~ 5 分钟，再以拇指与食指揪捏下颌反射区持续 3 ~ 5 分钟。

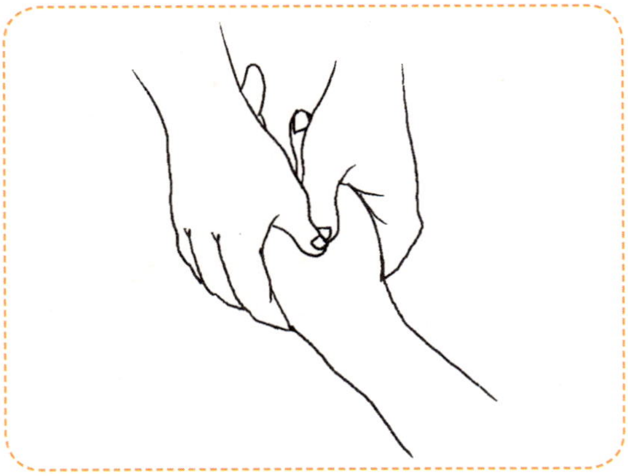

（3）揉按头面部反射区 3 ~ 5 分钟。

（三）辨证选取反射区

风寒袭络证可加用拇指或掌擦面颊及肺反射区 1，以透热为度

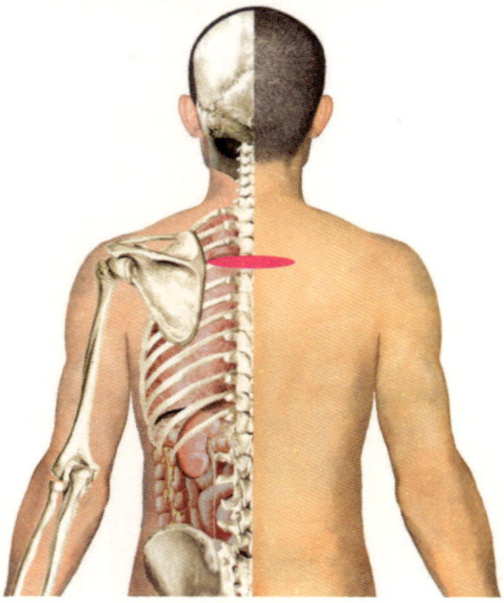

肺反射区 1

风热袭络证可加用拇指揉按肺反射区 1、肺反射区 3 各 3 ～ 5 分钟

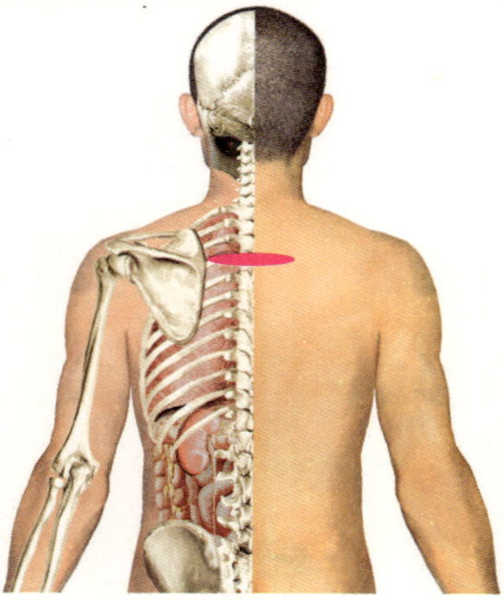

肺反射区 1

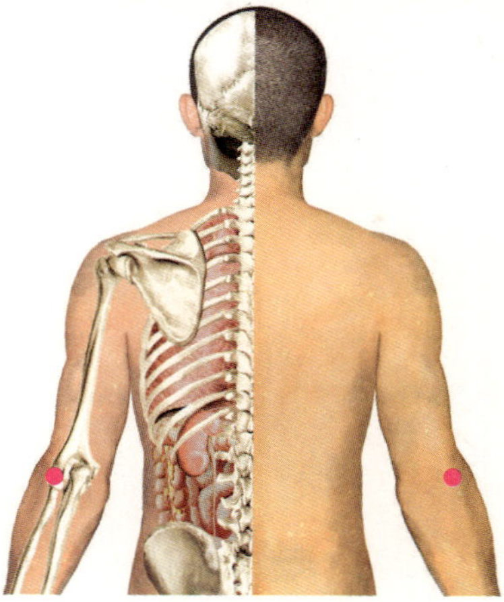

肺反射区 3

风痰阻络证可加用拇指揉按肺反射区 1、脾反射区 1、肝反射区各 3 ～ 5 分钟

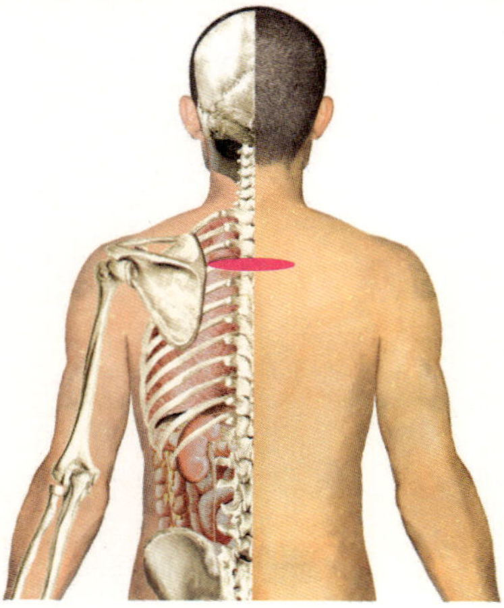

肺反射区 1

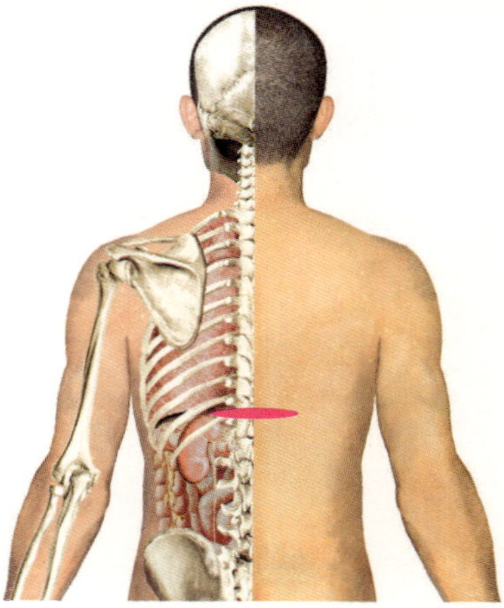

脾反射区 1

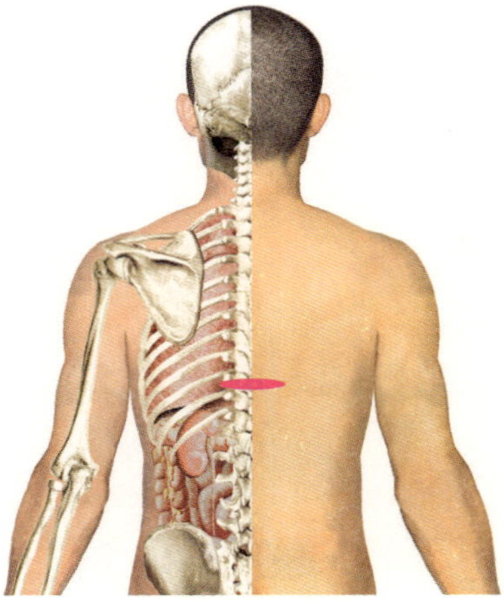

肝反射区

气虚血瘀证可加用拇指揉按脾反射区 1、胃反射区 1、胃反射区 2 各 3 ～ 5 分钟

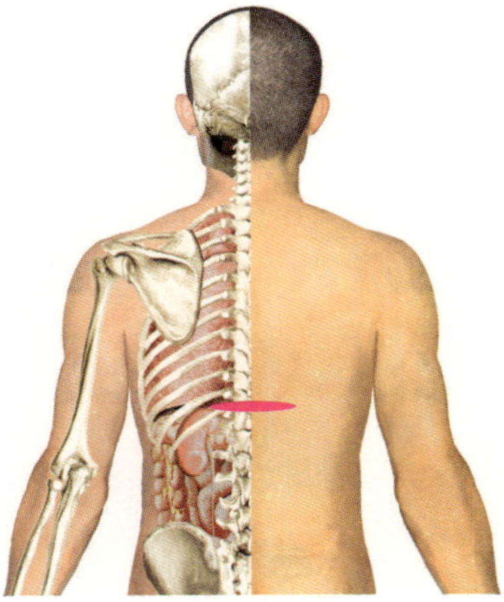

脾反射区 1

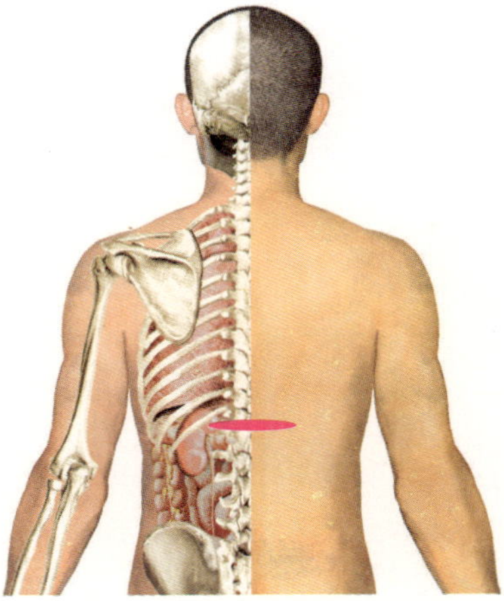

胃反射区 1

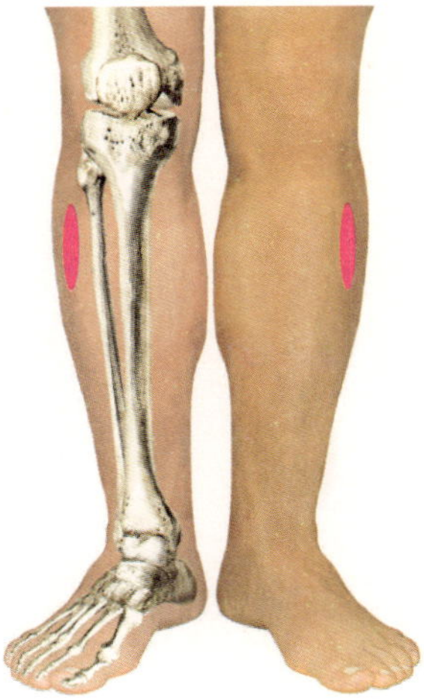

胃反射区 2

二十五、牙痛

（一）概述

牙痛是临床常见的一种口腔疾病，表现为牙及周围组织的疼痛，是因牙齿与牙周局部组织疾患所引起。

从脏腑归属来看，中医学认为“齿为骨之余”，“肾主骨”，从经络循行来看，足阳明胃经络于上齿，手阳明大肠经络于下齿，所以齿与肾、胃、大肠关系最为密切。一般而言，急性牙痛、牙龈红肿者多从胃与大肠论治；而慢性牙痛、齿松、齿痛隐隐、红肿不甚者宜从肾治。

患者表现为牙齿呈阵发性疼痛、遇风发作、患处得冷痛减、受热痛增、牙龈红肿，伴有发热恶寒、口渴、舌红、苔白干、脉浮数者可辨证为风热牙痛；牙齿疼痛剧烈、牙龈红肿较甚、或出脓渗血、龈肿连及腮颊、头痛、口干口渴喜冷饮、口气臭秽、大便秘结、舌苔黄厚、脉象洪数可辨证为胃火牙痛；牙齿隐隐作痛或微痛、牙龈微红肿、久则龈肉萎缩、牙齿浮动、咬物无力、午后疼痛加重，可兼见腰部酸痛、头晕眼花、口干不欲饮，舌红嫩少苔、脉细数者可辨证为虚火牙痛。

牙痛患者的日常护理对预防和缓解牙痛起着很重要的作用，首先牙痛患者应当注意日常口腔卫生，注意避风，饮食清淡，忌食辛辣香燥肥腻和过凉、过热之品，适当食用清热凉润的食物。

（二）反射区按摩手法

仰卧位

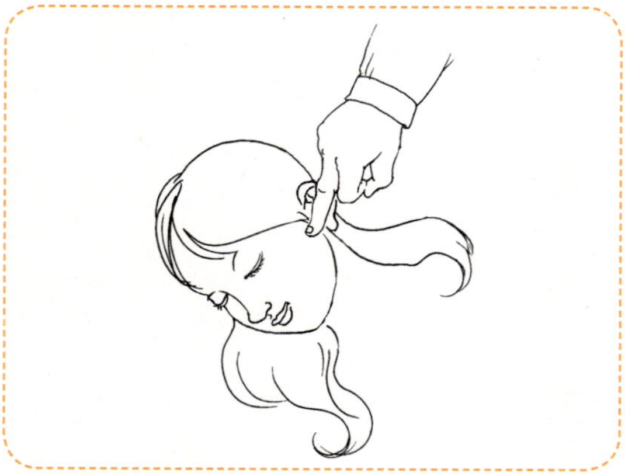

(1)以中指按揉上颌反射区，持续3～5分钟。

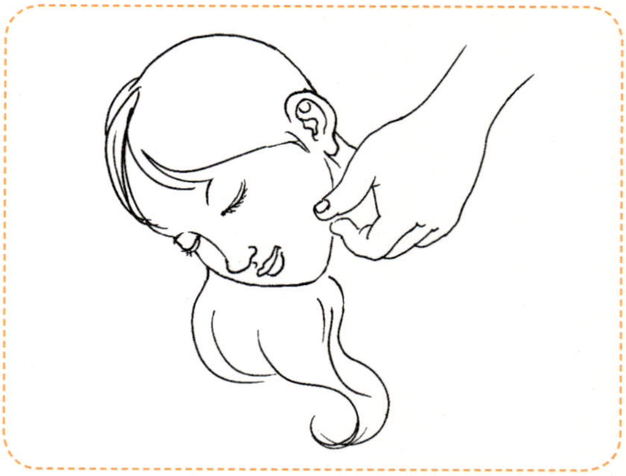

(2)以拇指按揉下颌反射区，持续3～5分钟。

（3）以拇指按揉头面部反射区，持续 3 ～ 5 分钟。

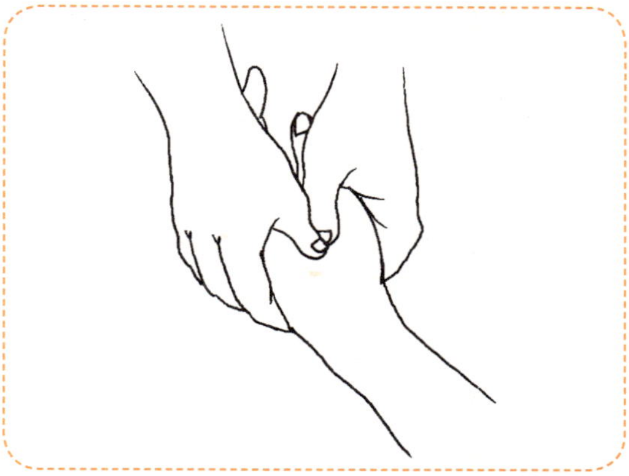

（三）辨证选取反射区

风热牙痛可加用拇指揉肺反射区 1、肺反射区 3 各 3 ～ 5 分钟

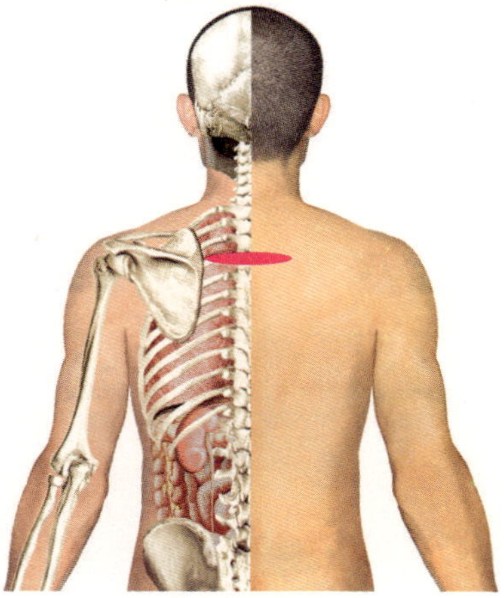

肺反射区 1

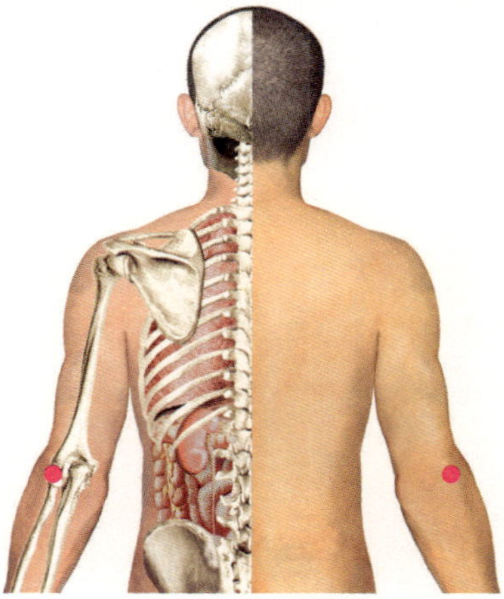

肺反射区 3

胃火牙痛可加用拇指揉胃反射区 1 持续 3 ～ 5 分钟，依次推揉升结肠、横结肠、降结肠反射区 8 ～ 10 次

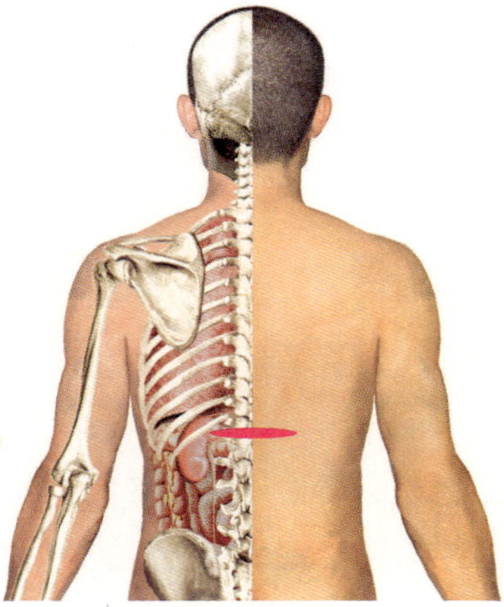

胃反射区 1

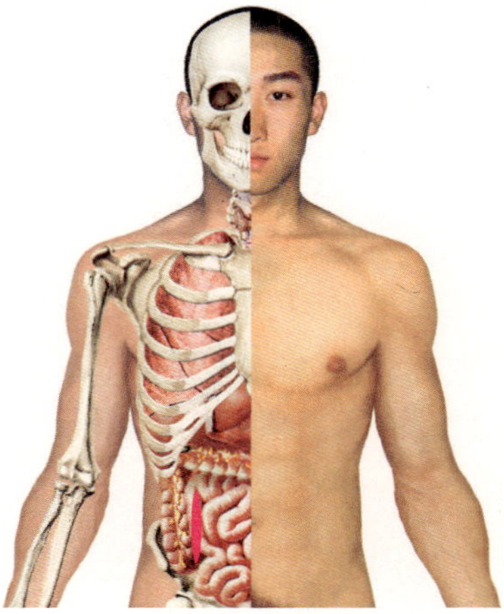

升结肠反射区

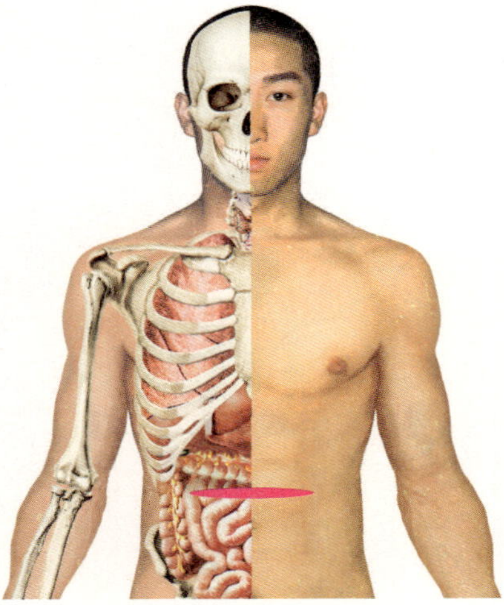

横结肠反射区

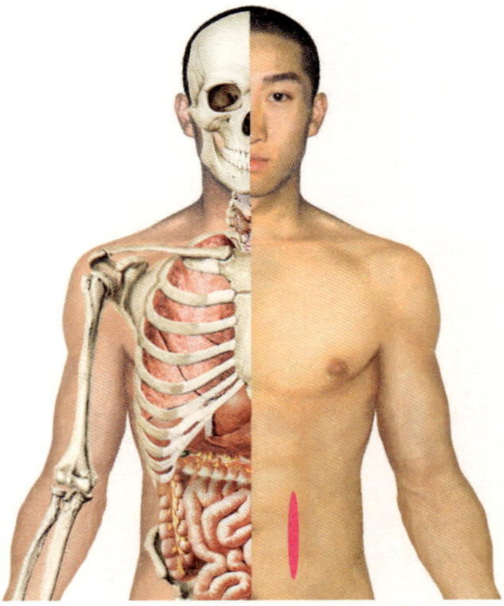

降结肠反射区

虚火牙痛可加用拇指揉肾反射区 2、肾反射区 3 各 3～5 分钟

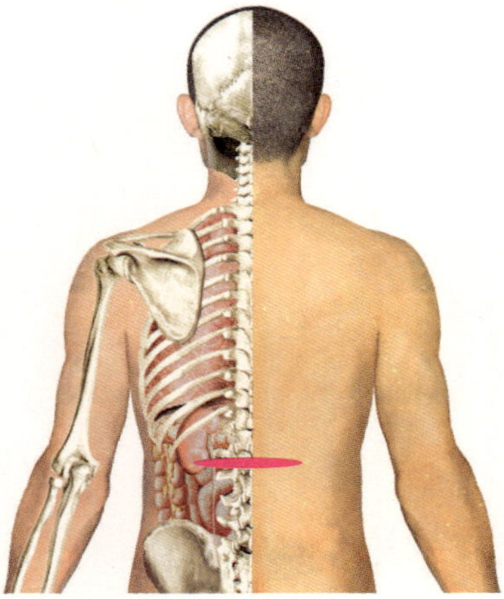

肾反射区 2

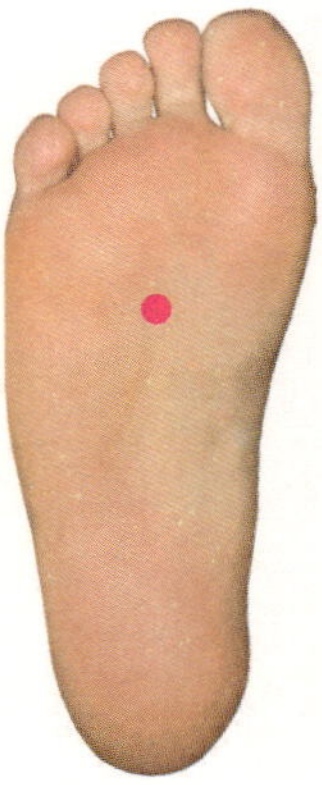

肾反射区 3

二十六、近视

（一）概述

近视是指 5m 以外的平行光线经屈光系统屈折在视网膜前形成焦点，到达视网膜上形成一弥散光环，物像模糊不清的一种病证，中医学称其为“能近怯远症”。现在青少年近视率在逐年提高，影响了日常的生活和学习。

引起近视的主要原因是脾胃虚弱，化源不足，气血亏虚，肝血不足或肝肾阴虚，肝阳上亢，肝血内耗，不能上营于目，目失所养，导致视物不清。根据临床表现的不同，患儿表现为目视昏暗、视力减退、进展期双目疼痛，伴有腰酸乏力、头晕耳鸣等症，舌红、脉沉细者可辨证为肝肾亏虚型；若表现为视物模糊、双目疲劳、眼痛、前额痛、视力下降、神疲乏力、手足欠温、食量下降、大便溏薄、舌质淡、脉软弱者可辨证为脾胃虚弱型。

近视一旦发现应及早进行治疗，特别是青少年得病初始可能为假性近视，此时治疗有较好的效果，日久则提高视力的可能性大大下降，但坚持应用反射区疗法，能够较好地缓解视疲劳，预防视力的进一步下降。

（二）反射区按摩手法

仰卧位

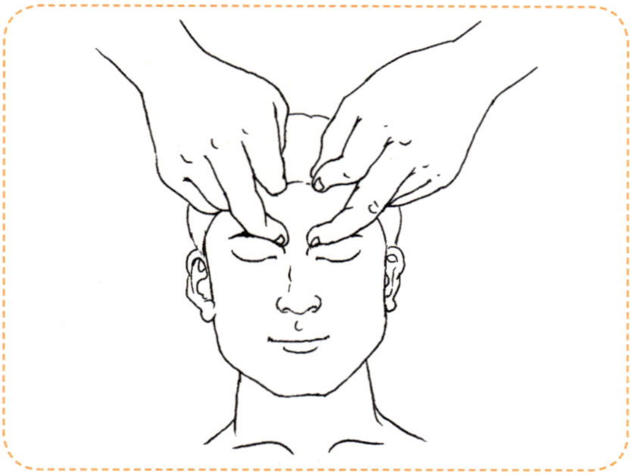

(1) 以中指揉眼部反射区 1，持续 3 ~ 5 分钟。

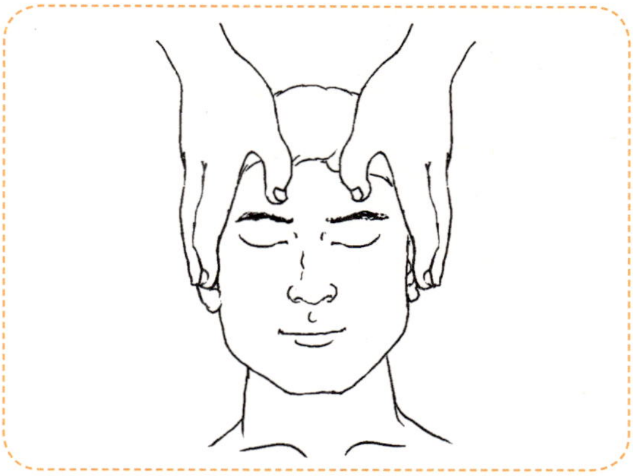

(2) 以拇指揉眼部反射区 2，持续 3 ~ 5 分钟。

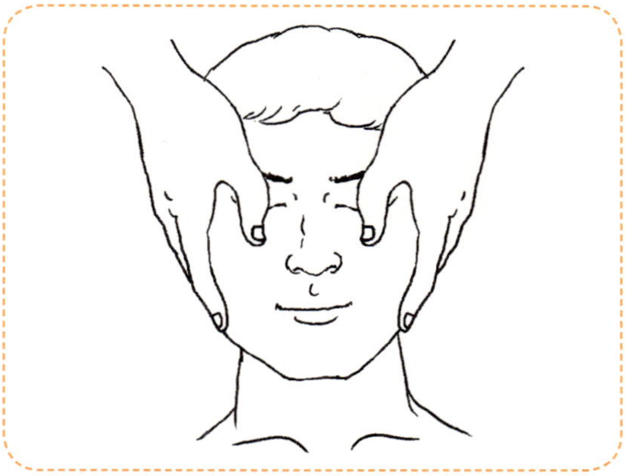

(3) 以拇指按压眼部反射区 3，持续 8 ~ 10 分钟。

（三）辨证选取反射区

肝肾亏虚型可加用拇指揉肝反射区、肾反射区 2 各 3 ～ 5 分钟

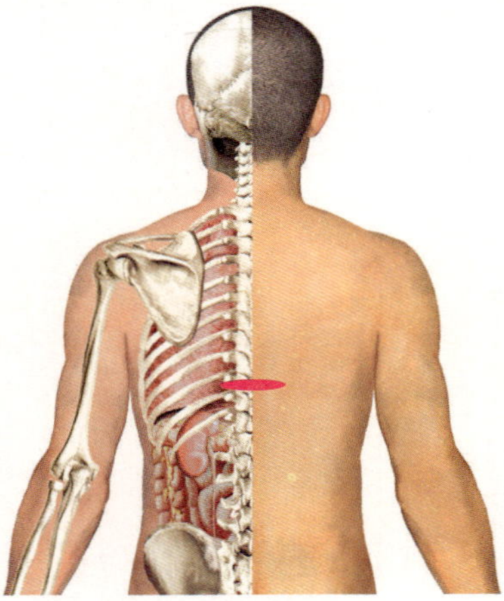

肝反射区

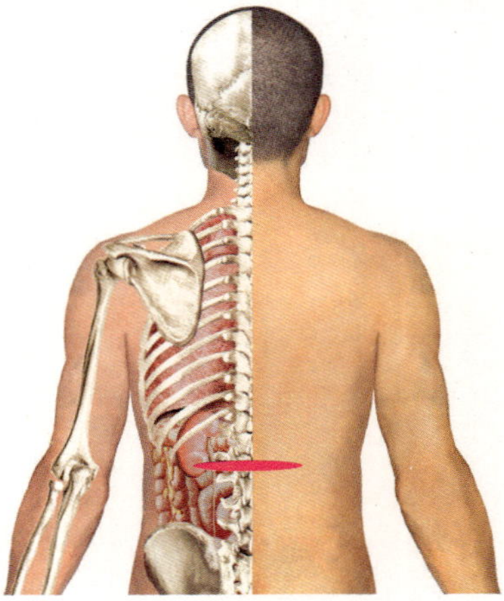

肾反射区 2

脾胃虚弱型可加用拇指揉脾反射区 1、胃反射区 1、胃反射区 2 各 3 ～ 5 分钟

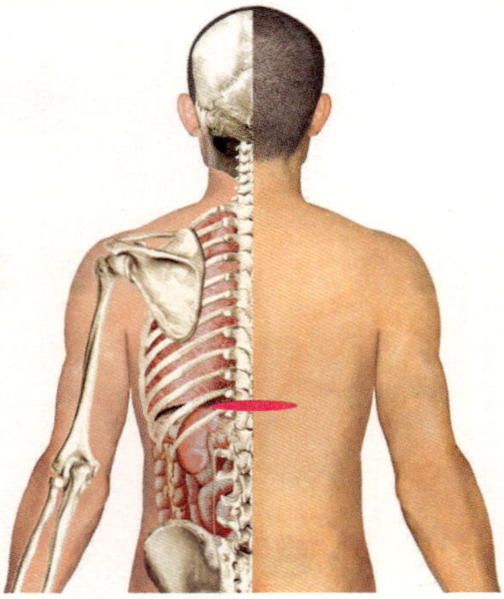

脾反射区 1

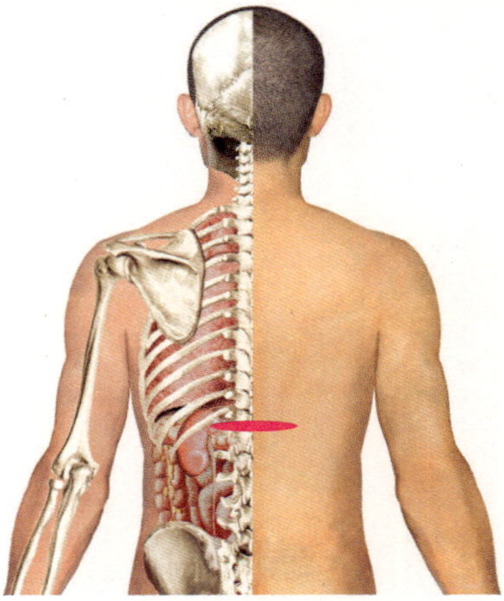

胃反射区 1

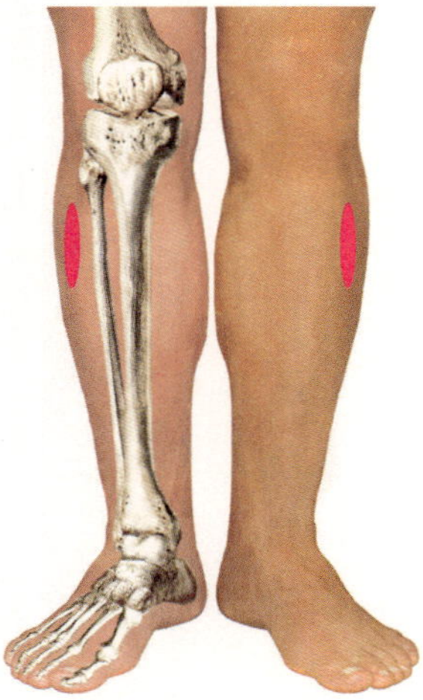

胃反射区 2

二十七、三叉神经痛

（一）概述

三叉神经痛是一种发生于三叉神经分布区域内的短暂的、反复发作的剧烈疼痛，多见于40岁以上患者，剧烈阵发性的疼痛给患者来了巨大的痛苦，对他们的生活和工作有很大的影响。该病属于中医学的“头痛”、“头风”范畴。

三叉神经痛患者如果表现为常因冷天或感风寒而发作或加重、痛时面肌有紧缩感、呈阵发性短暂抽搐样剧痛、局部喜热敷、口不渴、舌苔白、脉浮紧可辨证为风寒外袭型；如表现为面颊呈阵发性剧痛、遇热诱发、痛如火燎、龈肿口臭、烦躁不安、口渴喜饮、大便干结、小便赤黄、或有胃脘隐痛、舌红苔黄腻、脉滑数可辨证为胃火上攻证；若表现为频发电击样疼痛、痛时面红目赤、烦躁易怒、怒则发作、胁肋作胀、口苦咽干、舌红苔黄腻、脉沉弦可辨证为肝火上炎证；若表现为经久不愈、时作时止、剧痛时如锥刺刀割、或伴有胸脘满闷、呕吐痰涎、便溏、舌暗淡苔滑腻、脉沉滑，或伴有痛处固定不移、舌质偏暗、有瘀斑瘀点、脉细涩可辨证为痰瘀阻络型。

三叉神经痛是一种慢性疾病，常呈周期性发作，病程初期发作较少，间歇期较长。随着病程进展，发作频繁，间歇期愈短。除坚持治疗外，在日常生活中应注意避免一切可能引发疼痛的动作，避免触及扳机点，进食较软的食物，忌烟、酒、辛辣油腻食物，保持心情舒畅，避免恼怒、抑郁等不良情志刺激，保持良好的起居习惯，避免过度劳累并进行适当的锻炼以增强体质。

（二）反射区按摩手法

仰卧位

以拇指在三叉神经反射区进行按揉，反复3～5分钟。然后以拇指拨揉上颌支和下颌支，反复3～5分钟。

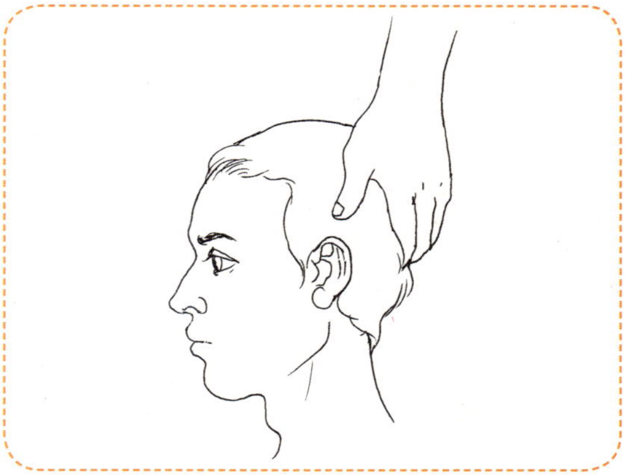

（三）辨证选取反射区

风寒外袭证可在上述区域使用擦法，以透热为度，并加用拇指揉擦肺反射区 1，反复 3 ～ 5 分钟

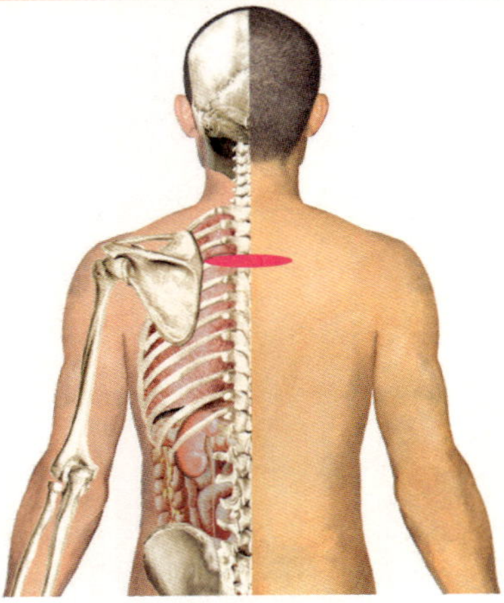

肺反射区 1

胃火上攻证可加用指揉胃反射区 1、胃反射区 3 各 3 ～ 5 分钟

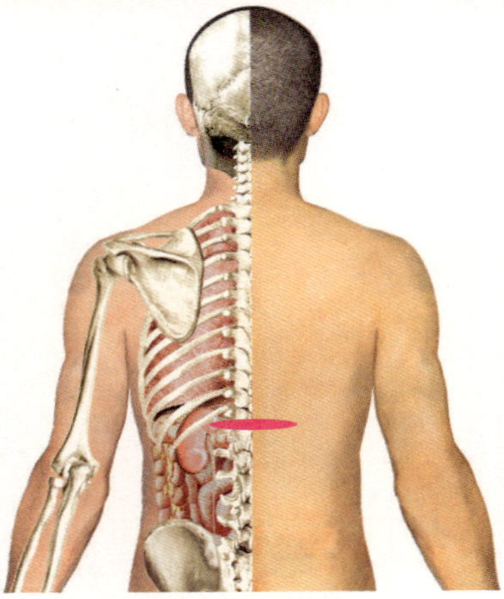

胃反射区 1

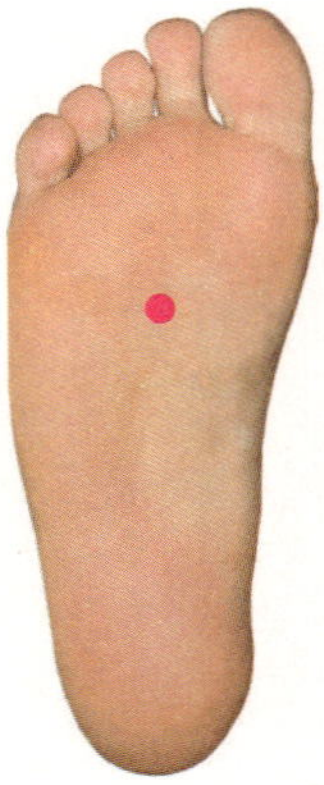

肾反射区 3

肝火上炎证可加用指揉肝反射区、胆反射区 1、肾反射区 3 各 3 ～ 5 分钟

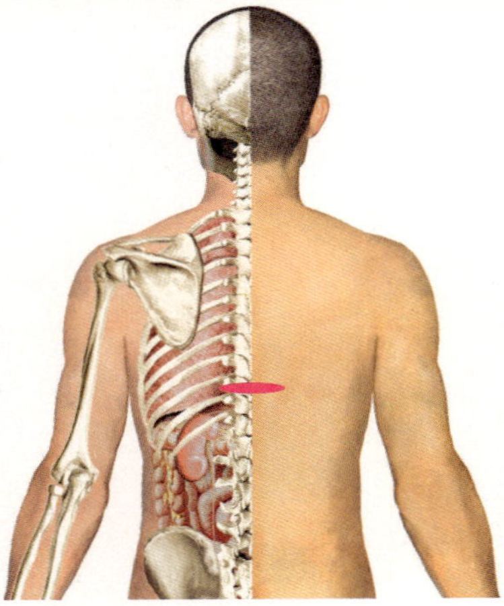

肝反射区

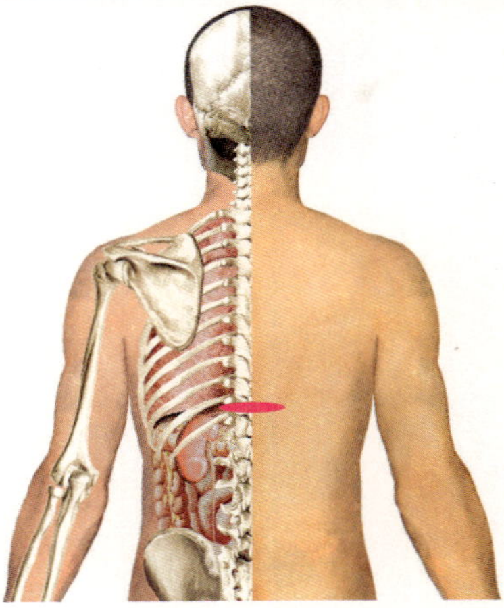

胆反射区 1

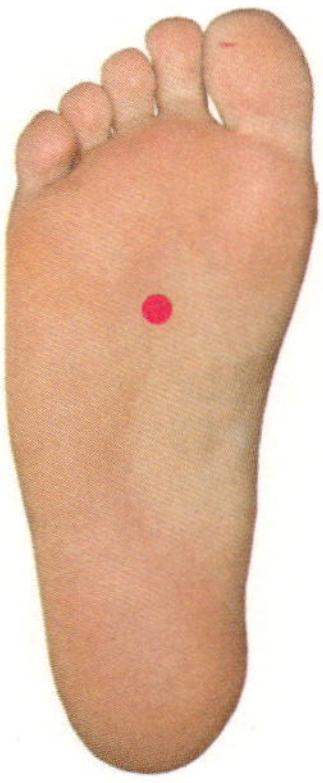

肾反射区 3

痰瘀阻络型可加用指揉脾反射区 1、胃反射区 1、肝反射区各 3 ~ 5 分钟

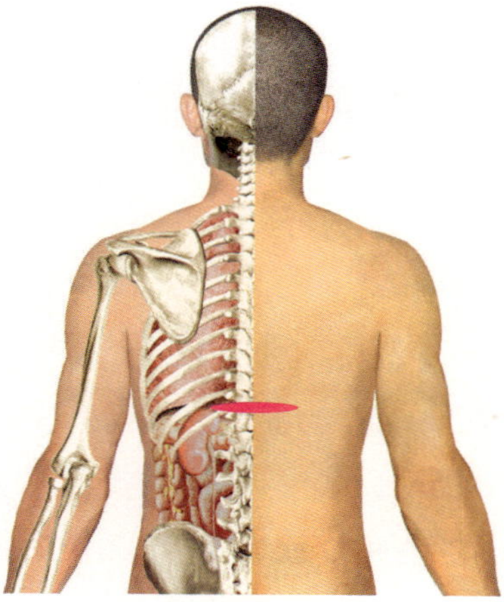

脾反射区 1

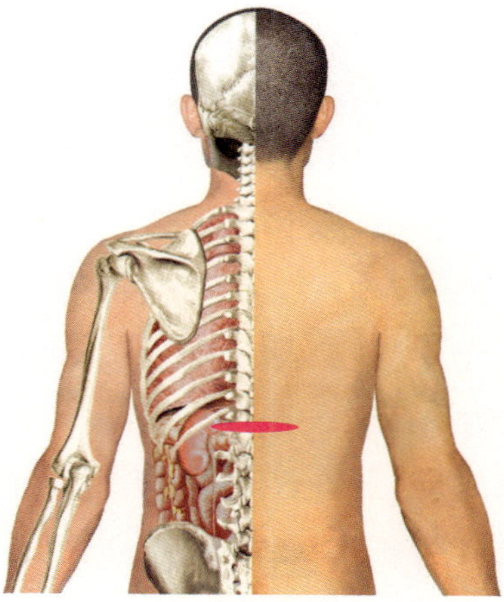

胃反射区 1

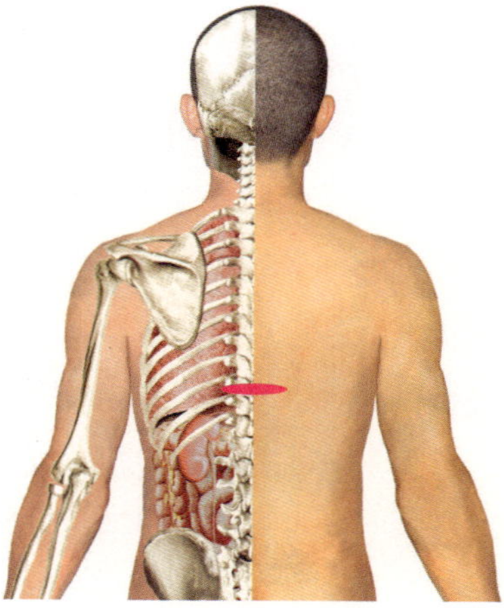

肝反射区

二十八、月经不调

（一）概述

月经不调是指月经的周期和经量的改变，也就是经期不调和经量不调，包括月经先期、月经后期、月经先后无定期、经量过多、过少等不同情况的病证。除有月经量的改变外，还常常伴有月经颜色、质地的异常及其他症状。其中月经周期提前1周以上，甚至十余天一潮的称为“月经先期”；月经周期延长，超过35天以上者叫做“月经后期”；月经不按周期来潮，或提前、或延后，无一定规律，称为“月经先后无定期”。

引起月经先期的原因主要是素质阴虚，或素食辛辣食物及药物，或肝郁化火，或阴虚内热，影响冲任二脉，导致月经先期；或饮食劳倦，思虑过度，损伤心脾，心脾气虚，血失统摄，导致月经先期。月经后期可因经期受寒凉或过食生冷，或素体阳虚，阴寒内盛，寒邪凝滞于冲任，经脉不通，导致经行后期；或长期失血，或重病久病，血虚气弱，血海不足，经期错后；或愤怒忧思，气滞血瘀，运行不畅，冲任受阻，以致月经后期。月经先后不定期可因情志郁结或愤怒导致肝气逆乱，气乱血乱，冲任失调，造成经期先后不定；或体弱，或房事不节，损伤冲任，以致肾气失守，闭藏失职，则月经错乱。

月经不调临床上表现多样，应详细询问月经来潮的时间及月经的量、色、质地及其他伴随症状。其中月经先期中表现为月经量多、色红质稠并伴有面赤、心烦口渴、小便黄、舌红苔黄、脉滑数者为实热证；量少色红、质黏稠、面红潮热、手足心热、舌红苔薄黄、脉细数为虚热证；量多、色红质稀、面色萎黄、精神倦怠、饮食无味、心慌、气短、小腹空坠、舌淡、脉虚者可辨证为气虚证。月经后期中经期滞后、量少有块、色暗红、小腹冷痛、得热则减、或畏寒肢冷、面色苍白、苔白滑、脉沉紧者可辨证为实寒证；经行推后、色淡量少、质清稀、腹痛绵绵、喜暖喜按、小便清长、大便溏薄、腰酸无力、面色㿠白、舌淡苔薄白、脉沉迟无力可辨证为虚寒证；月经量少、色淡、质清稀、小腹空痛、头晕、心慌、面色萎黄、舌质淡苔少、脉虚细可辨证为血虚证；月经量少、色正常或暗红有块、胸胁、乳房或小腹胀痛、舌苔薄黄、脉沉弦无力可辨证为气滞证。月经先后不定期中经期或先或后、行而不畅、胸闷不舒、乳房、两胁及小腹胀痛、苔薄脉弦者可辨证为肝郁证；经来或先或后、量少、色淡、质稀薄、面色晦暗、头晕耳鸣、腰酸如折、小腹空坠而痛、舌淡苔白滑、脉沉弱者可辨证为肾虚证。

月经不调是一种情况比较复杂的病证，预后一般较好，在坚持治疗的同时应注意个人的生活调理，保证情绪的平和，避免过喜、过怒、过思等各种不良的情绪刺激，饮食宜清淡，避免各种辛辣生冷食物，起居有规律并进行适当的体育锻炼以增强体质，在经期不宜进行反射区手法。

（二）反射区按摩手法

1. 仰卧位

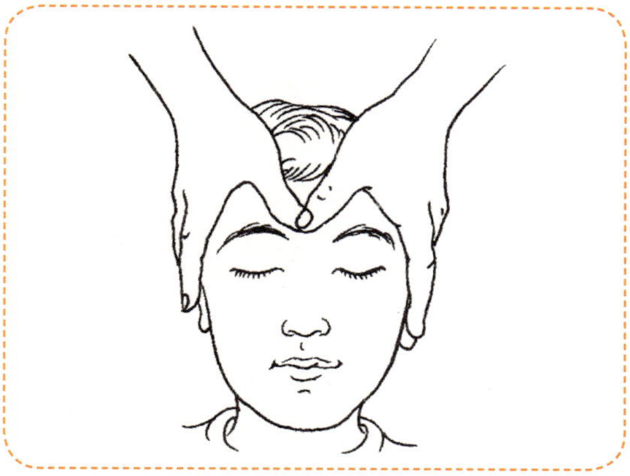

（1）以拇指按压安眠反射区 1，反复 8 ~ 10 分钟。

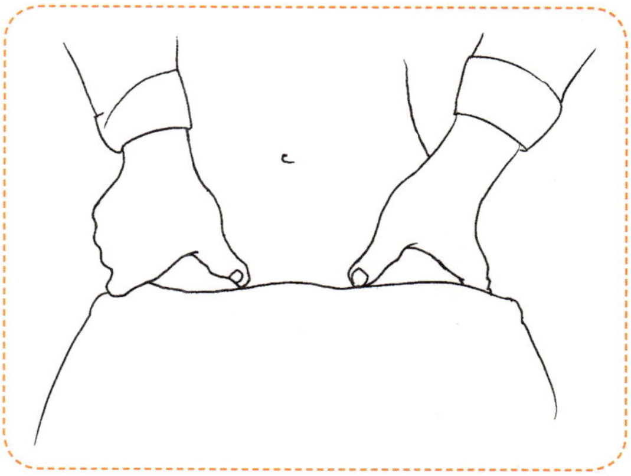

（2）以拇指点按子宫、前列腺反射区，持续 3 ~ 5 分钟。

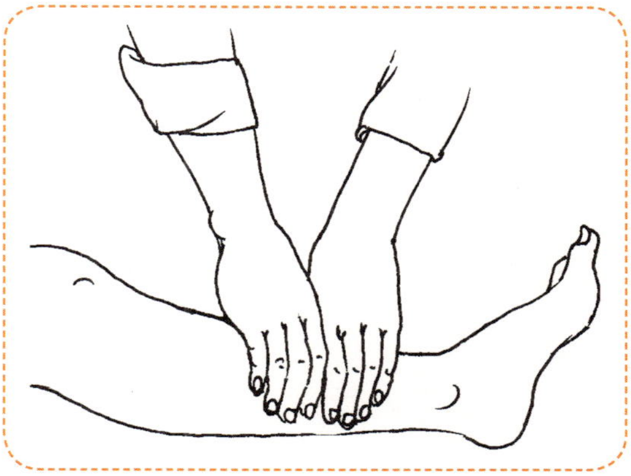

（3）以拇指推安眠反射区 4，由下至上反复 3 ~ 5 次。

2. 俯卧位

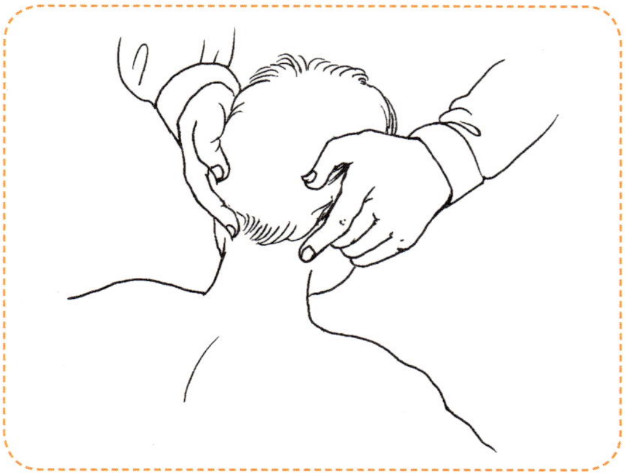

（1）以拇指揉安眠反射区 2，反复 3 ~ 5 分钟。

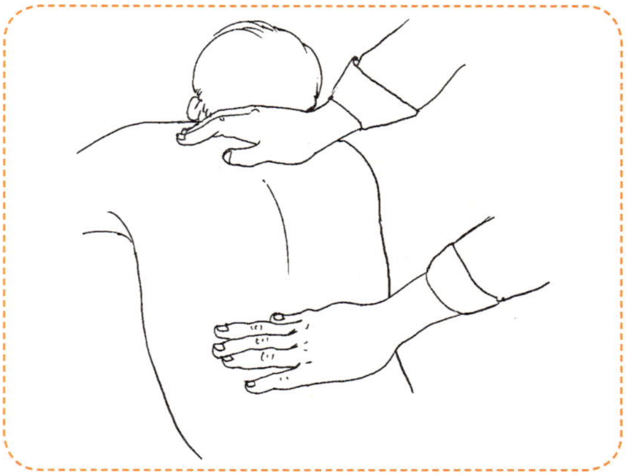

（2）以掌搓肾反射区 2，以热为度。

（三）辨证选取反射区

实热证可加用拇指揉心脏反射区 1 反复 3 ～ 5 分钟，由上向下直推胸部反射区 2 反复 8 ～ 10 次

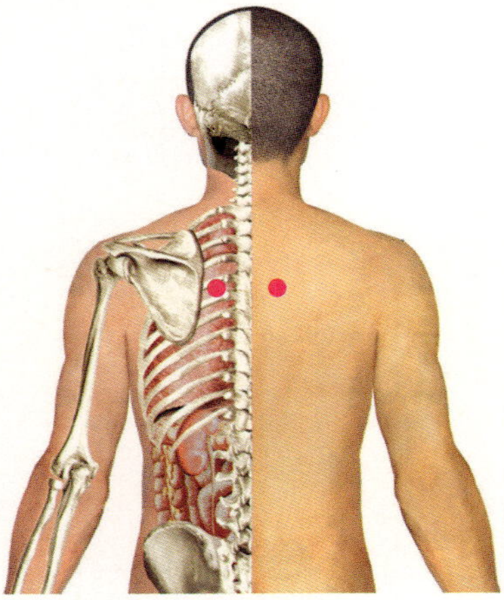

心脏反射区 1

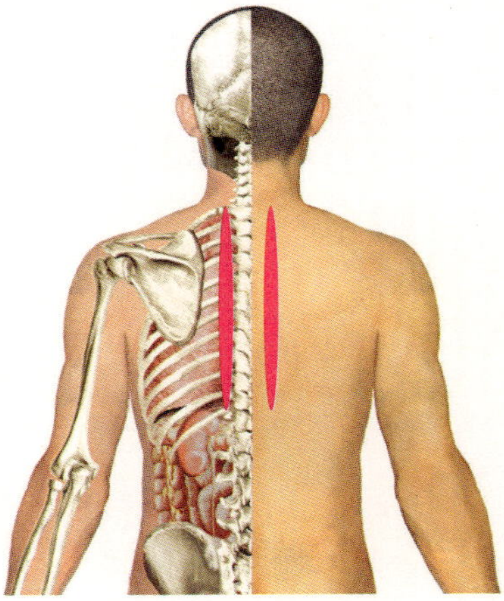

胸部反射区 2

虚热证可加用拇指揉肝反射区

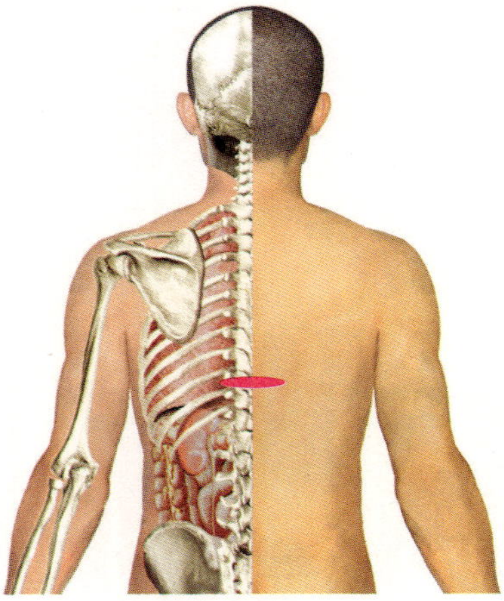

肝反射区

气虚证可加用拇指揉脾反射区 1、胃反射区 1 各 3 ~ 5 分钟

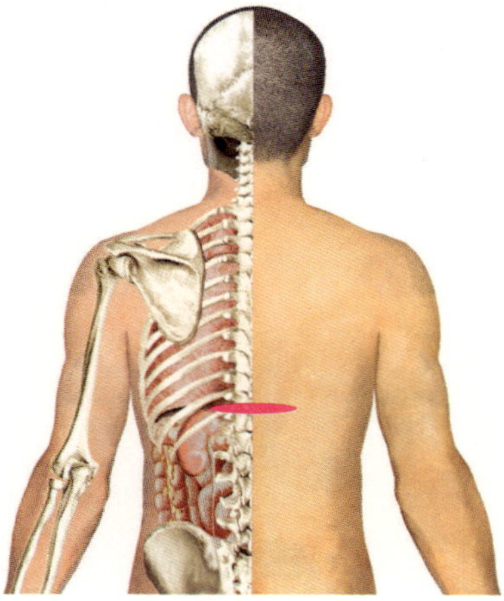

脾反射区 1

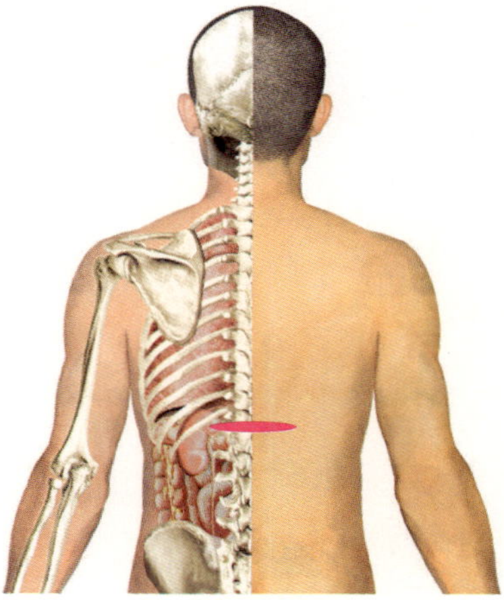

胃反射区 1

实寒证可加用掌擦肺反射区 1，以热为度

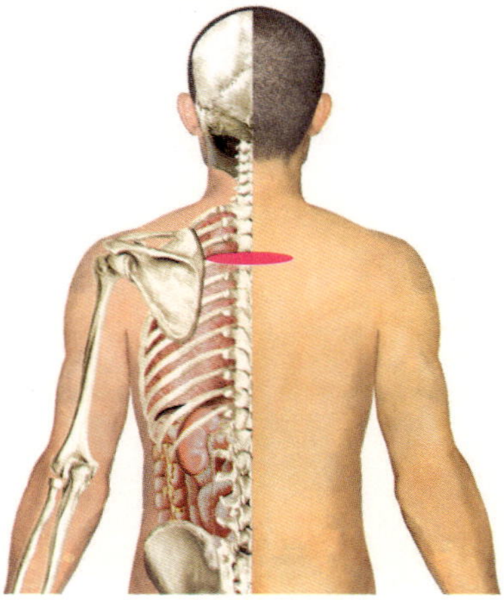

肺反射区 1

虚寒证重擦肾反射区 2

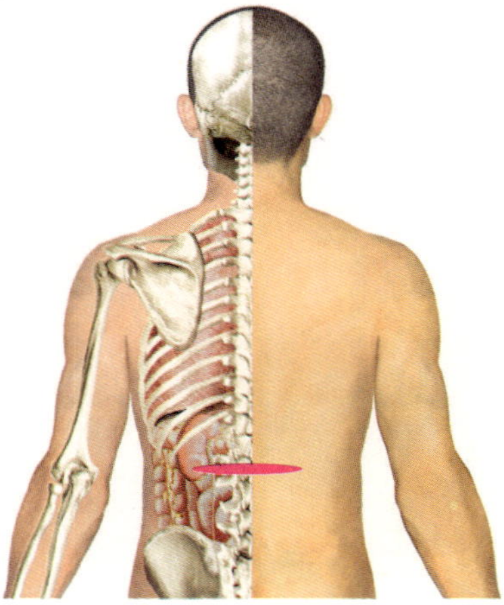

肾反射区 2

血虚证可加用脾反射区 1、胃反射区 1、胃反射区 2 各 3 ～ 5 分钟

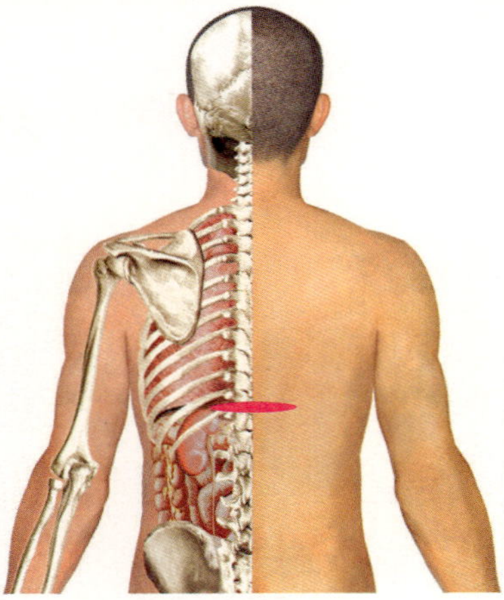

脾反射区 1

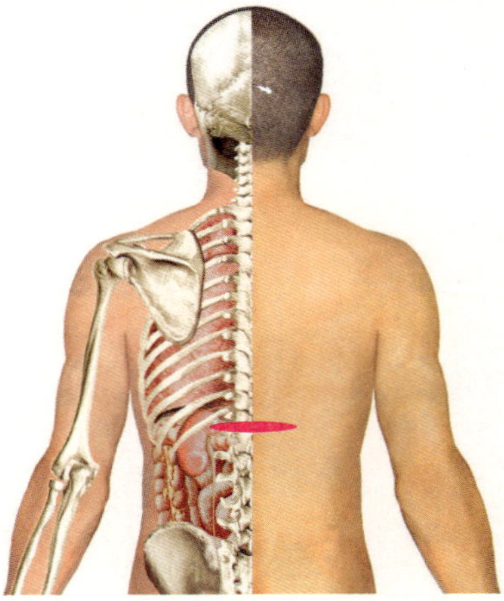

胃反射区 1

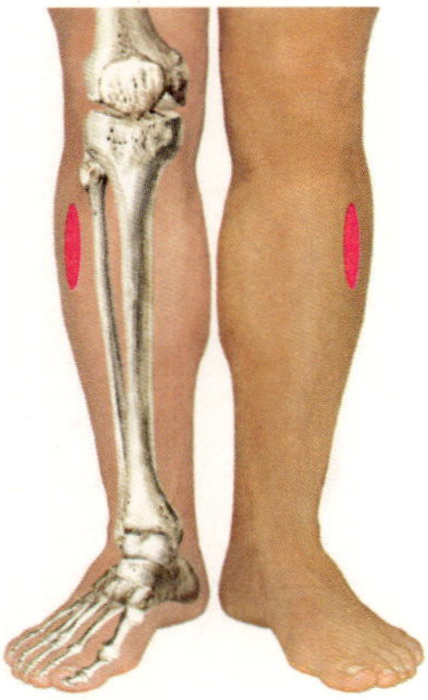

胃反射区 2

气滞证可加用由上向下直推胸部反射区 3、胸部反射区 4 各 8 ～ 10 次，拇指揉肝反射区 3 ～ 5 分钟

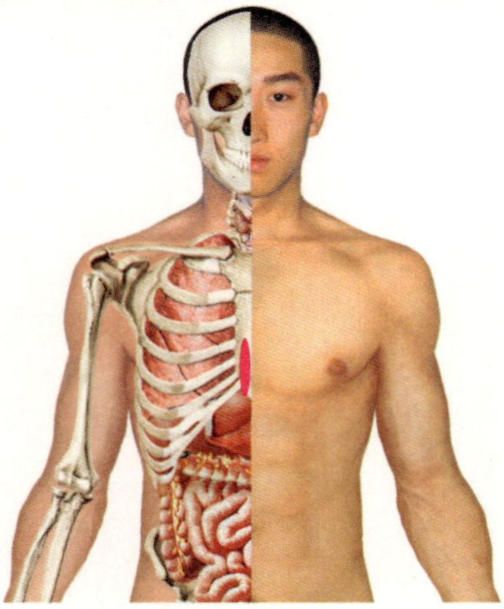

胸部反射区 3

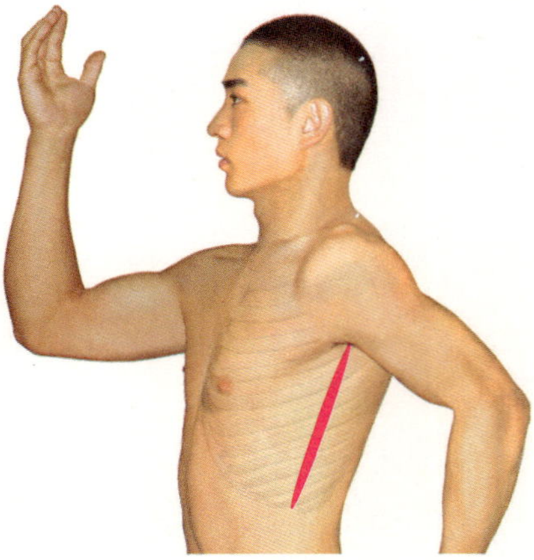

胸部反射区 4

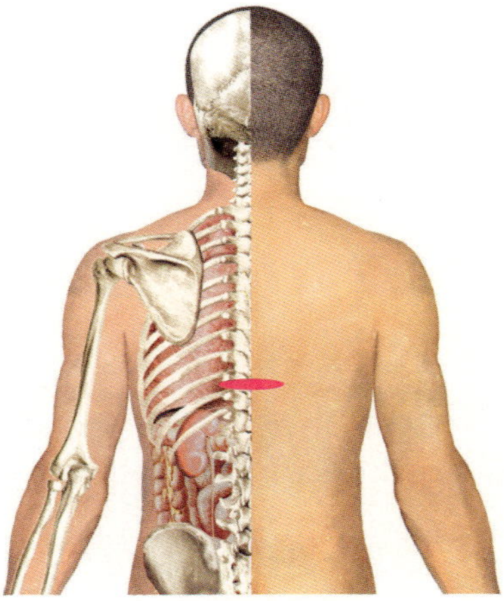

肝反射区

肝郁证可加用拇指揉肝反射区 3 ～ 5 分钟；肾虚证重擦肾反射区 2，指揉肾反射区 3 持续 3 ～ 5 分钟

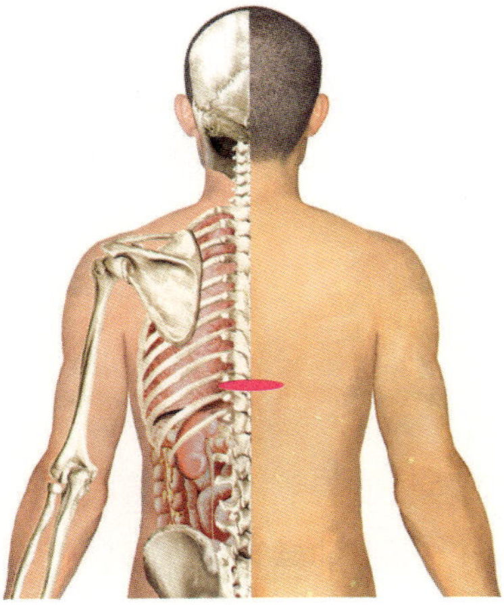

肝反射区

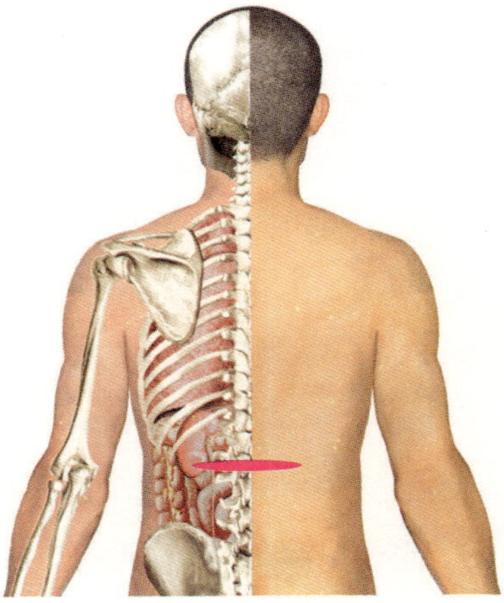

肾反射区 2

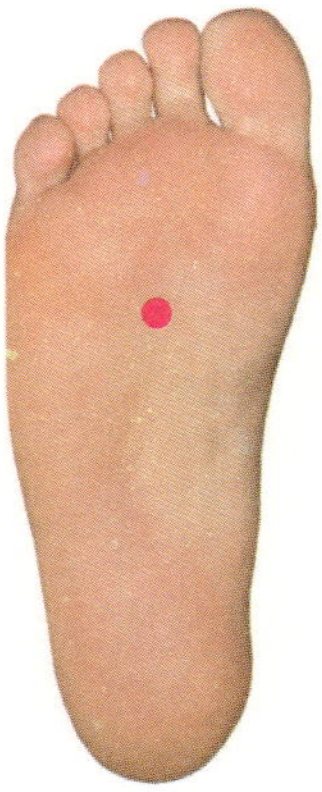

肾反射区 3

二十九、不孕症

（一）概述

不孕症是指女子婚后夫妇同居2年以上，配偶生殖功能正常，未避孕而未受孕，或曾孕育过，未避孕又2年以上未再受孕的一种疾病。中医学称前者为“全不产”，后者为“断绪”。

导致不孕的主要病因有先天禀赋不足或房事不节，损伤肾气，冲任虚衰，胞脉失于温煦，或寒湿滞于冲任，或阴血不足，阴虚内热，热伏冲任，热扰血海，以致不能凝精成孕，导致不孕；或因情志不畅，肝气郁结，疏泄失常，血气不和，冲任不能相资，以致不能摄精，导致不孕；或素体肥胖，或恣食膏粱厚味，痰湿内盛，阻塞气机，冲任失司，闭塞胞宫，或脾失健运，痰湿内生，湿浊阻遏胞脉，导致不孕；或经期、产后余血未净之际，涉水感寒，或不禁房事，邪与血结，瘀阻胞脉，以致不能摄精，造成不孕。

不孕症的辨证，要仔细询问月经的变化、带下的情况及全身症状。其中，表现为婚久不孕、月经不调、经量或多或少、伴有头晕耳鸣、腰酸腿软、精神疲倦、小便清长、舌淡苔薄、脉沉细可辨证为肾气虚证；婚久不孕、月经后期、量少色淡、甚则闭经、平时白带量多、腰痛如折、腹冷肢寒、性欲淡漠、面色晦暗、舌淡苔白滑、脉沉迟无力可辨证为肾阳虚证；月经后期、量少色淡、婚久不孕、头晕、耳鸣、心悸、腰酸腿软、面色萎黄、舌淡苔少、脉沉细可辨证为肾阴虚证；多年不孕、月经愆期、量多少不定、经前乳房胀痛、胸胁不舒、小腹胀痛、精神抑郁或烦躁易怒、舌红苔薄、脉弦可辨证为肝郁证；婚久不孕、形体肥胖、经行延后、甚或闭经、带下量多、色白质黏无臭、头晕心悸、胸闷恶心、面色㿠白、苔白腻、脉滑可辨证为痰湿证；表现为多年不孕、月经后期、量少或多、色紫黑有块、经行不畅，甚至漏下不止、少腹疼痛拒按、经前痛剧、舌紫暗有瘀点、脉弦涩可辨证为血瘀证。

不孕症是一种慢性疾病，在坚持治疗的同时，患者应树立战胜疾病的信心，保持情绪稳定，避免各种不良的情绪刺激，注意饮食，忌烟、酒、辛辣油腻食物，起居正常，适当锻炼以增强体质。

（二）反射区按摩手法

1. 仰卧位

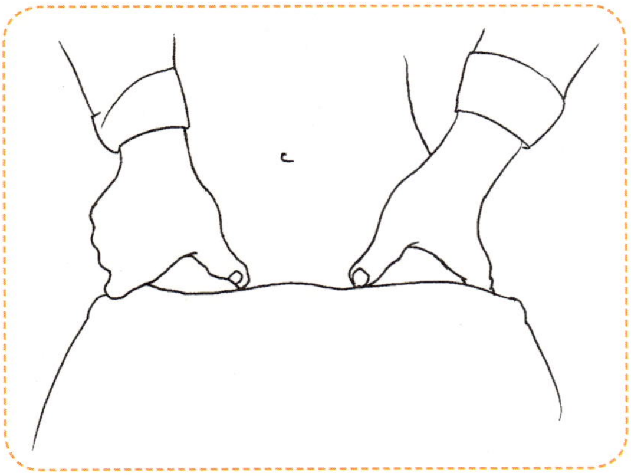

（1）以拇指顺时针揉子宫反射区，8～10分钟。

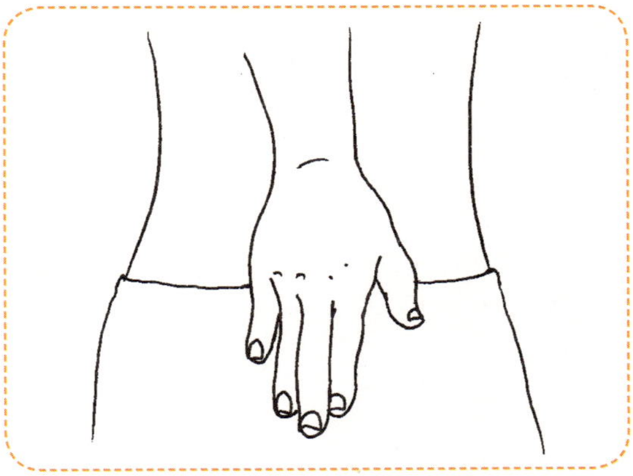

（2）以掌按压泌尿系统反射区，反复3～5分钟。

2. 俯卧位

以双拇指推生殖腺反射区，反复3～5分钟。

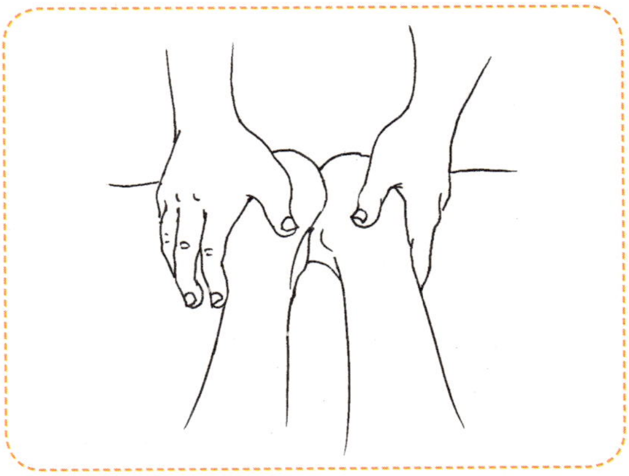

（三）辨证选取反射区

肾气虚证可加用拇指揉肺反射区1、肾反射区2，各3～5分钟

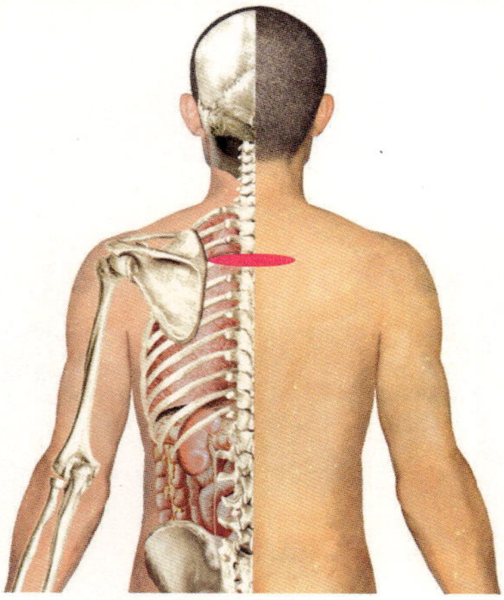

肺反射区 1

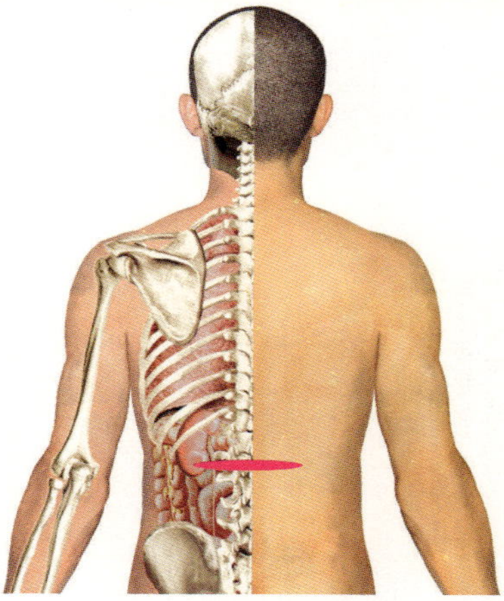

肾反射区 2

肾阳虚证可加用掌擦肾反射区2，以热为度

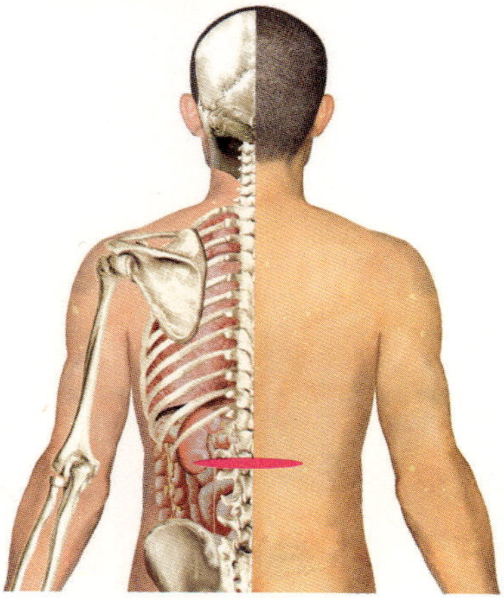

肾反射区 2

肾阴虚证可加用拇指揉肾反射区2、肾反射区3，各3～5分钟

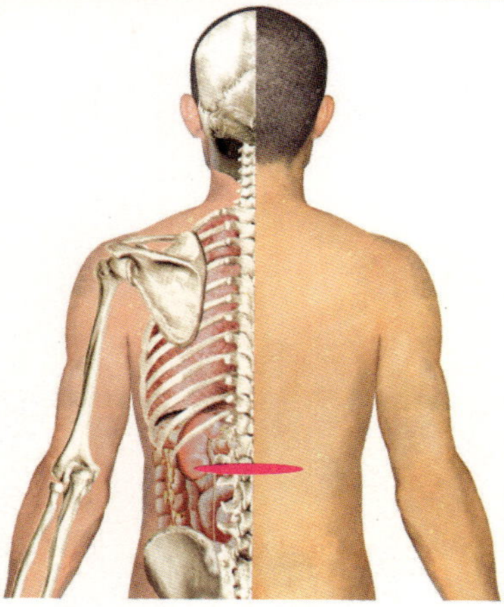

肾反射区 2

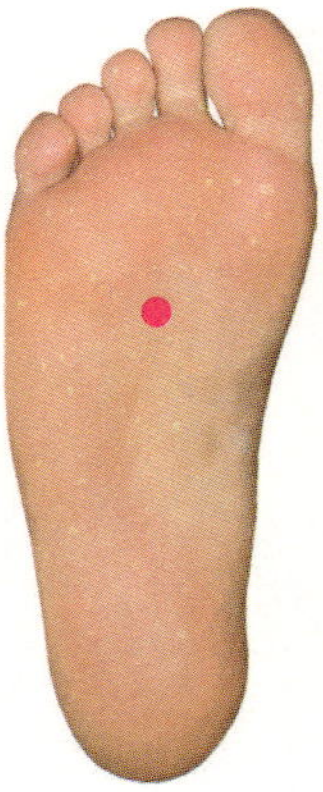

肾反射区 3

肝郁证可加用由上而下直推胸部反射区 3、胸部反射区 4，各 8 ～ 10 次，拇指揉肝反射区 3 ～ 5 分钟

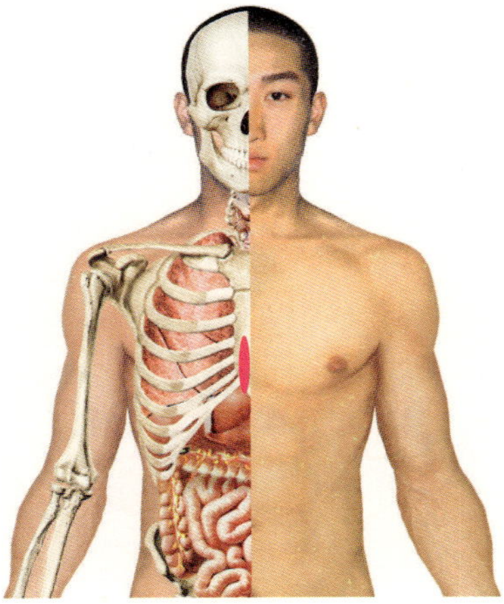

胸部反射区 3

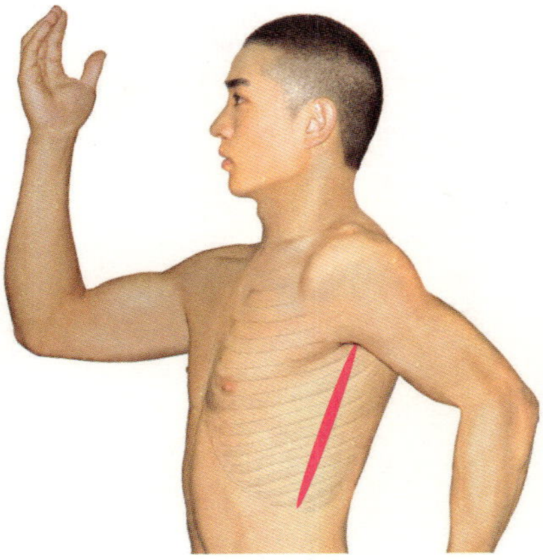

胸部反射区 4

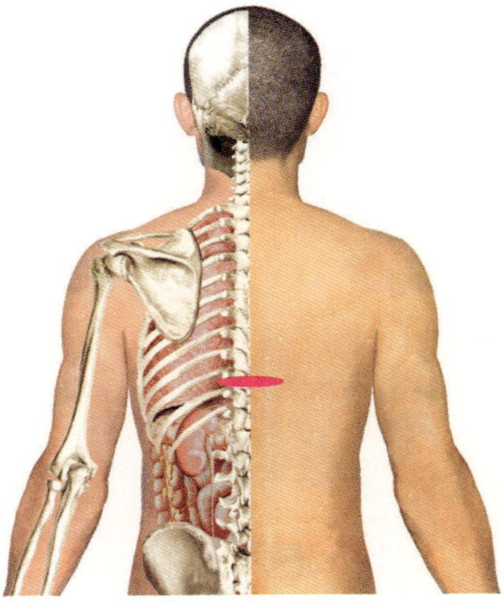

肝反射区

痰湿证可加用拇指揉脾反射区 1、胃反射区 1、胃反射区 2 各 3 ~ 5 分钟

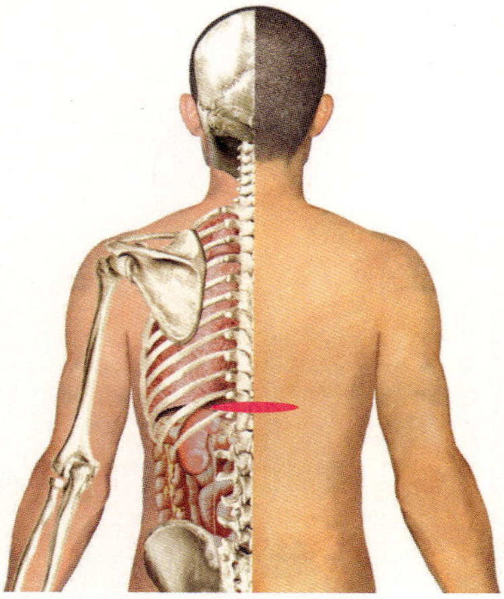

脾反射区 1

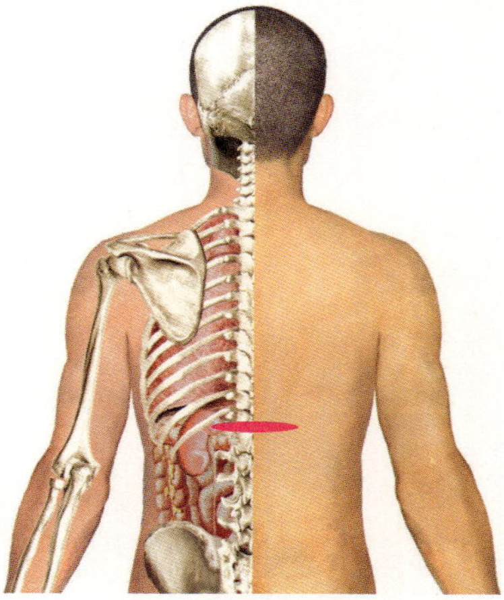

胃反射区 1

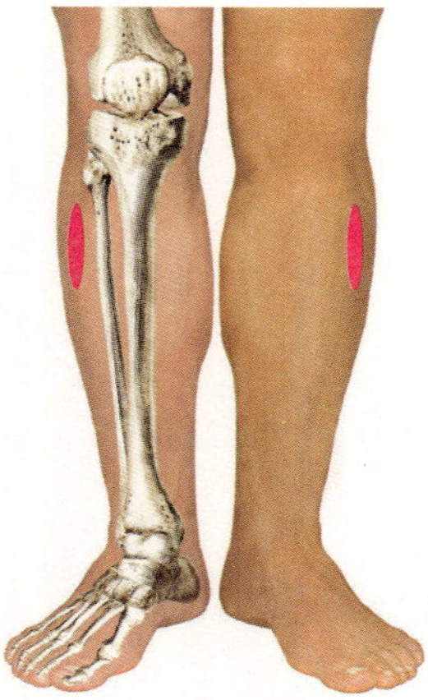

胃反射区 2

血瘀证可加用拇指揉肝反射区 3 ~ 5 分钟

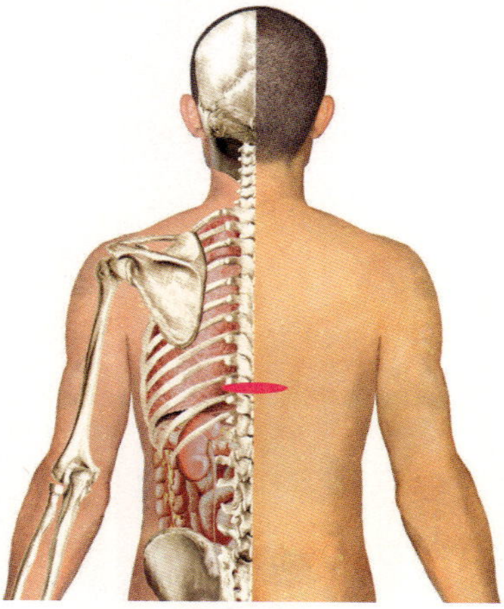

肝反射区

三十、前列腺炎

（一）概述

前列腺炎是指前列腺特异性和非特异感染所致的急慢性炎症，从而引起全身或局部不适症状的一种疾病。属于祖国医学中的“精浊”、“劳淋”、“白淫”、“尿浊”等病的范畴。

本病可因外感毒热之邪留恋不去，或性事不洁，湿热留于精室，精浊混淆，精离其位；或因所愿不遂或忍精不泄，肾火郁而不散，相火旺盛，离位之精化为白浊；或因房室过度，殚竭其精，精室空虚，湿热乘机袭入精室，精被所逼，不能静藏。在临床中，该病症状多样，病情轻重也有很大的差别，常见的症状主要有排尿不适、局部坠胀不适及胀痛、放射性疼痛、性功能障碍及神经衰弱等。

前列腺炎在临床辨证时应关注小便的质地、颜色及其他伴随症状，如表现为小便短赤浑浊、尿频尿急、尿道涩痛或灼热疼痛、少腹及会阴部胀痛、大便秘结、尿道口滴白量多、口干口苦而黏、舌红苔黄腻、脉弦滑数可辨证为湿热下注证；表现为尿频质清、尿道滴白、腰骶疼痛、形寒肢冷，小腹或会阴、睾丸、精索等处胀痛有冷感，阴囊和阴茎冷缩，头昏、头晕，伴有阳痿、遗精、早泄等症状，舌质淡胖或有齿痕，脉沉细无力可辨证为肾阳亏虚证；表现为小便清长、或尿频而不痛、尿终滴白、会阴部坠胀感明显、面色苍白、神疲乏力、少气懒言、心悸自汗、食欲不佳、劳累后加重、舌淡胖边有齿痕、脉细弱者可辨证为中气不足证；病程较长、病情顽固、颜面有黑斑、尿末滴白量少、疼痛较重，少腹及会阴部、腰骶、尿道等处刺痛或胀痛，舌质紫暗或有瘀斑、舌下静脉怒张、脉弦涩可辨证为气滞血瘀证。

前列腺炎是一种慢性疾病，应注意日常的调护，首先要消除各种外邪入侵和湿热内生的有关因素，如憋尿、过食肥甘、纵欲过劳、外阴不洁等病因，同时要加强锻炼、增强体质，保持心情愉快、防止情志内伤，多喝水，饮食宜清淡，忌肥腻香燥辛辣食物。

（二）反射区按摩手法

1. 仰卧位

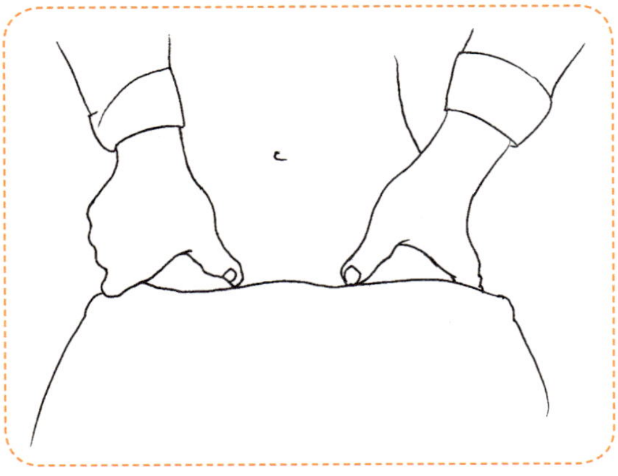

（1）以拇指揉前列腺反射区，反复3～5分钟。

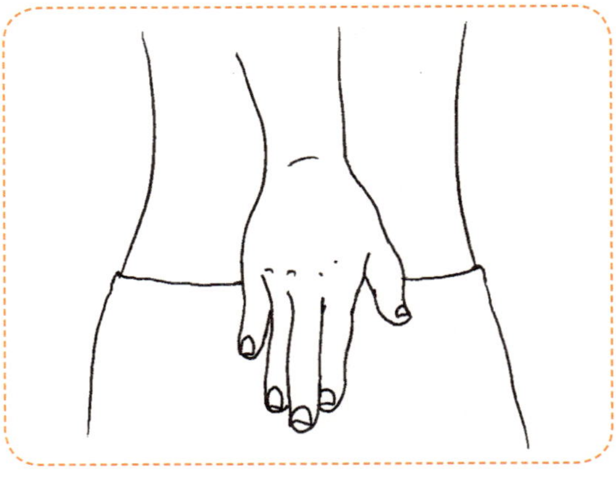

（2）以掌揉泌尿系统反射区，反复3～5分钟。

2. 俯卧位

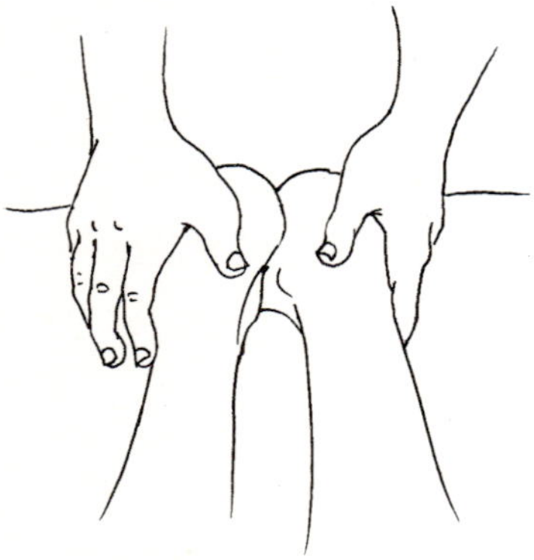

以拇指推生殖腺反射区，反复 3 ~ 5 分钟。

（三）辨证选取反射区

湿热下注证可加用拇指揉肝反射区、胆反射区 1 各 3 ~ 5 分钟

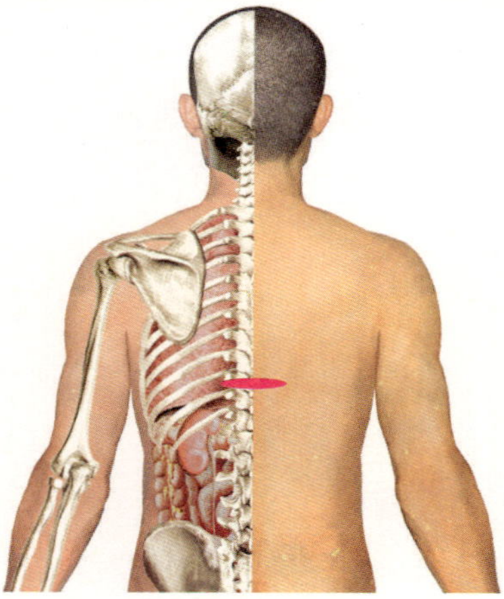

肝反射区

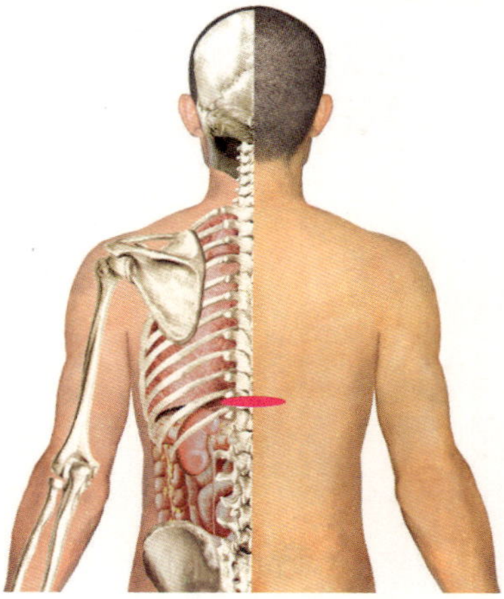

胆反射区 1

肾阳亏虚证可加用掌擦脾反射区 1、肾反射区 2，以热为度

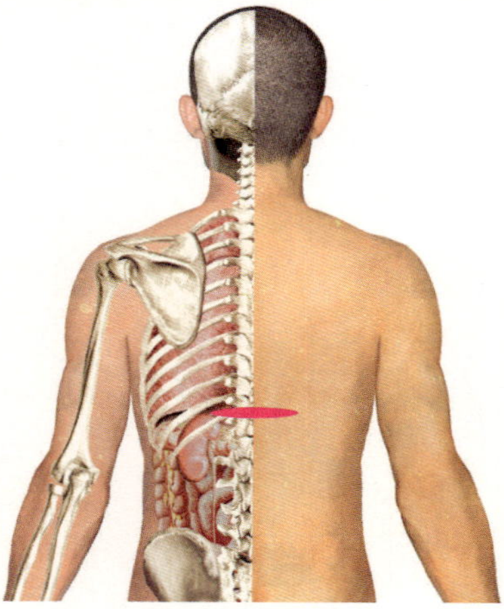

脾反射区 1

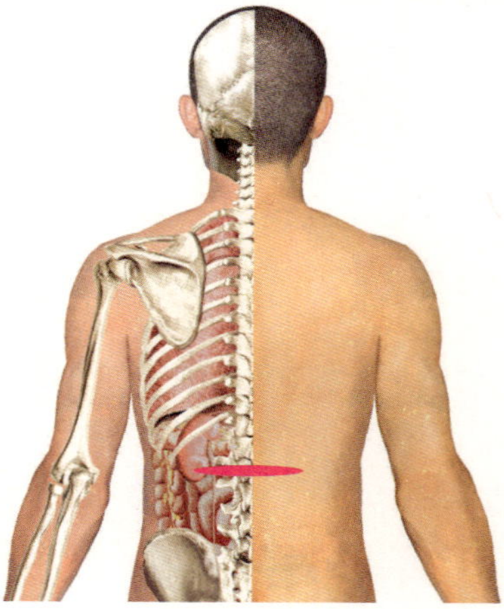

肾反射区 2

中气不足证可加用拇指揉脾反射区 1、胃反射区 1、胃反射区 2 各 3 ～ 5 分钟

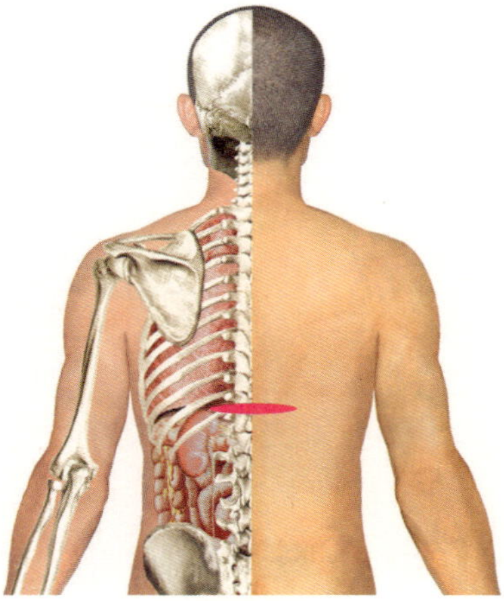

脾反射区 1

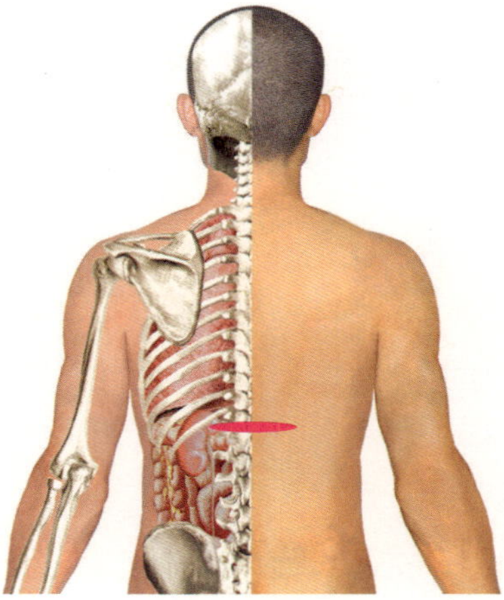

胃反射区 1

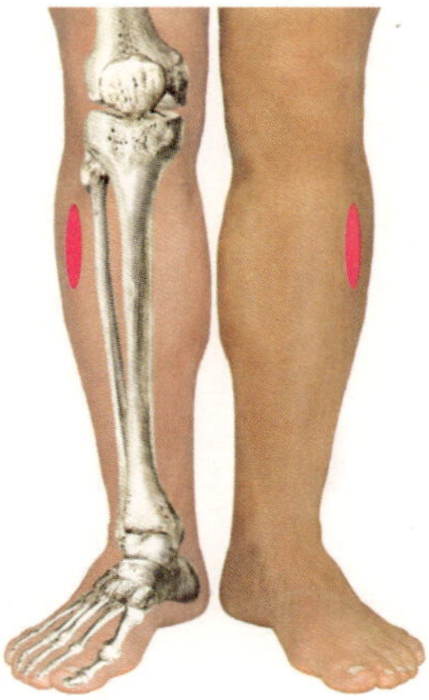

胃反射区 2

气滞血瘀证可加用由上向下推胸部反射区 3 反复 8 ～ 10 次，拇指揉肝反射区 3 ～ 5 分钟

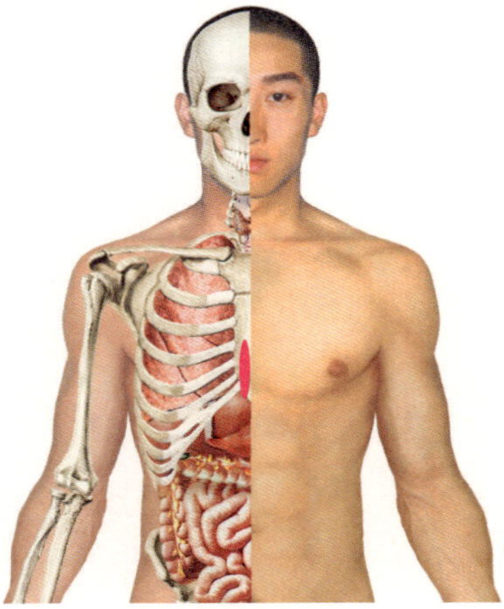

胸部反射区 3

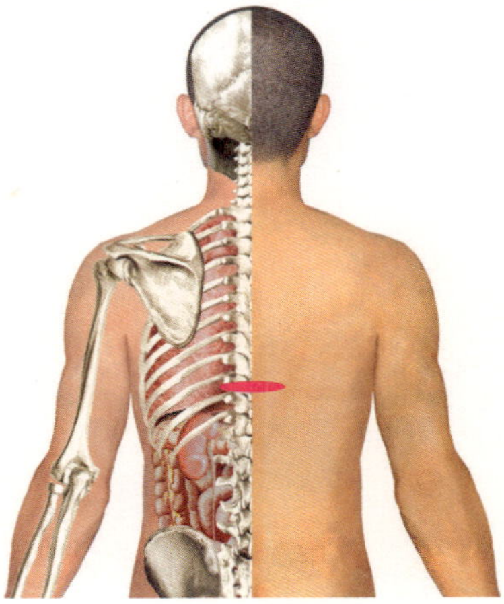

肝反射区

三十一、肩关节周围炎

（一）概述

肩关节周围炎简称肩周炎，又称“露肩风”、“冻结肩”、“肩凝症”、“五十肩”，是由外伤、慢性劳损或感受风寒湿邪而导致肩关节周围疼痛、活动障碍为主症的一种老年性常见疾病。临床多见于45岁以上的女性，尤其是非体力劳动者，如家庭妇女、教师等。

本病主要涉及的肌肉为三角肌、肱二头肌、肱三头肌、大圆肌、小圆肌、冈上肌、冈下肌。压痛在节间沟是肱二头长肌腱炎，压痛在喙突前是肱二头短肌腱炎，压痛在大结节顶部是冈上肌腱炎，压痛在三角肌上是三角肌肌腱炎与滑囊炎。①上举试验有障碍者，按摩以三角肌、肱二头肌、肱三头肌、大圆肌、小圆肌为主。握受术者腕部，由屈曲变直，疼痛加重，抗阻试验为阳性，为肱二头肌长头肌腱炎；②内收搭肩试验有障碍者，要在肱三头肌、冈上肌、冈下肌、三角肌为主的范围按摩；③外展试验障碍者，要在肱二头肌、三角肌、肱三头肌范围按摩；④后伸试验障碍者，要以肱二头肌长头肌、三角肌范围按摩；⑤平举试验阳性者，要以与喙肩韧带、喙锁韧带关节囊按摩为主。

本病的形成多因年老体虚，气血不足，筋失濡养；或因汗出当风，睡卧露肩，感受风寒湿邪，筋脉拘急；慢性劳损或外来暴力所致的急性损伤（气血瘀滞）未进行彻底治疗等。其病理改变为肩周肌筋的炎变、痉挛、挛缩、粘连，腱鞘肿胀、肥厚或肌腱与关节囊紧密结合，限制了肩关节的正常活动。该病之后期可出现肩部肌肉萎缩和肩关节的严重粘连，其运动由肩胛骨所代替。

患者多有肩关节劳损、外伤或感受风寒湿邪侵袭的病史，多数患者呈慢性发病，多见于45岁以上的非体力劳动者，女性多于男性。典型症状一是肩关节疼痛，疼痛性质多为酸痛或钝痛，早期肩部疼痛剧烈，肿胀明显，疼痛可扩散至同侧肘部，遇寒湿痛甚，遇热痛减，昼轻夜重，常影响睡眠，甚至夜不能寐，不能向患侧侧卧，后期肩部疼痛减轻，但活动障碍较显著；二是活动受限，患者常不能完成穿衣、洗脸、梳头、触摸对侧肩部等动作。后期（病久者），肩部功能活动几乎完全丧失，而成“冻结状”，但疼痛有所减轻。

（二）反射区按摩手法

1. 俯卧位

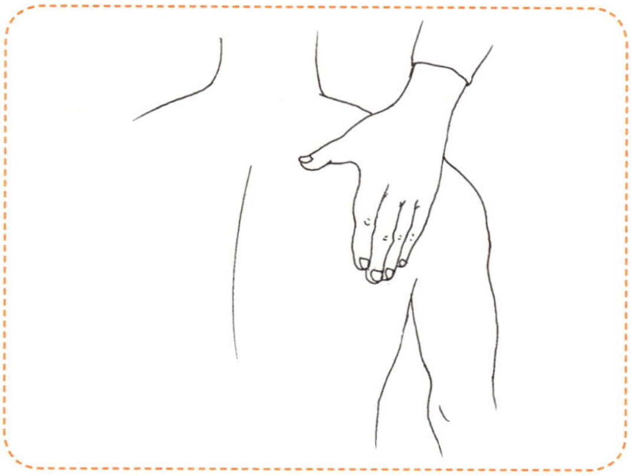

（1）以拇指点揉肩部反射区 1，反复 5 ~ 10 分钟。

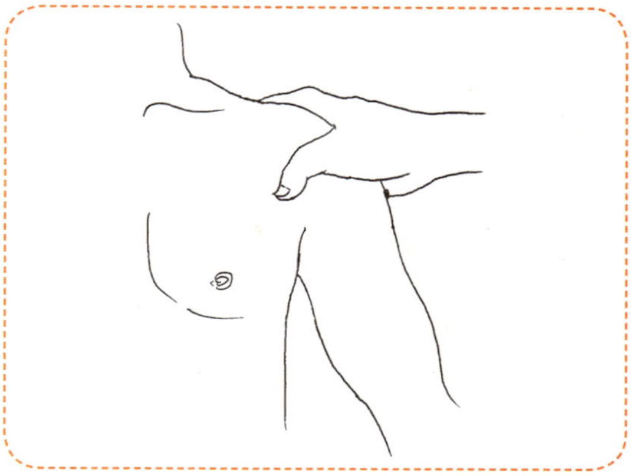

（2）以拇指拨肩部反射区 3，反复 8 ~ 10 次，再在肩部反射区 4 以掌进行拍法。

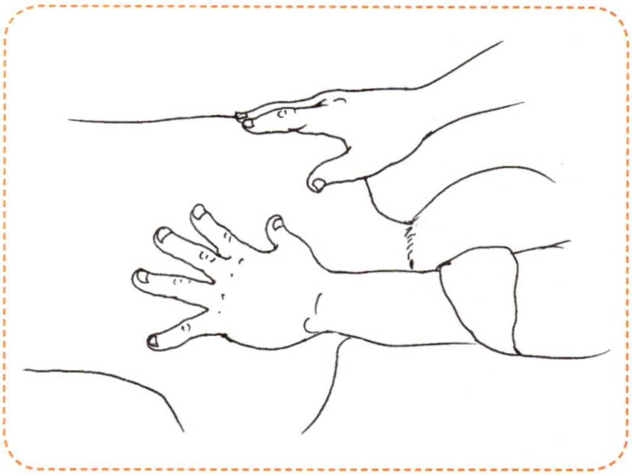

（3）以掌推肩胛骨反射区，然后进行揉法。

2. 仰卧位

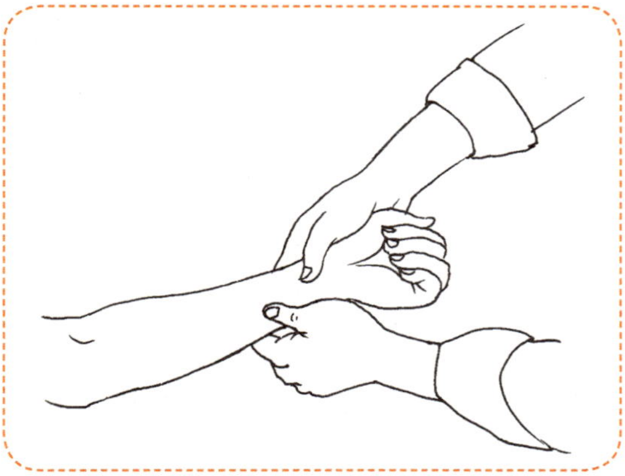

（1）以拇指推肩部反射区 2，反复 8 ~ 10 次。

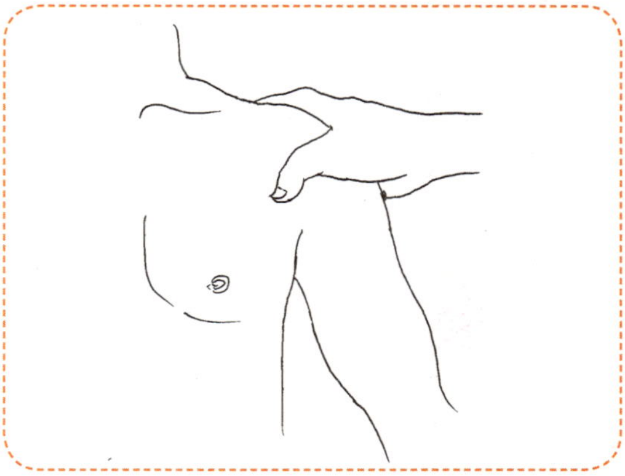

（2）以拇指推肩部反射区 3，反复 8 ~ 10 次。

【附】

（一）涉及主要肌肉的起止点和作用

（1）三角肌：呈三角形，起点为锁骨外端、肩峰及肩胛冈，止点是三角肌粗隆。功能：上臂屈曲旋内在于前部、中部上臂外展，后部使上臂伸和旋外，同时收缩外展。

（2）肱二头肌：呈梭形，长头起点在肩胛骨盂上粗隆，短头起点在肩胛骨喙突，止点是桡骨粗隆。功能：使上臂屈曲，前臂屈曲和旋外，前臂向上臂屈曲。

（3）大圆肌：位于背阔肌上方，起点在肩胛骨下角，止点在肱骨小结节嵴。功能：上臂伸、旋内与内收。

（4）小圆肌：位于冈下肌下方，起点在肩胛骨外侧缘，止点在肱骨大结节。功能：使上臂伸、内收、旋外。

（5）冈上肌：呈圆锥形，起点在冈上窝，止点在肱骨大结节。功能：上臂外展。

（6）冈下肌：起点在冈下窝，止点在肱骨大结节。功能：上臂伸、内收与旋外。

（7）肱三头肌：有长头、外侧头和内侧头三个头。长头起点在肩胛盂下粗隆，外侧头起点在肱骨后面上部，内侧头起点在肱骨体内侧下方，三个头在肱骨重点合成一个腱，止点在尺骨鹰嘴。

（二）本病按摩手法

（1）在肩部与上肢可施用双手抱揉法。

（2）拿揉肩部与上肢。

（3）双手拇指揉肩胛内缘、肩胛腋窝缘、三角肌、肩胛下肌、肱三头肌等。

（4）摇肩，摇肘，摇腕，点按相关的穴位。

（5）进行顿提法，拉开肌肉的粘连。

（6）拍打肩部。

（三）涉及相关腧穴的定位和主治

（1）秉风：冈上窝中央。主治：肩臂疼痛，上肢酸麻。

（2）肩髎：在肩部，肩髃穴后方，外展时肩峰后下方呈凹陷处。主治：疼痛不举。

（3）落枕：在手背第 2、3 掌骨之间。主治：颈肩痛。

（4）肩髃：在肩部，当上臂外展平举时，肩峰前下方凹陷处。主治：肩部疼痛。

（5）臂臑：三角肌止点，曲池与肩髃连线上，曲池上 7 寸。主治：手指挛痛。

（6）天宗：冈下窝中央。主治：臂伸不利，肘臂外后侧痛。

（7）肩外俞：第 1 胸椎棘突下旁开 3 寸。主治：前臂痛、耳聋。

（8）天井：屈肘，肘尖直上 1 寸凹陷处。主治：前臂痛、耳聋。

（9）肩井：大椎与肩峰连线中点。主治：肩背痛，头颈强直。

（10）肩贞：肩关节后下方，腋后纹头上 1 寸。主治：上肢不举。

（四）功能锻炼

（1）以手爬墙，自下而上，每天进行。

（2）进行大小摇肩各方向 200 次。

三十二、颈椎病

（一）概述

颈椎病又称颈椎综合征，是由于损伤或颈椎及椎间盘、椎周筋肉退变引起的脊椎平衡失调，挤压颈部血管、交感神经、脊神经根和脊髓等，产生颈、肩、上肢、头、胸部疼痛及其他症状，甚至合并肢体功能丧失等，是一种中老年常见的慢性疾病。本病主要涉及的肌肉有斜方肌、菱形肌、肩胛提肌、胸锁乳突肌。

本病形成的病因主要是反复扭挫伤、风寒湿外邪侵袭、长期慢性劳损和椎间盘的退行性改变。在上述原因作用下，主要造成颈椎移位、椎体缘、关节突、钩椎关节骨赘形成、椎间盘的退变等病理改变，进而出现神经、血管和脊髓的受压。

颈椎病的临床症状复杂多变，以颈项、肩臂、肩胛上背、上胸壁及上肢疼痛或麻痛为最常见。临床症状的产生随病变在颈椎的平面及范围而有差异。根据其临床表现，可分为颈型、神经根型、椎动脉型、脊髓型、交感神经型、混合型六型。其中较为常见的是颈型、神经根型、椎动脉型和混合型。颈型颈椎病的常见症状是颈肩背酸胀、疼痛、僵硬，不能做点头、仰头及头颈部旋转活动，呈斜颈姿势。患者回头时颈部与躯干共同旋转。神经根型颈椎病的常见症状是颈项、肩胛上背、上胸壁、肩臂和手部放射性麻木、疼痛无力和肌肉萎缩，感觉异常。患者睡眠时，喜取伤肢在上的屈肘侧卧位。椎动脉型颈椎病的常见症状是头晕、耳鸣、记忆力减退、猝倒（猝倒后因颈部位置改变而立即清醒，并可起来走路）。颈部侧弯及后伸到一定位置，则出现头晕加重，甚至猝倒。混合型则是同时存在上述两型或者两型以上症状、体征者，即可诊断。

（二）反射区按摩手法

1. 俯卧位

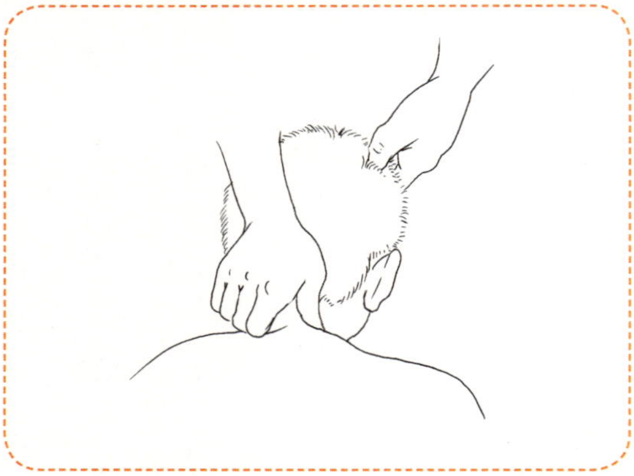

（1）以手掌或拇指按肩胛骨反射区，反复 3 ～ 5 分钟。

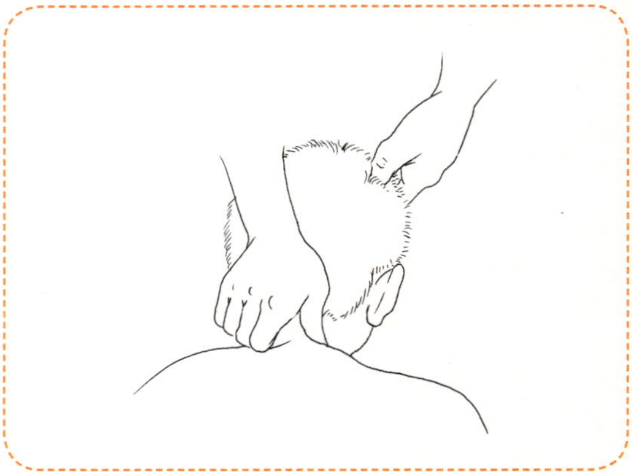

（2）以拇指、食指拿揉颈椎反射区 1，反复 3 ～ 5 分钟。

2. 仰卧位

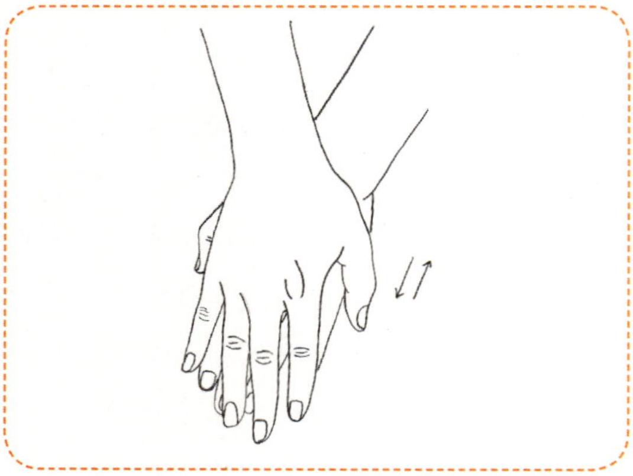

以手掌或拇指按颈椎反射区 2、颈椎反射区 3，反复 3 ～ 5 分钟。

【附】

（一）涉及主要肌肉的起止点和作用

（1）斜方肌：呈三角形，两侧斜方肌相合呈斜方形。起点在枕外粗隆项韧带、第七颈椎棘突及全部胸椎棘突，止点在肩胛冈、肩峰及锁骨外 1/3 处。功能：使头向后、侧屈和回旋，头和脊柱伸直。

（2）菱形肌：位于斜方肌深层，呈菱形。起点在下位两个颈椎棘突和上位四个胸椎的棘突，止点在肩胛骨内侧缘。功能：使脊椎伸直，肩胛骨上提、后缩、回旋。

（3）肩胛提肌：位于斜方肌深层，形状细长。起点在上位四个颈椎横突，止点在肩胛骨内侧缘。功能：使颈伸直，使颈向同侧倾斜和回旋。

（4）胸锁乳突肌：起点为胸骨柄和锁骨胸骨端，止点为颞骨乳突。功能：使头前伸，使头部固定，向同侧倾斜，向对侧回旋。

（二）本病按摩手法

（1）揉点、拨理颈部肌筋。

（2）按揉大椎、风池、天鼎、肩髃、天宗、中府等穴位。

（3）牵引头部，四指归提（坐位或仰卧位）。

（4）颈椎旋转复位法。

（5）揉颈肩部。

（6）上肢牵抖手法。

（三）涉及相关腧穴的定位和主治

（1）中府：平第1肋间隙，前正中线旁开6寸。主治：颈肩痛、咳喘。

（2）合谷：第2掌骨中间桡侧肌隆起处。主治：面部痉挛，椎动脉痉挛。

（3）手三里：肘横纹下2寸。主治：上肢挛痛，麻木。

（4）缺盆：锁骨窝中点。主治：咳喘。

（5）足三里：犊鼻穴下3寸。主治：脾胃不和。

（6）列缺：桡侧腕横纹上1.5寸。主治：前臂痛。

（7）极泉：腋窝顶点。主治：心烦和前臂痛。

（8）听宫：耳屏前正中与下颌关节之间，张口呈现凹陷处。主治：耳聋、耳鸣。

（9）风池：枕骨下，胸锁乳突肌与斜方肌之间凹陷处。主治：感冒等外感疾病。

（10）天鼎：喉结旁，扶突与缺盆中点。主治：咽喉肿痛、瘰疬等。

（四）功能锻炼

（1）双手叉腰仰头、低头、探头。

（2）左右手上下背后拉伸。

（3）抬头望月。

三十三、腰部扭转不利

（一）概述

腰部脊柱支撑着人体60%以上的重力，并从事着伸、屈、旋转等复杂的运动。在进行负重和活动过程中，脊柱结构中的任何部分发生损伤、结构异常、全身代谢和内分泌紊乱、姿势不良、身体虚弱、肌肉无力、风寒湿入侵等，均可引起腰痛或腰伴腿痛。本节所涉及的腰部扭转不利主要是由腰臀部筋肉损伤所造成，凡因全身代谢和内分泌紊乱等原因造成的腰部扭转不利请参考相应内科、妇科病证治疗，此外腰椎结核、肿瘤等原因造成的腰部疼痛、扭转不利也不属于治疗范围。

根据造成腰臀部筋肉损伤的原因不同，我们可将造成出现腰痛、扭转不利的病证分为脊柱源性腰痛和非脊柱源性腰痛两类。其中出现在腰部韧带、腰椎间盘的病证称为脊柱源性腰痛，出现在腰部筋肉的病证称为非脊柱源性腰痛。

1. 腰部韧带损伤

本病可有急慢性损伤两种情况，急性损伤一般发生在充分弯腰搬移重物的时候，骶棘肌处于松弛状态，臀部肌肉与大腿后侧肌肉收缩，以腰椎为杠杆将物提起，支点常位于腰骶部，此刻韧带无骶棘肌保护，作用力全部落在腰部韧带上，棘上韧带和棘间韧带所承受的张力最大，故容易受到损伤，从而出现腰和下肢症状。本病在伤后出现脊柱部疼痛，痛点多在 1 ～ 2 个棘突，弯腰的时候疼痛加剧，劳累后症状加重，休息后疼痛症状减轻。慢性损伤则多有腰部劳损或久病不愈的病史，患者腰部无明显触痛，仅有酸胀感。

2. 腰椎间盘突出症

腰椎间盘突出症，又名腰椎间盘纤维环破裂症。本病的发生是由于腰椎间盘发生退变与外力损伤等因素，使纤维环部分破裂，髓核从纤维环的缺损处向外膨出，压迫脊髓、脊神经根，引起腰伴下肢放射性疼痛，是一种临床常见病。多发生于青壮年体力劳动者。本病影响患者参加体力劳动和日常工作，严重者甚至生活不能自理。本病的发生有内、外两方面的原因。内因是椎间盘的退行性改变及解剖学上的弱点；外因则是急性损伤、慢性劳损，或受寒冷（凉）、潮湿的刺激等。其主要病理改变为纤维环破裂、髓核膨出和患椎骨突关节错位、椎间韧带损伤、椎体旋转、椎间孔的前后径变窄，产生脊神经根受压症状。如神经根受压长期得不到解除，则可使损伤处的神经根变性，与周围组织粘连在一起，同时可伴有腰臀部筋肉的代偿性损伤。多数病例有明显的腰部外伤史，少数病患仅有过劳、受凉史。本病常发生于 20 ～ 45 岁的体力劳动者，男性多于女性。主要症状是腰部疼痛和单、双侧下肢沿一定的神经路线放射性疼痛和麻木。在站立、行走、咳嗽、喷嚏或大便用力时疼痛加重，屈膝、屈髋或卧床休息可使疼痛减轻。在触诊时可发现脊柱畸形，脊柱运动障碍，腰区叩诊可出现棘突旁压痛并沿相应的神经路线向下肢放射痛，棘突偏歪，伤处棘上韧带条索样纵行剥离、钝厚、压痛；单、双侧腰肌紧张，多数病例可表现为腱反射的异常。

3. 急性腰肌扭伤

由于弯腰负重、猛然扭转等间接外力因素，使腰部肌肉、关节、韧带、筋膜等组织受到牵拉、扭转所引起的急性损伤，伤后骤然出现腰痛及腰部活动障碍者，称为急性腰肌扭伤。本病多发生于青壮年体力劳动者，长期从事弯腰工作的人和平时缺乏锻炼、肌肉不发达的人较为常见。本病发病骤然，伤后即感到腰部一侧或两侧局限性疼痛，患者一般可指出疼痛的准确位置，在大声说话、打哈欠、咳嗽等用力的时候都会感到疼痛加重，有时疼痛可牵扯到臀部、大腿后部和大腿前内侧。多数病例会出现伤侧腰肌紧张或痉挛，患者站立、向前弯腰或向健侧侧弯的时候疼痛更加明显。

4. 慢性腰部劳损

无典型外伤病史的慢性腰部筋肉损伤，称为慢性腰肌劳损，多发生于体力劳动者，一般多由于腰部筋肉急性损伤后未做及时治疗或治疗不彻底、休息不充分，以致筋肉发生粘连，压迫腰骶神经后支。或由于工作繁重，或单一姿势的长时间弯腰劳动，持续性负重，使腰部组织长时间处于紧张状态，局部组织水肿、缺血、纤维变性增厚所致。此外腰骶部的先天变异也是造成本病发生的重要原因。患者常自觉单或双侧腰部大面积隐痛、酸痛，腰部沉重、乏力，症状在过量劳动后加重，休息后减轻，但往往不能准确指出疼痛位置，腰部运动一般无明显障碍。

（二）反射区按摩手法

1. 俯卧位

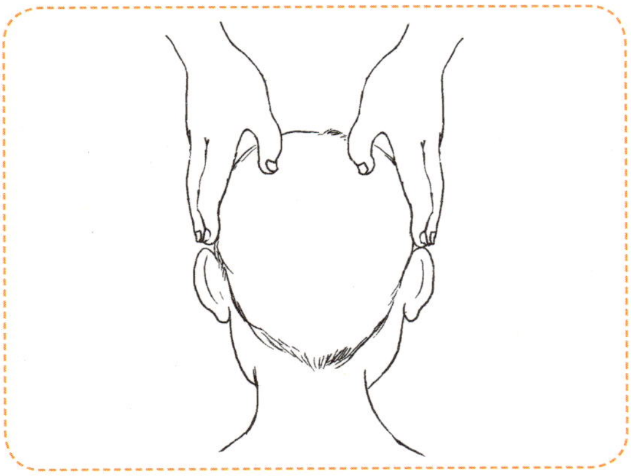

（1）以双手拇指点按肾反射区 1，反复 5 ～ 10 次。

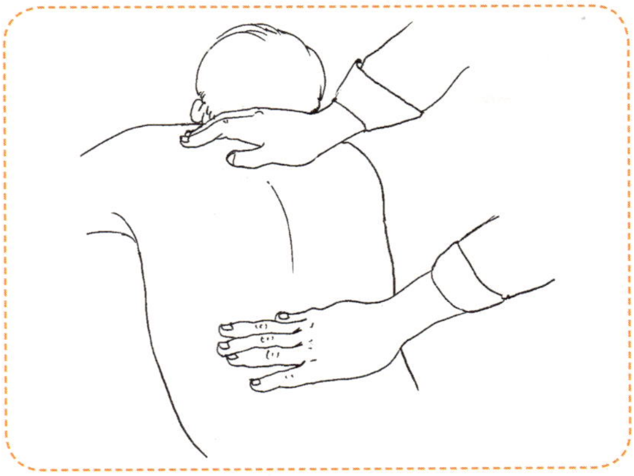

（2）以掌擦热肾反射区 2，反复 5 ～ 10 次。

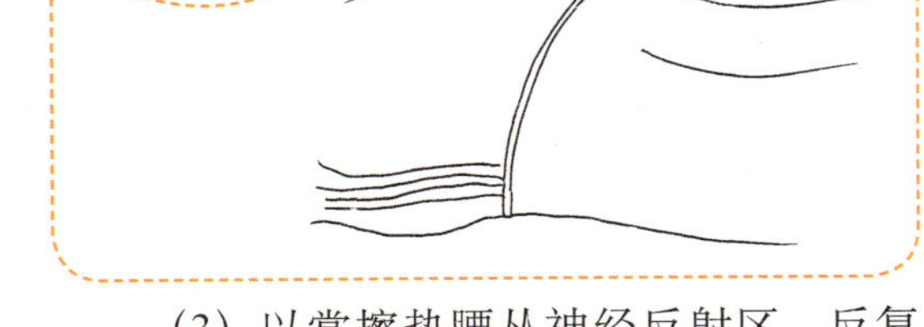

（3）以掌擦热腰丛神经反射区，反复 5 ～ 10 次。再以拳叩腰丛神经反射区 5 ～ 8 次。

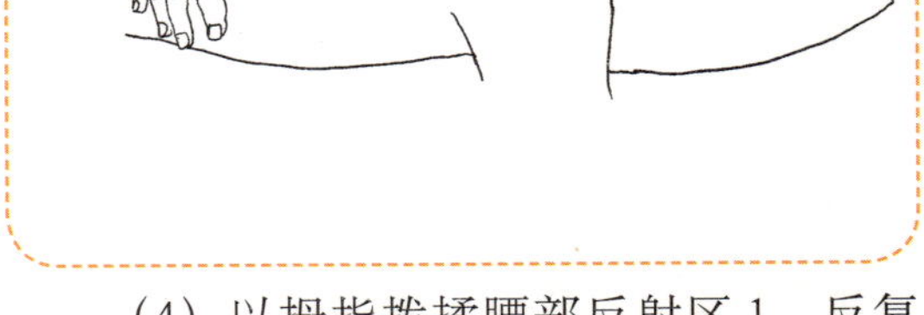

（4）以拇指拨揉腰部反射区 1，反复 5 ～ 8 次。

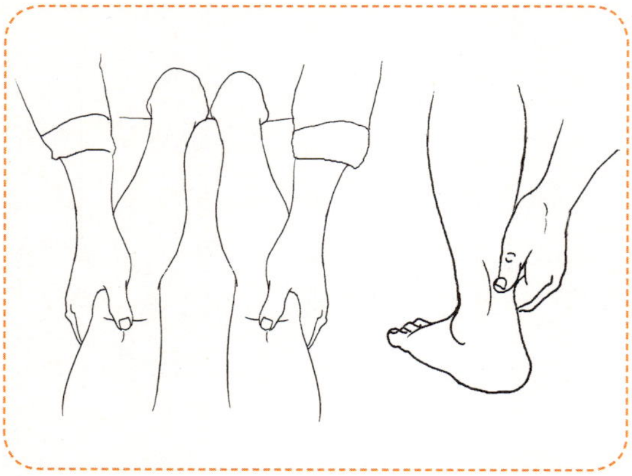

（5）以拇指点按腰部反射区 3、腰部反射区 4，反复 5 ~ 8 次，并在腰部反射区 3 施以叩法。

2. 仰卧位

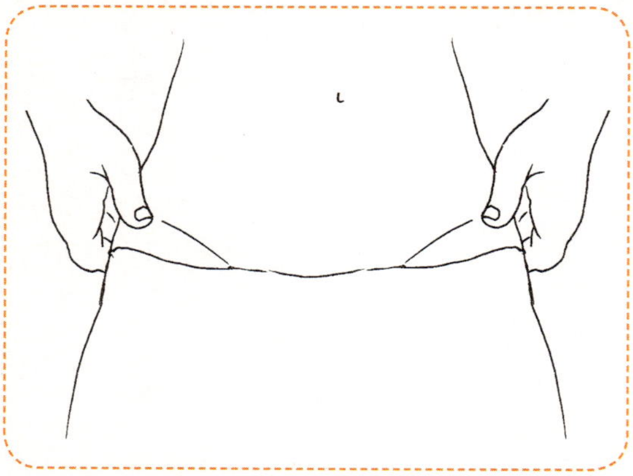

（1）以拇指拨揉髋反射区，以放松为主。

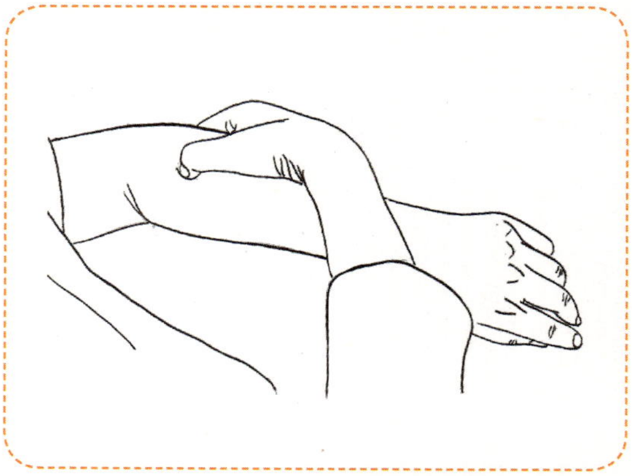

（2）以拇指拨揉腰部反射区 7，以酸痛为度。

【附】

（一）本病涉及的解剖生理结构

1. 椎间盘的构造

正常人体的椎间盘共 23 个，位于两个相邻的椎体之间，椎间盘由纤维环、软骨板、髓核三部分组成，是一个富有弹性的软垫，在发育成熟时期约占脊柱全长的 1/4。其功能主要是连接脊柱、产生运动，负重，吸收震荡、保护中枢神经。

（1）软骨板：由玻璃样透明软骨构成，在椎体的上、下各 1 个，构成椎间盘的上、下部分，与椎体紧密相连。

（2）纤维环：为坚韧的纤维软骨组织，呈向心性分层排列。由于纤维环的环绕，将髓核固缩于中央。纤维环的外围不仅和上下骺环连接紧密，而且与前、后纵韧带相互连接。

（3）髓核：髓核由富于弹性而又柔软的浆状灰白色半固体物质构成，位于软骨板和纤维环中央。髓核本身有很大的张力，无一定形态，可随着脊柱的运动而变形。

2. 腰部韧带

（1）棘上韧带：是架在各椎骨棘突尖上的索状纤维软骨组织，起自第 7 颈椎棘突，止于骶中嵴。据近年解剖学发现，该韧带止于第 3 腰椎棘突者占 22%，止于第 4 腰椎棘突者占 73%，止于第 5 腰椎棘突者占 5%，作用是与弓间韧带一起在棘间韧带帮助下限制脊柱过度前屈。

（2）棘间韧带：棘间韧带是连接两个棘突之间的腱性组织，由三层纤维组成，其纤维之间交叉排列，易产生磨损，其主要功能是防止脊柱的过度前屈。

（3）前纵韧带：是位于所有椎体和椎间盘前面的纵长韧带，上起于枕骨大孔前缘，下至第 1 或第 2 骶椎，其内层纤维与椎间盘外层纤维和椎体的骺环相连，但并不进入椎体，有防止脊柱过度后伸的作用。

（4）后纵韧带：位于椎管内椎体的后方，窄而坚韧，为脊柱的长韧带。起自枢椎并与覆盖枢椎椎体覆膜相续，下达骶骨。其与椎间盘纤维环及椎体上下缘紧密连接，有限制脊柱过度前屈的作用。

3. 腰部肌肉

腰部的功能活动由 5 组肌肉参加。其中，前屈：腹直肌、髂腰肌；后伸：骶棘肌；侧屈：骶棘肌、腰大肌和腰方肌；旋转：横突棘肌（多裂肌）。

腹直肌：位于腹前壁正中线的两旁，居腹直肌鞘内，为上宽下窄的带形多腹肌，起自耻骨联合和耻骨嵴，肌纤维向上止于胸骨剑突和第 5 ～ 7 肋软骨前面，收缩时使脊柱前屈和紧张腹壁。

髂腰肌：由髂肌和腰大肌组成。髂肌呈扇形，起自髂窝；腰大肌起自腰椎体侧面及横突。向下两肌相合，经腹股沟韧带深面，止于股骨小转子，其作用两侧髂腰肌同时收缩，使躯干前屈和骨盆前倾。

骶棘肌：起于骶骨、髂嵴后缘及腰椎并汇总直达坐骨，止于沿脊椎骨的两侧上达枕骨，作用为后伸脊柱。

腰大肌：为一长梭形肌肉，起自腰椎两旁，与髂肌共同终点于股骨小转子上，合称髂腰肌，其作用是使脊柱侧屈。

腰方肌：位于腹后壁，在脊柱两侧，其内侧有腰大肌，其后方有竖脊肌，二者之间隔有胸腰筋膜的中层，起自第 12 肋骨下缘和第 1 ～ 4 腰椎横突髂嵴的后部，止于髂嵴上缘。其作用为下降和固定第 12 肋，并使脊柱侧屈。

横突棘肌：横突棘肌由多个斜肌束组成，排列于由骶骨至枕骨的整个脊柱的背面，为竖脊肌（骶棘肌）所掩盖。肌束起自下位椎骨的横突，斜向内上方，跨越1～6个椎骨不等，止于棘突。两侧横突棘肌收缩可使躯干后伸，单侧收缩可使躯干向同侧侧屈并转向对侧。

（二）本病按摩手法

1. 俯卧位

（1）按揉腰部两侧骶棘肌与各棘突上、旁部位。

（2）点按命门、肾俞、委中、气海俞等各穴位。

（3）后伸扳腿法。

（4）拢腿运腰法。

2. 侧卧位

（1）斜扳腰法。

（2）蹬腰牵踝法。

3. 仰卧位

（1）屈膝屈髋摇法。

（2）圈腰法。

4. 坐位

旋转复位法。

（三）涉及相关腧穴的定位和主治

（1）肾俞：第2腰椎棘突下旁开1.5寸。主治：腰膝酸软。

（2）申脉：外踝直下方凹陷处。主治：腰痛。

（3）太溪：内踝尖与跟腱之间凹陷处。主治：腰背痛、咽喉痛。

（4）委中：腘横纹重点。主治：腰痛及下肢痹痛。

（5）三焦俞：第1腰椎棘突下旁开1.5寸。主治：腰痛、肠鸣。

（6）气海俞：第3腰椎棘突下旁开1.5寸。主治：腰痛、肠鸣、痛经。

（7）会阳：尾骨旁开0.5寸。主治：腰痛、阳痿。

（8）志室：第2腰椎棘突下旁开3寸。主治：腰痛。

（9）仆参：外踝后下方赤白肉际处。主治：下肢痿弱。

（四）功能锻炼

（1）俯卧位，鱼跃式锻炼背肌。

（2）仰卧位，挺腹训练。

三十四、膝关节屈伸不利

（一）概述

膝关节为人体较大而复杂的关节，负重大，结构不甚稳定，特别在活动过程中由于关节不稳容易引起损伤。

1. 膝关节侧副韧带损伤

膝关节侧副韧带损伤绝大部分发生于内侧。由于正常的膝关节约有 10° 的外翻，膝关节外侧易受外力的冲击，使膝关节过度外翻而损伤内侧副韧带，使其发生部分或全部断裂。内侧副韧带的深部纤维与内侧半月板相连，故在深部纤维断裂时，有可能同时产生内侧半月板撕裂，甚至并发交叉韧带撕裂，或关节滑膜撕裂。一侧副韧带损伤后，伤侧肿胀、剧痛，膝关节呈半屈状，勉强行走；韧带完全断裂者，有局限性肿胀，皮下出现瘀血、青紫。由于明显的疼痛、肿胀，影响膝关节功能活动。

2. 膝关节骨性关节炎

膝关节骨性关节炎是指由于膝关节软骨变性、骨质增生而引起的一种慢性骨关节疾患，又称为膝关节增生性关节炎、退行性关节炎及骨性关节病等。本病多发生于中老年人，也可发生于青年人，可单侧发病，也可双侧发病。它的主要改变是关节软骨面的退行性变和继发性的骨质增生。主要表现是关节疼痛和活动不灵活，X 线表现关节间隙变窄，软骨下骨质致密，骨小梁断裂，关节边缘有唇样增生。后期骨端变形，关节面凹凸不平。膝关节活动时疼痛加重，其特点是初起疼痛为阵发性，后为持续性，劳累及夜间更甚，上下楼梯疼痛明显。膝关节活动受限，甚则跛行。关节活动时可有弹响、摩擦音，部分患者关节肿胀，日久可见关节畸形。

（二）反射区按摩手法

1. 仰卧位

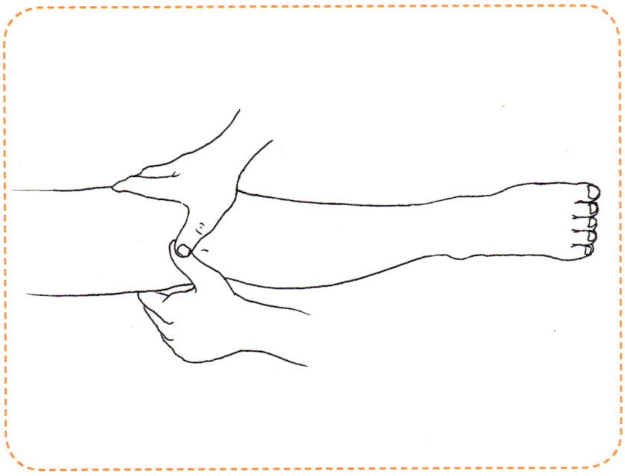

（1）以掌拍打膝反射区 2，反复 3 ~ 5 分钟。

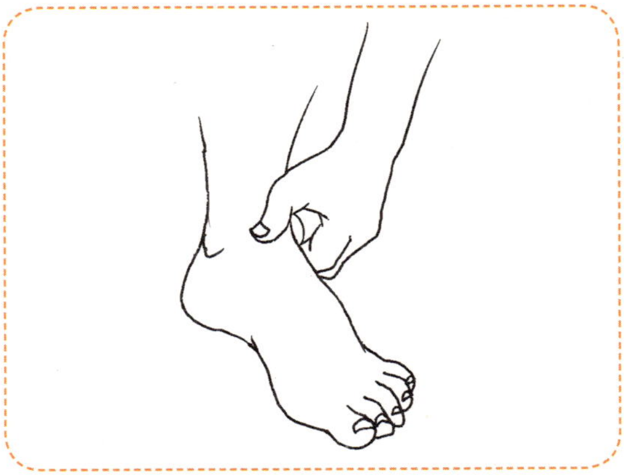

（2）以拇指蘸红花油擦踝反射区 2，以热为度。

2. 俯卧位

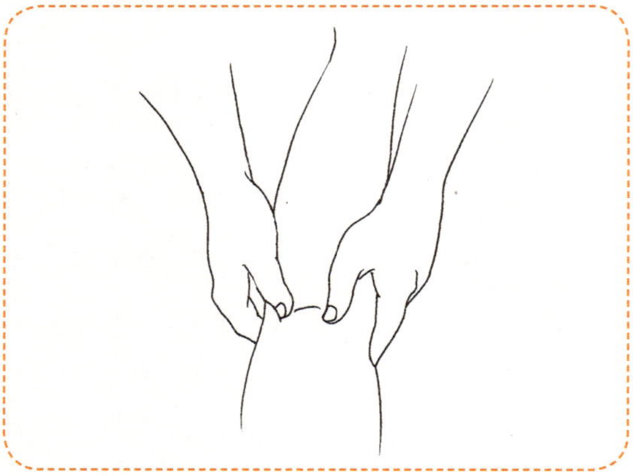

以拇指拨揉膝反射区 1，反复 3 ~ 5 分钟。

【附】

（一）本病涉及的相关解剖结构

1. 膝关节的构成

膝关节由三部分构成，即由股骨的内、外侧髁与半月板的上面，胫骨的内、外侧髁与半月板的下面及股骨的髌面与髌骨的关节面之间构成。各关节面均覆盖一层软骨，以缓冲外来的冲击力。关节把股骨下端、胫骨上端和髌骨包裹起来，周围由膝内、外侧副韧带（即胫、腓侧副韧带），前、后交叉韧带，髌韧带等对膝关节起稳定作用。髌下脂肪垫为三角形，填充髌韧带与胫骨前上端所形成的三角形区域空隙，有润滑关节的功能。膝关节的关节内面有滑膜覆盖，为人体最大的滑膜腔。髌上方为滑膜的反折部，对维护膝关节的屈伸活动有重要作用。

2. 运动与相关肌肉

膝关节的运动主要有屈曲、伸直、内旋、外旋和小范围的旋转动作。

（1）屈伸：在额状轴（横贯股骨内、外侧髁之间）上可做屈伸活动，其运动范围为 130° 左右。屈膝时，髌韧带和膝交叉韧带均紧张，两侧副韧带则松弛，此运动主要受大腿后部肌肉（股二头肌、半腱肌、半膜肌）的限制；伸膝时，除髌韧带外，所有韧带均紧张，此运动主要受膝交叉韧带和侧副韧带的限制。

（2）旋内、旋外：在垂直轴（通过关节中心的内侧）上，小腿可做旋内与旋外活动，屈膝呈 90° 时，其运动范围最大，可达 50° ，其中旋内约 10° ，旋外为 40° 。旋内运动受前交叉韧带限制，旋外运动则受侧副韧带的约束。

（二）本病按摩手法

1. 仰卧位

（1）全掌或大、小鱼际沿膝关节外、前、内侧直推至小腿中段 3 ～ 5 次。

（2）拿大腿前侧股四头肌肌肉 5 ～ 7 分钟。

（3）拇指指腹按揉髌骨周围 3 ～ 5 分钟，特别注意在痛点处的点揉。

（4）拇指指腹点揉梁丘、血海、内外膝眼、阳陵泉、阴陵泉、足三里等腧穴 3 ～ 5 遍。

（5）拇指指腹（或叠指）拨膝周胃经、胆经循行区域 3 ～ 5 遍。

2. 俯卧位

（1）双手手掌置于膝关节内外侧，抱揉膝部 3 ～ 5 分钟。

（2）双手手掌放于大腿内外侧中段，搓至小腿中段 3 ～ 5 次。

（3）双手拇指指腹按于内外膝眼，同时其余四肢握住膝关节后侧，边点按边屈伸膝关节，反复 3 ～ 5 遍。操作时注意配合受术者的呼吸，缓慢施术。

（4）一手扶于髌骨上面，一手托住踝关节后方的跟腱处，缓慢摇转膝关节，顺时针、逆时针各 3 圈。

（5）双手虎口卡住髌底和髌尖，搓擦 1 ～ 2 分钟。

（6）双手小鱼际搓擦膝关节内、外侧 1 ～ 2 分钟。

（7）全掌或大、小鱼际自小腿中段向上直推至大腿中段 3 ～ 5 次。

（8）五指拿大腿中段至小腿中段 3 ～ 5 次。

（9）拇指指腹拨揉殷门穴至承山穴，重点在委中穴。

（10）搓擦腘窝 2 ～ 3 分钟。

（11）屈压足跟 3 ～ 5 次，注意缓慢施术。

（三）涉及相关腧穴的定位和主治

（1）梁丘：屈膝，在大腿前面，当髂前上棘与髌底外侧端的连线上，髌底上 2 寸。主治：急性胃痛、乳痈、膝关节肿痛、下肢不遂。

（2）血海：屈膝，在大腿内侧，髌底内侧端上 2 寸，当股四头肌内侧头的隆起处。主治：月经不调、经闭、崩漏、湿疹、丹毒。

（3）内膝眼：屈膝，在髌韧带内侧凹陷处。主治：膝肿痛、脚气。

（4）外膝眼（犊鼻）：屈膝，在膝部，髌骨与髌韧带外侧凹陷中。主治：膝关节肿痛。

（5）阳陵泉：在小腿外侧，当腓骨小头前下方凹陷处。主治：黄疸、口苦、呕吐、胁肋疼痛、下肢痿痹、膝髌肿痛、脚气、肩痛、小儿惊风。

（6）阴陵泉：在小腿内侧，当胫骨内侧髁后下方凹陷处。主治：腹胀、水肿、黄疸、泄泻、小便不利、遗精、带下、膝痛。

（7）足三里：在小腿前外侧，当犊鼻穴下 3 寸，距胫骨前缘 1 横指（中指）。主治：胃痛、呕吐、噎膈、腹胀、肠鸣，消化不良、泄泻、便秘、痢疾、乳痈、咳嗽气喘、心悸气短、头晕、失眠、癫狂、膝痛、下肢痿痹、脚气、水肿。

（8）殷门：在大腿后面，承扶与委中的连线上，承扶（在大腿后面，臀下横纹的中点）下 6 寸。主治：腰腿痛、下肢痿痹。

（9）承山：在小腿后面正中，委中与昆仑之间，当伸直小腿与足跟上提的时候，腓肠肌肌肤下出现尖角凹陷处。主治：痔疮、便秘、腰腿拘急疼痛、脚气。

（10）委中：在腘横纹中点，当股二头肌肌腱与半腱肌肌腱中间。主治：腰痛、下肢痿痹、腹痛、吐泻、小便不利、遗尿、丹毒、皮肤瘙痒、疔疮。